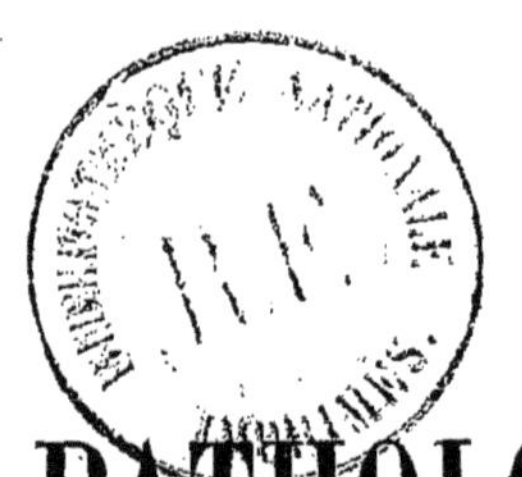

ÉTUDES

SUR LA

PATHOLOGIE DU REIN

TRAVAUX DE MM. CORNIL ET BRAULT SUR LE REIN

V. CORNIL. **Lésions anatomiques du rein dans l'albuminurie.** Thèse inaugurale, 1864.

CHARCOT ET CORNIL. **Contributions à l'étude des altérations anatomiques de la goutte, et spécialement du rein et des articulations chez les goutteux,** in-8° de 30 pages avec planches. 1 50

V. CORNIL. **Des différentes espèces de néphrites.** Thèse agrégation, 1869. . . . . 3 50

V. CORNIL. **État des cellules du rein dans l'albuminurie.** Journal de Robin, 1879.

V. CORNIL. **Recherches histologiques sur l'action toxique de la cantharidine.** Journal de Robin, 1880.

A. BBAULT. **Note sur les lésions du rein dans l'albuminurie diphthéritique.** Journal de Robin, 1880.

A. BRAULT. **Contribution à l'étude des néphrites.** Thèse inaugurale, 1881 . . . . 1 50

CORNIL ET BRAULT. **Recherches histologiques relatives à l'état du foie, du rein et du poumon dans l'empoisonnement par le phosphore et l'arsenic.** Journal de Robin, 1882.

A. BRAULT. **Des formes anatomo-pathologiques du mal de Bright.** Revue critique, in *Arch. gén. de Méd.*, 1882.

CORNIL ET BRAULT. **De l'inflammation des glomérules dans les néphrites albumineuses.** Journal de l'Anat. de Robin, 1883.

AUTRES OUVRAGES DE M. CORNIL

Leçons élémentaires d'hygiène privée. 1 vol. in-18 . . . . 2 50

Manuel d'histologie pathologique, en collaboration avec M. RANVIER. 2 vol. gr. in-8°, avec de nombreuses figures dans le texte :

Tome I. 1 fort vol. gr. in-8° . . . . 14 »

Tome II, 1re p., 1 vol. in-8°. . . . . 7 »

Les bactéries pathogènes, en collaboration avec M. BABES. 1 vol. in-8° avec planches hors texte (*sous presse*).

Leçons sur la syphilis, professées à l'hôpital de Lourcine, 1 v. in-8°.

De la phtisie pulmonaire. — Étude anatomique et clinique, en commun avec M. HÉRARD. 1 vol. in-8° avec figures dans le texte et planches coloriées. 2e édition complètement refondue, avec la collaboration de M. HANOT. (*Sous presse.*)

Sceaux. — Imp. Charaire et Fils.

ÉTUDES

SUR LA

PATHOLOGIE DU REIN

PAR

CORNIL ET BRAULT

Avec 16 planches hors texte

PARIS
ANCIENNE LIBRAIRIE GERMER BAILLIÈRE ET Cie
FÉLIX ALCAN, ÉDITEUR
108, BOULEVARD SAINT-GERMAIN, 108

1884

PRÉFACE

Ce volume est le résultat de recherches d'anatomie et d'histologie pathologiques, d'observations cliniques et d'expériences dont une partie a déjà été publiée par nous, soit isolément, soit en commun, sous la forme de thèses, de mémoires ou de leçons disséminés dans divers recueils. Nous avons pensé qu'il serait utile de les réunir, après avoir répété et vérifié à nouveau leur teneur, en ajoutant les données les plus essentielles de l'anatomie pathologique et en nous efforçant d'exposer la pathogénie, la physiologie et l'histologie pathologiques dans leur relation avec les symptômes observés. Pour arriver à la compréhension absolument claire de la pathologie du rein, il faudrait que sa physiologie fût complètement connue, et qu'il ne nous manquât aucun des chaînons qui relient son fonctionnement normal à ses déviations pathologiques. Combien nous sommes encore loin d'une pareille perfection ! Mais n'est-ce pas déjà un progrès réel que de voir clair dans notre ignorance et de mettre à nu, par la critique des opinions et des faits, les lacunes qu'il reste à combler ?

Nous nous sommes étendus d'abord, après quelques considérations préliminaires touchant l'histologie normale, sur l'analyse des lésions élémentaires des cellules épithéliales, sur la formation des cylindres, sur les lésions des tubes et de leurs parois, sur les glomérulites aiguës, subaiguës et chroniques, etc., dans toutes les maladies du rein. C'est là l'anatomie pathologique générale de cet organe. Dans la seconde partie de l'ouvrage, nous avons étudié les maladies du rein prises en particulier, les congestions rénales, les effets de la ligature des vaisseaux du rein et les infarctus observés chez l'homme. Nous avons abordé ensuite l'étude des diverses variétés de néphrites que nous avons divisées en deux grands groupes, les néphrites diffuses, qui peuvent être aiguës, subaiguës ou chroniques et les néphrites systématiques. Celles-ci, subaiguës ou chroniques d'emblée, portent primitivement soit sur l'élément glandulaire, soit sur l'élément vasculaire. Ces dernières correspondent à la cirrhose rénale d'origine artérielle. Telle est la classification des néphrites qui nous a paru la plus rationnelle et nous en avons longuement développé les raisons dans un chapitre de généralités sur les néphrites considérées. Puis nous avons décrit les dégénérescences graisseuses et amyloïdes du rein, en indiquant leurs relations avec les néphrites. Nous nous sommes peu étendus sur les néphrites suppuratives, sur le rein chirurgical, mais nous avons cependant indiqué le rôle des cystites calculeuses ou purulentes, et de l'oblitération des uretères dans les inflammations et lésions du rein observées, soit chez l'homme, soit chez les animaux, à la suite des expériences de ligature des uretères.

Nous avons enfin terminé ce volume par l'étude, bien imparfaite encore aujourd'hui, des micro-organismes observés dans les maladies du rein et de leur rôle étiologique.

Nous n'avons pas la prétention d'avoir tracé ici l'anatomie pathologique et la symptomatologie complètes des maladies du rein. Nous avons cherché seulement à exposer l'histologie pathologique de cet organe dans ce qu'elle a de plus général, en nous plaçant toujours au point de vue de la physiologie pathologique, et en indiquant chemin faisant les principaux signes qui correspondent à des états anatomiques déterminés. Nous avons fait reproduire les nombreux dessins nécessaires à la compréhension du texte. Aussi espérons-nous que ces études pourront servir en quelque sorte de complément anatomique aux excellents traités publiés antérieurement sur le rein et parmi lesquels nous citerons ceux de MM. Rosenstein, Lecorché, Charcot, les articles des dictionnaires dus à MM. Lancereaux et Labadie-Lagrave, le traité de M. E. Wagner et celui de M. Bartels récemment traduit et annoté par M. Lépine.

Paris, le 1er avril 1884.

ÉTUDES

SUR LA

PATHOLOGIE DU REIN

PREMIÈRE PARTIE

CONSIDÉRATIONS ANATOMIQUES. — HISTOLOGIE NORMALE. TECHNIQUE A SUIVRE POUR L'EXAMEN DES REINS A L'ÉTAT PATHOLOGIQUE CHEZ L'HOMME

Nous ne rappellerons pas ici la disposition bien connue des tubes urinifères, depuis le glomérule jusqu'à la papille, non plus que la distribution générale des artères et des veines du rein. Ces notions sont entrées aujourd'hui dans l'enseignement classique, grâce aux travaux originaux de Henle, de Roth et de Schweiger-Seidel; elles ont été vulgarisées en France par Beaunis et Bouchard dans leurs *Nouveaux Éléments d'Anatomie descriptive* (Paris, 1867), et surtout par Gross, de Strasbourg, dans sa thèse intitulée : *Essai sur la structure microscopique du rein* (1868). On trouvera dans cette thèse un historique très complet de l'anatomie depuis les premières études de Malpighi (1659). Les importants mémoires de Henle, Roth, Schweiger-Seidel, parus de 1862 à 1867, sont analysés et discutés dans ce même travail avec le plus grand soin. Gross résume ensuite le résultat de ses propres recherches et conclut à l'exactitude du schema proposé par Schweiger-Seidel, schema que l'on trouve reproduit aujourd'hui dans tous les traités élémentaires.

Des recherches plus récentes ont porté sur l'histologie délicate des épithéliums du rein et sur la structure de l'appareil glomérulaire. C'est particulièrement sur ces faits que nous insisterons dans cette première partie. Nous aurons soin de mettre en relief, au cours de la description, les détails dont la connaissance est indispensable pour l'intelligence des phénomènes pathologiques. Enfin nous terminerons par quelques indications sur la technique à suivre dans l'examen des reins à l'état pathologique.

I. — Structure des cellules du rein à l'état normal chez les animaux.

Chez plusieurs espèces animales[1], le cochon d'Inde, le lapin, la chèvre, la couleuvre, les cellules rénales des canaux contournés sont constituées à peu près de la même façon. Elles présentent à considérer deux substances, l'une qui constitue la périphérie, l'autre qui forme la partie centrale de la cellule.

Reins de cobayes. — Sur les préparations obtenues sur des reins de cobayes durcis par l'action de l'acide osmique, et colorées ensuite au carmin, on reconnaît tout d'abord que les cellules des tubes contournés sont implantées obliquement sur la paroi hyaline du tube. Cette disposition est très facile à observer sur les parties des tubes qui sont sectionnées suivant la longueur. Si l'on étudie un de ces tubes, vu suivant sa longueur, avec un grossissement de 400 diamètres (voy. fig. 4, pl. IV), on voit une série de cellules implantées obliquement sur la membrane hyaline *s*. Chacune de ces cellules allongées se compose de deux parties : 1° une substance homogène qui paraît dense, qui est coagulée et colorée en brun par l'acide osmique et qui forme l'enveloppe de la cellule (*a*, *a*, *fig.* 4, *pl.* IV). Cette substance périphérique de la cellule est unie intimement avec la même substance des cellules voisines ; 2° le centre de la cellule, qui en constitue la plus grande partie, est clair ; on dirait presque une cavité. Cette masse centrale de la cellule est formée par une substance très finement granuleuse. C'est dans cette substance et dans une partie assez voisine de l'implantation de la cellule que l'on observe le noyau *n*.

Cette disposition, qu'il est si facile de constater sur les bords des tubes étudiés en long, se complique un peu lorsqu'on examine la partie centrale des tubes, parce qu'on a affaire, dans

1. CORNIL, *Etat des cellules du rein dans l'albuminurie.* (Journal de l'anat. et phy., de Ch. Robin, septembre 1879.)

cette partie centrale du tube, à des sections plus ou moins obliques et incomplètes des cellules coupées près de leur extrémité interne.

L'examen des coupes transversales de ces tubes contournés du cobaye, révèle une disposition encore moins régulière. L'implantation des cellules sur la membrane hyaline étant oblique, il en résulte que lorsqu'on pratique une section transversale du tube (voyez figure 1, de la planche IX), on ne voit plus les cellules suivant leur longueur, mais suivant des sections obliques plus ou moins étendues. Une première série de ces sections est contiguë à la membrane propre du tube, et elles présentent une substance mince et colorée en noir *m* qui circonscrit la substance granuleuse *c*, contenant les noyaux *f*. A l'intérieur de cette première zone circonférencielle, on trouve une ou plusieurs zones de petits cercles bordés par la substance solide des cellules. Ces petits cercles représentent les sections obliques de l'extrémité interne des cellules. Dans certains tubes, la coupe oblique des cellules n'offre plus l'apparence de petits cercles, mais celle de polygones très réguliers. Enfin, plus rarement, les cellules sont normales à la paroi et le centre du tube est à peu près libre.

A côté de ces gros tubes, la substance corticale du rein du cobaye en présente de plus petits, qui sont des tubes droits contenant eux-mêmes des cellules plus petites. Des segments de deux de ces tubes sont représentés en *b*, *b*, dans la figure 1 de la planche IX. Les cellules épithéliales de ces tubes sont assez régulières; elles montrent aussi deux substances, l'une qui forme la périphérie de la cellule et qui est plus homogène et plus colorée, *h;* l'autre centrale, granuleuse, avec des granulations graisseuses bien nettes, *l*. Le noyau *p* est contenu au milieu de la substance granuleuse. Ces tubes appartiennent probablement au système des branches montantes de Henle.

Reins de la couleuvre. — Les reins de la couleuvre possèdent des tubes urinifères très analogues à ceux des cobayes. Dans les canaux contournés, les cellules épithéliales sont implantées obliquement ; elles présentent, comme chez le cobaye, deux substances bien distinctes après l'emploi de l'acide osmique : l'une périphérique, l'autre centrale ; cette dernière contenant le noyau. Les tubes droits, plus petits, montraient des cellules absolument granulo-graisseuses dans le seul cas que nous ayons observé.

Reins du lapin. — Le rein du lapin est un de ceux où la disposition des deux substances est la plus évidente. Sur les reins traités par l'acide osmique, on voit, sur les coupes minces des tubes contournés, des cellules assez volumineuses qui présentent à leur périphérie une zone dense et plus colorée. Au point d'implantation de la cellule sur la membrane hyaline, cette couche dense est épaisse, et elle montre des granulations serrées les unes près des autres, granulations disposées en forme de bâtonnets (cellules en bâtonnets de Heidenhain). Le centre de la cellule est formé d'une substance molle, granuleuse; c'est là que se trouve le noyau.

Les cellules des tubes droits sont plus petites, mais elles offrent une structure analogue, sauf qu'on n'y voit pas la disposition des granulations en forme de bâtonnets. De plus, ces cellules sont toujours pourvues de granulations graisseuses.

Dans les tubes droits et les tubes collecteurs, les cellules prennent le caractère de cellules de revêtement; d'abord cubiques, elles deviennent de plus en plus allongées, et non loin du sommet elles affectent la forme régulièrement cylindrique. Les noyaux sont situés à la réunion des 2/3 supérieurs avec le 1/3 inférieur de la cellule. (Voir fig. 3, planche XI.)

Reins de la chèvre. — Les cellules du rein de la chèvre ont à peu près la même structure, mais elles sont moins faciles à voir, parce que les cellules et les tubes présentent un volume moindre que chez le lapin et le cochon d'Inde.

Quelques animaux présentent, à l'état normal, une assez grande quantité de graisse dans les cellules du rein. Il faut citer particulièrement parmi eux le chien et le chat.

Plusieurs auteurs ont mis ce fait hors de doute. Frerichs [1] avait signalé la présence de la graisse dans l'urine normale des chiens et des chats sans qu'il y eût en même temps d'albumine. M. Vulpian [2] a fait voir que l'état graisseux partiel du rein, surtout dans la substance corticale, est une disposition normale chez le chat et le chien adultes. Parrot [3], qui cite les

1. *Bright'sche Nierenkrankheit;* Braunschweig, 1861.
2. *Comptes rendus de la Société de biologie,* 1861, page 267.
3. *Note sur la stéatose viscérale que l'on observe à l'état physiologique chez quelques animaux.* Archives de physiologie, 1871-1872.

auteurs précédents, est arrivé aux mêmes résultats que M. Vulpian ; il démontra que la graisse ne siégeait pas entre la membrane propre du tube et l'épithélium qui la tapisse (comme le croyait M. Vulpian), mais dans l'épaisseur même de la cellule.

Tous ces faits doivent être connus lorsqu'on expérimente sur les animaux; on s'exposerait, si on les ignorait, à de grossières erreurs. Aussi semble-t-il préférable de choisir comme sujets d'observation et d'expériences, des animaux comme le lapin et le cochon d'Inde, dont les épithéliums ne renferment qu'une très minime proportion de graisse, et seulement dans les tubes droits.

Reins du porc. — On trouve à l'état normal, chez le porc, dans la cavité des glomérules, entre la capsule de Bowmann et le bouquet glomérulaire, et dans la cavité des tubes des exsudations réticulées et en boules, qui se coagulent en gris brunâtre par l'acide osmique; cette disposition se retrouve, mais beaucoup moins accusée, chez quelques espèces animales. Chez l'homme, ces coagulations n'existent qu'à l'état pathologique, et manquent en dehors des néphrites ou des congestions rénales.

II. — Structure des cellules du rein à l'état normal chez l'homme.

On voit, d'après ce qui précède, que chez les animaux, la structure des cellules des canaux contournés et de la branche ascendante de l'anse de Henle diffère un peu de celle qui a été signalée par Heidenhain. On sait que ce dernier auteur avait expérimenté sur le chien, et fixé les fragments de l'organe au moyen de bichromate d'ammoniaque. La différence dans les résultats obtenus tient-elle à l'emploi des réactifs employés, ou à ce fait que les épithéliums diffèrent suivant les espèces animales? Cette question est assez difficile à résoudre, car nous allons voir que chez l'homme, quel que soit le réactif employé, on obtient sensiblement le même résultat. Toujours est-il qu'il faudra de préférence avoir recours à l'acide osmique, à cause de la netteté des images qu'il fournit.

Il est rare d'examiner les reins de l'homme dans un état d'intégrité parfait. Cependant il arrive quelquefois que leur structure est à peine modifiée. On pourra, d'ailleurs, observer dans d'excellentes conditions en recueillant les reins d'un homme mort accidentellement dans la force de l'âge. Sur des préparations faites avec l'acide osmique, l'alcool et les bichromates, les images obtenues ne sont pas identiques à celles que nous avons décrites chez les animaux.

On ne peut, en effet, décomposer les cellules des tubes contournés en deux parties : une substance périphérique foncée et grenue et une masse centrale finement granuleuse. Tout au contraire, le protoplasma apparaît sous la forme d'un bloc homogène, granuleux, présentant un noyau plus rapproché de la base d'implantation de la cellule que de son bord libre. La forme générale des cellules est conique, à base large, à sommet émoussé, soit plat, soit légèrement arrondi.

Les granulations contenues dans le protoplasma sont disposées en séries régulières et parallèles, et n'occupent guère que les deux tiers inférieurs de la hauteur de la cellule. Quand on examine les tubes contournés à un fort grossissement, en faisant varier l'objectif, le protoplasma offre très nettement l'aspect strié.

Il est possible que les granulations n'apparaissent, comme le noyau, qu'au moment de la mort de la cellule, et qu'à l'état normal elles soient invisibles. Au lieu de granulations on ne verrait alors que les bâtonnets clairs décrits par Heidenhain. L'aspect strié des cellules sécrétantes du rein de l'homme peut s'observer même lorsque l'organe est le siège d'altérations assez avancées, mais cette disposition n'existe plus dans la plupart des néphrites chroniques.

Les cellules sont séparées les unes des autres, à l'état normal, par des bords assez nets. A l'état pathologique les séparations cellulaires s'effacent presque toujours et le protoplasma des cellules contiguës se confond. Enfin, elles renferment un, rarement deux noyaux.

Serrées les unes contre les autres, elles ont leur petite extrémité dirigée vers le centre du tube. L'espace laissé libre par les sommets des cellules constitue la lumière du tube. Cette lumière est intacte lorsque le rein est normal, ainsi que nous avons pu l'observer chez un homme mort à la suite d'un coup de feu dans la tête et chez un diabétique dont le rein était presque sans lésion.

Il n'y a donc pas, à l'état normal, dans les tubes contournés du rein de l'homme, de sécrétions soit sous forme de boules régulières réfringentes ou translucides, soit sous forme de blocs plus ou moins volumineux, et chaque fois qu'on les rencontre (alors même que les cellules présentent des modifications pathologiques légères), on est en présence d'un état morbide dont il est souvent facile de déterminer la cause. Comme nous le verrons ultérieurement, la congestion rénale, soit active, soit passive, est la cause la plus ordinaire de ces sécrétions.

La description précédente s'applique de tout point aux cellules de la branche montante de l'anse de Henle.

Les cellules de la pièce intermédiaire décrite par Schweiger-Seidel seraient, d'après cet auteur, formées d'un épithélium clair et transparent tandis que, suivant M. Hortolès [1], elles seraient composées d'un épithélium strié analogue à celui que nous avons précédemment décrit.

Les cellules de la branche descendante de l'anse de Henle et des canaux d'union sont transparentes, petites et cubiques. Les cellules des tubes droits et des tubes collecteurs sont cylindriques, claires, à noyau très distinct, courtes dans les régions supérieures, longues dans les régions inférieures. Elles ne présentent pas, d'ailleurs, de différences fondamentales avec ce que l'on observe dans beaucoup d'espèces animales.

Quelques-unes contiennent de très petites granulations graisseuses.

Nous n'avons jamais trouvé trace, ni chez les animaux ni chez l'homme, d'un épithélium plat qui serait situé, d'après certains auteurs, entre la base d'implantation des cellules granuleuses des tubes contournés et la paroi amorphe des tubes urinifères.

III. — **Structure de l'appareil glomérulaire chez l'homme et chez les animaux.**

Nous décrirons dans le même chapitre la structure du glomérule et de la capsule chez l'homme et chez les animaux, parce qu'il n'existe pas de différence fondamentale dans la composition de ces parties chez les vertébrés supérieurs. Nous ne

1. Hortolès, *Processus histologique des néphrites*, 1881.

devons retenir de cette étude histologique que ce qui peut être d'une application directe à la pathologie humaine ou à la pathologie expérimentale, et il ne serait d'aucune utilité pratique de passer en revue les modifications de l'appareil glomérulaire dans la série animale.

Capsule de Bowmann. — La capsule de Bowmann est constituée par une membrane anhiste, très mince, doublée à sa face interne par une seule couche d'épithélium plat. Les cellules de cet épithélium sont irrégulièrement polyédriques et présentent un gros noyau. Renaut et Hortolès font remarquer que souvent les noyaux de deux ou trois cellules contiguës sont très rapprochés l'un de l'autre et situés immédiatement de chaque côté des lignes de séparation. On détermine très facilement les limites des cellules au moyen de l'imprégnation par le nitrate d'argent et la disposition que nous signalons devient alors des plus nettes.

Aussi, Drasch a-t-il comparé cette disposition des noyaux des cellules de la capsule de Bowmann à celle que l'on observe sur l'épithélium des alvéoles pulmonaires. Il n'y a sans doute, entre les deux faits rapprochés par Drasch [1], qu'une analogie assez éloignée, puisque la disposition des noyaux des alvéoles pulmonaires est commandée par la distribution des capillaires; néanmoins, cette comparaison permet de comprendre assez aisément la distribution irrégulière des noyaux de la capsule.

Ce détail d'histologie normale a son importance; il ne faudrait pas confondre cet arrangement particulier avec une modification pathologique. Dans la plupart des cas, la confusion est impossible; elle ne pourrait être faite que dans la première phase d'une inflammation de la capsule. Il faudrait, de plus, que les cellules fussent observées de face, et ceci ne se produit que lorsque la coupe correspond à un plan tangent à la sphère de la capsule. Dans tous les autres cas, la coupe limite un cercle plus ou moins grand et les cellules se présentent de profil. A l'état normal, elles sont peu saillantes et très peu nombreuses.

A mesure que l'on s'approche du col de la capsule de Bowmann, l'épithélium de revêtement de la capsule change de forme; il s'élève peu à peu, si bien qu'entre l'épithélium capsulaire et

1. Drasch, cité par Lépine, *Wiener Sitznngsh.*, 1876.

l'épithélium sombre et grenu des tubes contournés, il existe des cellules qui, d'abord plates, deviennent bientôt cubiques, puis globuleuses et légèrement grenues et enfin semblables aux épithéliums des tubuli contorti. La transition se fait par degrés insensibles. Pour observer de semblables figures, il faut que la coupe d'une capsule passe exactement par l'axe du tube contourné qui en sort.

La paroi de la capsule est, nous l'avons dit, anhiste, mince et présente un double contour. Les parois amorphes des tubes contournés les plus voisins et des capillaires intertubulaires prennent insertion sur elle.

Quant au *glomérule proprement dit*[1], formé, comme on le sait, par un pelotonnement de capillaires, il offre à étudier la structure de la paroi, la disposition de l'endothélium vasculaire, et celle des cellules situées en dehors des vaisseaux.

Quel que soit en effet le réactif employé pour l'étude du glomérule, qu'il ait été préalablement injecté ou non par une masse bleue, il est certain qu'il existe dans les vaisseaux capillaires et entre les anses, c'est-à-dire en dehors des capillaires, des éléments cellulaires à noyaux distincts.

Nous ne dirons rien de la paroi des capillaires, dont la structure est identique à celle des capillaires généraux, mais il est nécessaire de préciser la disposition des éléments figurés situés à l'intérieur et à l'extérieur des vaisseaux, car ici les divergences commencent.

On avait pensé jusqu'à ces derniers temps que les noyaux situés à l'intérieur des capillaires appartenaient à un endothélium construit sur le même plan que l'endothélium des capillaires généraux; les récentes recherches de M. Hortolès ne semblent pas confirmer cette supposition. Cet auteur, dans des expériences fréquemment répétées, et faites avec toutes les précautions nécessaires pour éviter les causes d'erreur, n'est jamais arrivé à imprégner cet endothélium par le nitrate d'argent. On se souvient que nous avons signalé plus haut, que l'imprégnation par le nitrate d'argent donnait toujours des résultats positifs sur l'endothélium de la capsule. Or, comme le nitrate d'argent injecté n'arrive à la capsule qu'après avoir traversé par trans-

1. Cornil et Brault, *De l'inflammation des glomérules dans les néphrites albumineuses.* (Journal de l'anat. et phys. de Ch. Robin, 1883.)

sudation les capillaires des glomérules, son action devrait se faire sentir en premier lieu sur l'endothélium de ces capillaires. On est donc amené à conclure, avec M. Hortolès, que le revêtement endothélial des capillaires est disposé sous forme de membrane protoplasmique, sans démarcation cellulaire appréciable, cette membrane présentant de place en place des noyaux.

C'est là sans doute un détail de structure intéressant, mais dont il ne faut pas exagérer l'importance. Si, en effet, comme le suppose l'auteur précité, une pareille disposition permet à la partie aqueuse de l'urine de transsuder plus facilement, il faut reconnaître, qu'au point de vue pathologique, il importe peu qu'il existe des séparations cellulaires distinctes. Sous l'influence d'une inflammation moyenne, les membranes protoplasmiques sont bientôt le siège d'une série de métamorphoses dont l'un des premiers termes consiste dans la production d'éléments qui tendent à s'individualiser très vite. Quoi qu'il en soit, ces éléments cellulaires paraissent peu nombreux à l'état normal, ainsi que l'avait déjà signalé Ribbert [1] et que nous l'avons souvent constaté nous-mêmes sur un très grand nombre de préparations.

Il nous reste à déterminer la disposition et la nature de la mince membrane qui tapisse la surface extérieure des anses du glomérule. Cette membrane possède des noyaux saillants, mais l'imprégnation d'argent faite dans les mêmes conditions que nous avons indiquées déjà, reste sans effet sur elle. Il n'existe pas de lignes de séparation distinctes entre les cellules qui la composent et qui revêtent les anses vasculaires du glomérule.

De nombreux faits pathologiques que nous avons observés dans ces derniers temps, nous ont conduit indirectement à la même conclusion. Les cellules situées à la surface du glomérule ne se comportent pas sous l'influence des processus inflammatoires comme les endothéliums, tels que ceux de la capsule de Bowmann ou ceux des séreuses (péritoine, plèvre, péricarde). Tout au contraire elles réagissent à la façon des éléments d'un tissu conjonctif extrêmement délicat.

Les noyaux du revêtement extravasculaire sont disséminés

1. Ribbert, *Archiv. f. mikr.* Bd. XVII.

assez irrégulièrement à la surface des capillaires; le protoplasma, continu ou discontinu, semble étendu comme un voile léger sur les anses du glomérule. Il faut donc admettre, ou que cette couche périvasculaire est formée d'un vernis protoplasmique contenant des noyaux peu nombreux, ou d'éléments cellulaires ne se rejoignant pas exactement par leurs bords. Les noyaux de ce revêtement sont beaucoup plus volumineux que ceux situés à l'intérieur des vaisseaux.

Cette membrane périvasculaire paraît être une dépendance de la couche adventice de l'artériole afférente. Au moment où celle-ci pénètre dans la cavité glomérulaire, elle s'en détache, suit les divisions vasculaires, se modifie à mesure qu'elle s'éloigne du pédicule, et, sur les anses, se trouve réduite à une extrême minceur. Le rôle que joue cette couche dans la glomérulite est des plus importants.

Chez le fœtus (vers cinq ou six mois) le bouquet vasculaire est coiffé par une seule couche d'épithélium cubique. Les cellules de cet épithélium sont très serrées les unes contre les autres, et ne laissent pas entre elles d'intervalle libre[1]. Peu à peu ces cellules se différencient, et, à la naissance, la couche périvasculaire est représentée par les éléments que nous avons décrits plus haut.

D'ailleurs, chez les animaux inférieurs, les anses sont recouvertes par un tissu conjonctif très délicat, à plusieurs couches, limité, du côté de la cavité du glomérule, par une seule rangée de cellules plates. Hortolès[2] a observé cette disposition sur le rein de la grande lamproie, et il fait remarquer que la filtration urinaire s'effectue néanmoins avec la plus grande facilité.

Avant d'aborder l'étude de la topographie des principaux éléments du rein, nous désirons donner quelques détails à propos de la circulation lymphatique, et de la circulation artérielle collatérale et supplémentaire.

1. Heidenhain a représenté, dans son article consacré à la physiologie du rein, une préparation de von Seng, qui est à peu près identique à ce que nous avons observé sur le rein du fœtus de cinq ou six mois.

2. Hortolès, page 26.

IV. — **Lymphatiques.**

Ludwig et Zavarikyn avaient cru démontrer, dans l'épaisseur du parenchyme rénal, l'existence de capillaires lymphatiques[1]. Ces vaisseaux seraient, d'après eux, en très grand nombre, et interposés entre les tubes rénaux, même dans les points où ceux-ci sont en rapport avec des capillaires sanguins. Ils s'appuyaient sur ce fait, qu'en poussant dans le parenchyme rénal, avec une seringue de Pravaz, une injection de nitrate d'argent, on rendait évidente, dans les espaces intertubulaires, la présence de cellules à contours festonnés.

Hortolès a montré que les dessins obtenus par les auteurs précédents ne se rapportent pas à un endothélium lymphatique, mais à la base d'implantation des cellules épithéliales striées des tubes contournés sur leur paroi anhiste. Les mêmes figures ont été retrouvées par cet expérimentateur, à la suite de l'injection d'une solution de nitrate d'argent par l'artère rénale : toujours les cellules imprégnées étaient situées à l'intérieur de la membrane basale des tubes, et le contour fixé par l'argent pouvait être suivi dans toute la hauteur de la cellule.

M. Lépine[2] s'était appuyé sur cette disposition spéciale des lymphatiques signalée par Ludwig et Zawarikyn, et admise également par Runeberg[3], pour déclarer que toute transsudation du plasma sanguin ne pouvait passer des capillaires intertubulaires dans la lumière des tubes contournés en franchissant la paroi et l'épithélium. Le plasma transsudé rencontrant les vaisseaux lymphatiques serait immédiatement entraîné par la circulation lymphathique. M. Lépine et Runeberg en concluaient que l'albuminurie ne pouvait s'expliquer que par un phénomène de transsudation glomérulaire symptomatique, très probablement, d'une altération de l'épithélium des anses du glomérule[4].

1. Ludwig et Zawarikyn. In *Zeits. f. rat. med.*, t. XX.
2. Lépine. *Sur quelques points de la pathogénie de l'albuminurie*, Revue mensuelle, 1880.
3. Runeberg. *Deutsches Archiv*. XXIII, p. 64, 1879.
4. Nous ne pouvons aborder ici l'exposé de la pathogénie de l'albuminurie, attendu que cette question est d'une très grande complexité, et qu'il est parfaitement établi d'ailleurs, que certaines variétés d'albumine passent dans l'urine sans altération préalable des glomérules. En ce qui concerne l'albumi-

Pour en revenir au système lymphatique, il paraît prendre naissance dans les espaces du tissu conjonctif du rein comme dans le tissu conjontif de tous les organes, et les troncs d'un certain calibre ne se voient que dans les grosses travées fibreuses et sous la capsule.

V. — **Artères.**

Les artères du rein ne sont pas, comme le croyait autrefois Cohnheim, des artères terminales. Elles reçoivent, au contraire, d'assez nombreuses anastomoses. Ludwig avait déjà montré, il y a longtemps, qu'on pouvait injecter le rein par l'aorte même après la ligature de celle-ci au-dessus des artères rénales.

Cohnheim et Litten, après la ligature simultanée de l'artère et de la veine rénales, ont vu le rein se gonfler et devenir énorme.

M. Germont a fait les mêmes remarques. C'est, qu'en effet, le rein reçoit du sang, non seulement des artères rénales, mais aussi des artères spermatiques au niveau du hile (Litten) [1], des artères lombaires (Ludwig) et par l'intermédiaire de la capsule.

« C'est à une circulation collatérale, et non à un courant rétrograde du sang veineux qu'il faut rapporter la congestion qui accompagne la ligature de l'artère rénale (Germont) [2]. Ce courant rétrograde ne se produit pas lorsqu'on lie, comme l'a fait Litten, simultanément l'artère rénale et l'uretère près du hile, et que l'on enlève la capsule adipeuse du rein, c'est-à-dire lorsqu'on supprime toutes les anastomoses artérielles. L'expérience suivante, que j'ai répétée avec le même résultat que Litten, est également contraire à l'existence d'un courant veineux rétrograde. Si on lie l'artère rénale, et si on sectionne le rein dans toute son épaisseur, on constate que l'hémorragie qui se fait sur la surface de section n'est pas arrêtée par la liga-

nurie dans les néphrites, nous en reparlerons dans le chapitre intitulé : *Troubles de sécrétion et formation des cylindres.*

M. Lépine n'admet plus cette opinion, on pourra s'en assurer en lisant la note additionnelle III *bis* annexée à la traduction de Traité de Bartels (1884).

1. LITTEN, *Untersuchungen uber hæmorrhagischen Infarct.* Zeitschrift für klinische Medicin, Bd. I, Heft, I.

2. GERMONT, *Contribution à l'étude expérimentale des néphrites*, thèse de Paris, 1883.

ture de la veine rénale, tandis qu'elle s'arrête immédiatement dès que la capsule adipeuse est enlevée et que l'uretère est lié. »

Nous verrons que ces données anatomiques ont leur importance et qu'elles permettent, jointes à certaines données physiologiques, d'expliquer d'une façon assez satisfaisante la pathogénie des infarctus du rein.

Le complément nécessaire d'une étude anatomique du rein doit avoir pour objet la topographie exacte des différents éléments de l'organe. On sait tout le parti que M. Charcot[1] a tiré de cette étude, déjà ébauchée dans la thèse de M. Gross.

Il faut étudier la topographie des divers éléments du rein sur des coupes longitudinales et sur des coupes transversales faites à différentes hauteurs.

VI. — **Topographie des parties élémentaires du rein.**

a. Les coupes longitudinales, c'est-à-dire perpendiculaires à la surface du rein et comprenant toute l'épaisseur de la substance corticale et des pyramides, lorsqu'elles sont bien parallèles à l'axe des pyramides, permettent d'embrasser d'un coup d'œil la disposition générale des artères, des veines et des tubes rénaux.

Sur de pareilles coupes, la substance limitante, *Grenzschichte* (Henle), ou zone vasculaire (*Gefässbückelhaltige zone*), sépare nettement la substance corticale ou labyrinthique de la substance médullaire dont les tubes présentent une direction longitudinale.

Au niveau de la substance corticale, on voit les prolongements des pyramides de Ferrein en rapport avec les tubes contournés situés très régulièrement de chaque côté des irradiations médullaires et alternant avec elles. Plus en dehors se trouvent les artères glomérulaires et les glomérules. Les canaux intermédiaires et les canaux d'union ne se distinguent pas des autres parties sur les coupes longitudinales; on ne les voit bien que chez les animaux, après l'injection du rein par l'uretère avec une masse bleue. Gross a trouvé une méthode de dissociation

1. CHARCOT, *Leçons sur les maladies du foie, des voies biliaires et des reins*, 1877.

qui permet d'isoler ces tubes, préalablement soumis à l'action de l'acide chlorhydrique.

Dans la région médullaire, si la coupe est bien parallèle à l'axe, et, sans aucune injection, on observe très facilement les anses de Henle descendant à différentes hauteurs.

b. Les coupes transversales, c'est-à-dire perpendiculaires à l'axe des pyramides, donnent des résultats très différents suivant les points sur lesquels elles portent.

Dans la partie immédiatement sous-jacente à la capsule (cortex corticis, Hyrtl), les canaux intermédiaires dominent, mais il y a peu de glomérules.

Dans la région labyrinthique, les figures offrent une très grande régularité et les tubes sont disposés par zones distinctes. On voit les artères glomérulaires et les glomérules qui en dépendent limiter des espaces assez régulièrement circulaires, au centre desquels sont réunis les tubes droits et les tubes collecteurs, en même temps que quelques branches grêles de Henle. Entre la zone des glomérules et la région des tubes collecteurs, il existe une partie beaucoup plus sombre qui contient les tubes contournés. M. Charcot a proposé pour dénommer cet ensemble l'expression de *lobule rénal*. L'expression peut être conservée, mais il est nécessaire de rappeler qu'elle ne correspond à rien de réel : le lobule rénal est déterminé par une coupe pratiquée à un certain niveau, c'est un lobule fictif. L'anatomie topographique démontre, en effet, que le rein ne peut être décomposé qu'en une série de pyramides de plus en plus petites. La plus petite de toutes ces pyramides (pyramide élémentaire), correspond à une irradiation médullaire flanquée des systèmes labyrinthiques qui y aboutissent. Or la description du lobule rénal ne correspond qu'à une partie très restreinte de l'ensemble des pyramides élémentaires. D'un autre côté, lorsqu'on a bien présente à l'esprit la disposition des artères glomérulaires et des tubes sur une coupe longitudinale, on s'explique très facilement l'aspect des coupes transversales au niveau du labyrinthe.

L'anatomie pathologique montre en outre (MM. Charcot et Gombault ont contribué à mettre ce fait en évidence), que les lésions ne sont pas commandées, dans leur distribution générale, par la disposition de la pyramide élémentaire; mais que, dans bien des cas, le tube urinifère, depuis le glomérule jusqu'à la papille, conserve son indépendance et peut s'altérer dans toute son étendue, isolément, sans que les tubes voisins présentent la moindre altération.

C'est là un fait d'une grande importance; nous aurons l'occasion de le relever par la suite, il nous permettra d'expliquer l'évolution de certaines néphrites, dont le type le plus remarquable appartient à une espèce de la néphrite saturnine.

Au niveau de la substance médullaire, les coupes transversales, suivant le point où elles portent, montrent la section des branches grêles et des branches montantes de l'anse de Henle, ou seulement celle des branches grêles et des tubes collecteurs. Tout près de la papille, les coupes transversales ne contiennent plus que la section des gros tubes collecteurs et des capillaires sanguins.

Quand on expérimente sur les animaux, il est bon de savoir que la topographie rénale offre quelques variantes. Ainsi, chez le lapin, les tubes droits et les pièces intermédiaires sont plus faciles à déterminer. On devra tenir compte également, pour l'interprétation des phénomènes pathologiques, de toutes les particularités inhérentes à chaque espèce animale. Ainsi il est des animaux, comme le cobaye, dont l'urine est très riche en carbonate de chaux. Sous l'influence des perturbations apportées dans la sécrétion urinaire par les néphrites expérimentales, il se produit presque constamment chez eux des concrétions calcaires dans les tubes, concrétions qui peuvent en amener l'oblitération complète.

VII. — Technique à suivre pour l'examen anatomopathologique du rein chez l'homme.

Pour terminer ce préambule anatomique, nous indiquerons rapidement les procédés d'examen qui nous ont paru les meilleurs pour l'étude des altérations du rein.

Pour l'examen des détails et des lésions délicates, soit des cellules, soit du glomérule, aucun réactif, jusqu'à présent, ne peut être comparé à l'acide osmique en solution au 1/100 dans l'eau distillée. Des fragments de substance rénale de forme cubique ou tétraédrique, coupés nettement avec un scalpel bien affilé ou un rasoir, d'un volume de 1/4 à 1/2 centimètre cube, seront abandonnés dans un ou deux centimètres cubes de la solution pendant 12 ou 24 heures. On les fera ensuite dégorger pendant une heure dans l'eau distillée. Le durcissement sera terminé dans l'alcool absolu pendant un jour ou deux.

Il est inutile de faire passer les fragments du rein, fixés par l'acide osmique, dans une solution de gomme; il nous a paru préférable de faire agir directement l'alcool absolu après l'acide osmique. Par ce procédé, les fragments du rein ont une consistance très suffisante et peuvent être divisés en coupes extrêmement fines, faites à main levée, avec un rasoir à trempe dure. Les préparations obtenues par cette méthode nous ont toujours donné les meilleurs résultats et sont beaucoup plus nettes qu'après l'action de la gomme.

Si l'on suppose que les fragments du rein contiennent une très grande proportion de graisse, il faudra modifier légèrement la méthode précédente. L'expérience démontre, en effet, que, dans ce cas, la solution d'acide osmique épuise très rapidement son action sur la substance périphérique du fragment sans pénétrer jusqu'à sa partie centrale. Pour obvier à cet inconvénient, on place les petits blocs pendant 24 heures dans une solution d'alcool au 1/3, ou de bichromate d'ammoniaque à 2/100, ou dans la liqueur de Muller; après quoi on les laisse dégorger dans l'eau pendant une demi-heure pour enlever l'excès du réactif, et on les introduit dans une solution d'acide osmique au 1/100, suivant la méthode précédemment indiquée. L'acide osmique pénètre le fragment dans toute son épaisseur; il agit peu sur le tissu conjonctif et sur les noyaux fixés par le précédent réactif, et colore la graisse en noir. Les coupes pourront alors être colorées directement par le picrocarminate d'ammoniaque et montées dans la glycérine [1].

Pour colorer les noyaux, lorsque la fixation par l'acide osmique a été très énergique, au lieu d'employer la solution de picrocarminate, il vaut mieux abandonner les coupes pendant vingt-quatre heures dans la glycérine additionnée d'un tiers de picrocarminate, ou encore colorer les noyaux par l'hématoxyline, et après avoir déshydraté les coupes, les monter dans

1. Quand on fait passer les fragments du rein par l'alcool au 1/3 ou par les bichromates avant de les plonger dans l'acide osmique, on peut les prendre d'un volume supérieur à ceux que l'on plonge directement dans l'acide osmique.

l'essence de girofle ou de térébenthine et le baume de Canada. Les couleurs d'aniline, le violet B de méthyl, la fuchsine, la safranine donnent aussi de très bons résultats.

L'éosine hématoxylique employée par Renaut et Hortolès, donne également d'excellentes préparations après la fixation par l'acide osmique. Il est bien entendu, d'ailleurs, que toutes les autres méthodes d'examen devront être combinées avec les précédentes.

On pratiquera donc soit le râclage à l'état frais, soit la dissociation après séjour des fragments dans une solution d'alcool au 1/3, ou de bichromate d'ammoniaque à 2/100 pendant vingt-quatre heures. Pour étudier la topographie exacte des lésions, on durcira de gros fragments du rein, comprenant toute une pyramide depuis la substance corticale jusqu'à la papille, par les procédés ordinaires : 1° alcool, acide picrique, gomme et alcool; 2° liqueur de Muller, ou bichromate d'ammoniaque, gomme et alcool. Des coupes seront pratiquées dans toute la longueur des pyramides parallèlement à leur axe, et sur d'autres points perpendiculairement à la pyramide dans les différentes régions de l'écorce et de la substance médullaire. Elles seront surtout destinées à montrer la distribution du tissu conjonctif néoformé, les dilatations des tubes et les modifications générales du parenchyme.

Si l'on veut étudier les modifications très délicates à apprécier que subissent les cellules épithéliales du rein, il faut se garder de les durcir exclusivement dans l'alcool et il est de beaucoup préférable d'employer, soit l'acide osmique, soit les bichromates, soit la liqueur de Müller.

Pour les recherches des micro-organismes et des bactéries, les méthodes sont les mêmes pour le rein que pour les autres organes. Il faudra se procurer des reins aussi frais que possible, les durcir par l'alcool absolu et colorer les coupes, soit par le violet B de la fabrique de Bâle, soit par la safranine, pour les microbes ordinaires, soit par la méthode d'Erlich pour les bacilles de la tuberculose. Nous reviendrons sur ces méthodes dans un chapitre spécial.

DEUXIÈME PARTIE

HISTOLOGIE PATHOLOGIQUE GÉNÉRALE DU REIN

L'étude anatomo-pathologique que nous abordons maintenant sera divisée en deux parties : dans la première, nous décrirons les lésions élémentaires des différentes parties du rein; dans la seconde, nous passerons en revue les principales modifications que les maladies produisent dans le parenchyme rénal tout entier.

Dans cette première partie nous étudierons successivement :

1° Les altérations des cellules épithéliales.

2° Les troubles de sécrétion et la formation des cylindres.

3° Les altérations des parois des tubes.

4° Les lésions du glomérule de Malpighi et de la capsule de Bowmann.

5° Les altérations du tissu conjonctif, des artères, des veines et des capillaires.

CHAPITRE PREMIER

ALTÉRATIONS DES CELLULES ÉPITHÉLIALES

I. ALTÉRATIONS DES CELLULES ÉPITHÉLIALES DES TUBES CONTOURNÉS

Nous décrirons simultanément les altérations des cellules épithéliales qui tapissent les tubes contournés et les branches montantes de l'anse de Henle dont la structure est à peu près la même.

Ainsi que nous l'avons dit à propos de l'histologie normale, il est rare que, chez l'homme, on trouve des cellules parfaitement saines. A moins que la cause de la mort n'ait été une violence extérieure, un traumatisme ayant amené rapidement ou subitement l'issue fatale, il existe presque toujours des altérations légères du rein. Souvent même, si le traumatisme a porté sur l'encéphale, et que la mort ne survienne que vingt-quatre ou quarante-huit heures après l'accident, on peut trouver à l'autopsie, dans la plupart des viscères, des congestions plus ou moins marquées; or, les congestions rénales déterminent toujours dans les épithéliums un certain trouble, ainsi que nous l'établirons ultérieurement.

Les lésions élémentaires des cellules des tubes contournés se réduisent à un petit nombre que nous allons passer en revue :

a. — *Altération granuleuse.*

L'altération granuleuse des cellules du rein est très fréquente. C'est une lésion banale que l'on rencontre dans les congestions diverses et, en particulier, dans les hypérémies symptomatiques des maladies infectieuses. La cellule présente un léger changement de forme, son sommet n'est plus tronqué mais irrégulièrement arrondi. Elle est augmentée de volume, et la proportion des substances liquides qu'elle contient est plus considérable, c'est-à-dire qu'elle présente une infiltration de son protoplasma par un liquide albumineux.

Néanmoins la forme générale de la cellule est à peu près conservée; ses bords sont encore nets et les interstices cellulaires apparents. La modification la plus importante porte sur l'arrangement réciproque des granulations protoplasmiques. Celles-ci ne sont plus disposées longitudinalement sous forme de stries fines et parallèles; elles sont plus volumineuses, disposées irrégulièrement et suspendues dans le liquide intra-cellulaire.

La figure 6, planche I, rend assez bien compte de ces modifications; elle représente également certaines lésions de détail qui peuvent manquer et que l'on rencontre dans des cas plus accentués.

Cette altération granuleuse est, en effet, souvent associée à d'autres altérations, soit graisseuses, soit nucléaires; elle coïncide fréquemment aussi avec des troubles de sécrétion, mais elle peut exister seule. Cette altération, pour légère qu'elle paraisse, a cependant une signification de la plus haute importance. Elle se rencontre surtout dans les maladies générales et infectieuses et elle est étendue à tout le parenchyme glandulaire. Lorsque la tuméfaction de la cellule atteint un plus grand développement, le noyau se distend d'une façon démesurée, et la vitalité de l'élément doit être dans ces conditions fortement compromise. Plusieurs anatomo-pathologistes, Hortolès, Ziegler [1], etc., considèrent ces altérations granuleuses comme l'indice d'une mortification des cellules. Comme conséquence de leur mortification, ces cellules épithéliales seraient vouées à une désintégration complète et seraient expulsées par le liquide urinaire.

D'ailleurs, on n'observe ces modifications que dans les formes les plus graves des maladies générales et infectieuses. Dans les maladies chroniques où l'on trouve quelquefois le sommet des cellules abrasé, la partie basilaire présente assez souvent au contraire l'aspect strié normal; il ne paraît pas douteux que de pareils éléments ne soient encore très aptes à remplir leurs fonctions physiologiques dans une certaine mesure.

1. Ziegler. *Handbuch der path. Anatomie*, t. II, deuxième partie, 1883.

Explication de la planche I.

ALTÉRATIONS DES CELLULES ÉPITHÉLIALES DES TUBES CONTOURNÉS

Fig. I. — *Altération graisseuse.* — Fragment de tube dans un cas de néphrite diffuse chronique.

n, noyaux disposés en série et plus nombreux qu'à l'état normal; *a,b,c*, protoplasma, les divisions des cellules sont à peine visibles, et représentées par deux traits sur la partie gauche de la figure; *e*, noyau isolé; *m*, bord strié du protoplasma.

o, granulations graisseuses disposées régulièrement le long de la membrane basale. 400 diamètres.

Fig. 2. — *État vésiculeux.* — (Néphrite diffuse chronique. Empoisonnement par la cantharidine.)

a, paroi tubulaire; *m,m*, masses transparentes sécrétées par le protoplasma; *n,n*, noyaux; *p*, protoplasma granuleux. — Il n'y a pas de séparations cellulaires, les cellules sont fusionnées. 300 diamètres.

Fig. 3. — *Altération granuleuse. Exsudats intratubulaires.* — (Néphrite diffuse aiguë. Diphthérie). Le tube est très dilaté; sa lumière est comblée par de nombreuses boules grenues et foncées. Les séparations cellulaires ont disparu.

a, protoplasma; *b*, boule grenue chargée de granulations graisseuses; *c,d,f*, boules grenues de grosseur variable; *e*, globule sanguin; *m*, cavité dont le contenu s'est échappé; *n, n*, noyaux. 500 diamètres.

Fig. 4. — *Altération granuleuse. Exsudats intratubulaires.* — (Néphrite diffuse aiguë. Diphthérie.) Dans cette figure, comme dans la figure 3, on voit que les divisions intercellulaires n'existent plus. La lumière du tube est comblée par un exsudat.

a, protoplasma très granuleux; *b*, boule incolore; *c, d, d*, globules sanguins, dont quelques-uns semblent inclus dans le protoplasma; *n*, noyaux, 500 diamètres.

Fig. 5. — *Altération graisseuse. Fusion des cellules. Exsudats intratubulaires.* — (Néphrite diffuse chronique. Empoisonnement par la cantharidine.)

a, protoplasma; *b*, granulations graisseuses; *g*, globule sanguin; *m*, boule transparente. 300 diamètres.

Fig. 6. — *Altération granuleuse.* — Début des altérations épithéliales dans les néphrites diffuses aiguës (tuméfaction trouble, augmentation de volume et multiplication nucléaire). Cette préparation a été dessinée d'après un rein de fièvre typhoïde.

a, cellule tuméfiée et granuleuse; *b*, cellule à 3 noyaux; *c*, cellule à 2 noyaux; *d*, cellule à 3 noyaux; *t*, paroi du tube; *v*, capillaire dont les globules ont été chassés par le rasoir. Très légère exsudation. 250 diamètres.

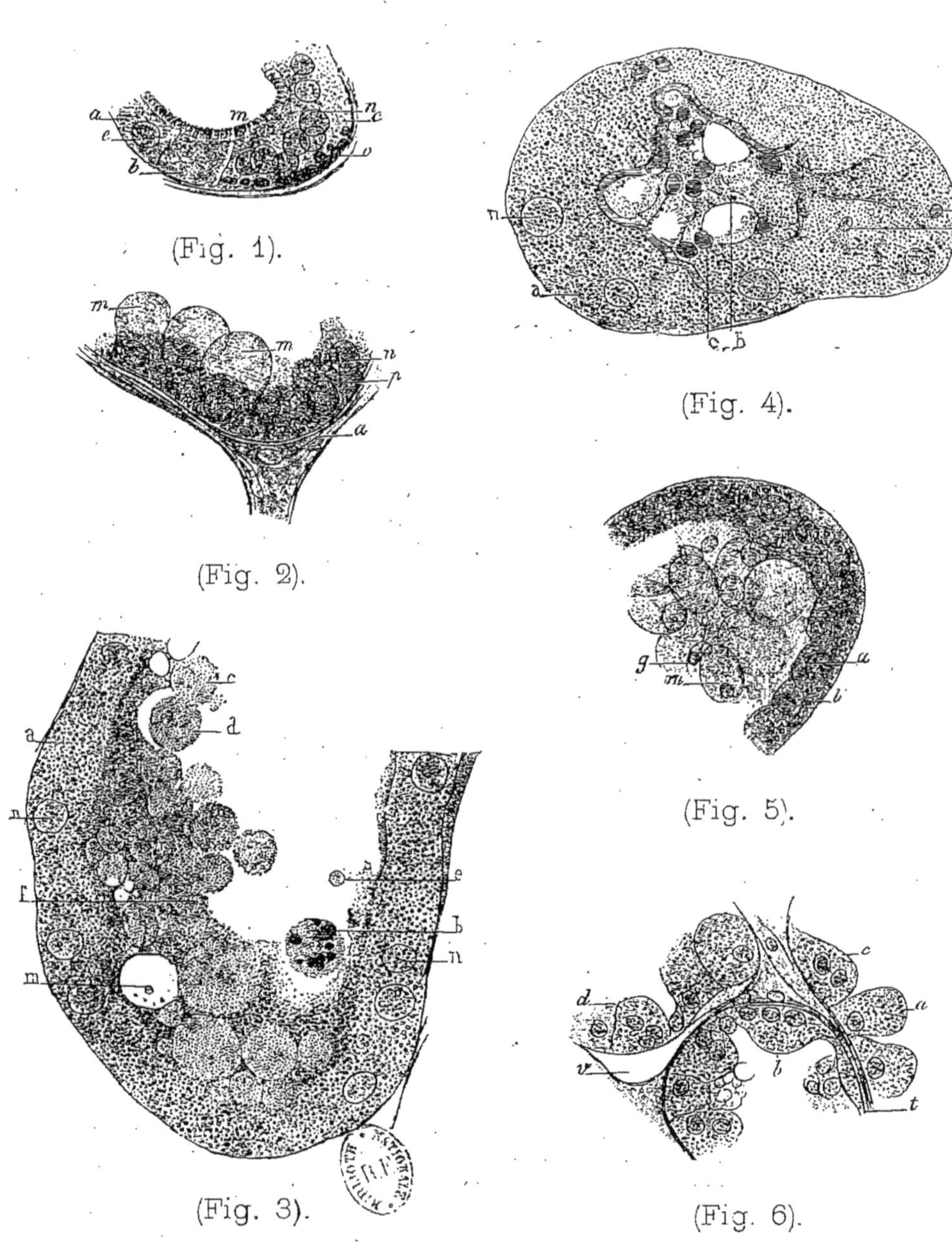

(Fig. 1).

(Fig. 2).

(Fig. 3).

(Fig. 4).

(Fig. 5).

(Fig. 6).

Félix Alcan, Éditeur

Ancienne Librairie Germer Baillière et Cie

Certains auteurs ont signalé la présence de microbes dans les cellules des tubes contournés du rein. Ils conseillent d'examiner les éléments à l'état frais; chez des sujets morts de diphthérie, Gaucher[1] dit avoir rencontré dans les cellules épithéliales des tubuli des granulations brillantes qu'il croit être des micrococci.

La présence des micro-organismes dans le parenchyme rénal est difficile à déceler, et jusqu'à ce jour, sauf dans certains cas très rares, il a été impossible par les méthodes de coloration aujourd'hui employées de démontrer l'existence de microbes dans les cellules.

Fürbringer, Weigert n'ont pas obtenu de résultats positifs[2].

b. — *Dégénérescence graisseuse.*

Des granulations graisseuses existent dans les cellules des tubes contournés du rein dans un grand nombre de maladies aiguës ou chroniques.

La dégénérescence graisseuse, lorsqu'elle est associée à l'altération granuleuse, a été désignée sous la dénomination de dégénérescence granulo-graisseuse. On la voit apparaître dans les maladies infectieuses, au bout de quelques jours, non pas sans doute d'une façon constante, mais parfois avec une intensité extraordinaire.

On constate facilement la présence des granulations graisseuses des cellules, à l'état frais et par le raclage. Il suffit d'ajouter au liquide de la préparation une goutte d'acide acétique, les granulations protoplasmiques disparaissent rapidement et le noyau se montre entouré d'un plus ou moins grand nombre de granulations graisseuses.

Lorsque celles-ci sont très abondantes, l'examen des coupes colorées au picro-carminate et montées dans la glycérine suffit; mais il est nécessaire pour cela qu'elles aient acquis un certain volume. Aussi la méthode de fixation par l'acide osmique présente-t-elle, sur toutes les autres, dans ce cas particulier, un avantage réel. Les plus fines granulations sont décelées et direc-

1. *Gazette médicale*, 1881, p. 94.

2. Furbringer et Weigert, cités par Lépine (Note add., VII, au *Traité de Bartels*, p. 638), 1884.

tement observées à la place qu'elles occupent dans le corps de la cellule.

Dans les maladies générales, elles sont, soit très petites, soit de dimensions moyennes, rarement volumineuses.

Elles n'occupent pas dans les cellules, de siège de prédilection; on les trouve aussi bien à leur partie moyenne qu'à la base ou au sommet, comme les granulations albumineuses que nous décrivions précédemment dans l'exsudat intracellulaire.

Quand elles sont abondantes, elles indiquent le dernier degré de la dégénérescence granulo-graisseuse, et il est à remarquer que, dans ces conditions, les lésions exsudatives sont presque nulles. Si l'on veut donner à cette altération le nom d'inflammation parenchymateuse, on peut dire que cette inflammation atteint son dernier terme avec la dégénérescence graisseuse avancée, et que le protoplasma ne fonctionne plus. D'ailleurs, il existe en même temps une altération analogue du noyau : il est vésiculeux et se colore mal sous l'influence des réactifs. L'irritation cellulaire a été très violente ou très rapide, et la cellule a été détruite sans passer par la période d'exsudation.

Si l'on veut se rendre compte du degré que présente parfois la dégénérescence graisseuse des cellules des tubes contournés, il suffit de jeter les yeux sur les figures 9 et 10 de la planche XV. La figure 9 montre une section du rein d'un cobaye, vingt-quatre heures après l'empoisonnement par le phosphore; la figure 10, une section d'un tube (branche ascendante de l'anse de Henle), quatre jours après l'empoisonnement par le phosphore.

Sur cette dernière figure, il est impossible de retrouver la trace des noyaux, la graisse infiltre tout le protoplasma cellulaire, les cellules sont volumineuses, mais leur extrémité libre est encore reconnaissable. Les cellules ainsi altérées sont totalement mortifiées.

Des altérations presque identiques peuvent être observées dans l'ictère grave ; la figure 10 de la planche XV pourrait être présentée comme un type de l'altération des tubes du rein dans ce cas particulier.

Il s'en faut cependant, que la graisse se dépose dans les cellules du rein en présentant toujours la disposition que nous venons d'indiquer. La description précédente ne s'applique qu'aux processus aigus ou rapides dans lesquels la vitalité des épithéliums est violemment troublée. Dans les maladies chroniques qui agissent avec lenteur, il en est tout autrement. Ici les granulations graisseuses ne sont plus disséminées dans le protoplasma, elles affectent un siège presque invariable et sont cantonnées dans la partie adhérente de la cellule, entre son noyau et la membrane basale du tube urinifère.

Il résulte de cette disposition, que sur des coupes perpendiculaires à la section d'un tube, on obtient des figures semblables à celles représentées figure 11, planche XII, et dessinées d'après un cas d'empoisonnement par la cantharidine. On y voit les granulations graisseuses disposées suivant une couronne régulière le long de la paroi du tube.

Dans toutes les néphrites chroniques, cette disposition générale est conservée; on peut dire qu'il n'existe pas d'exception à cette règle. Sans doute, dans les degrés les plus avancés de certaines néphrites chroniques, les granulations graisseuses peuvent occuper une grande partie du protoplasma cellulaire, et dépasser la ligne des noyaux, mais on reconnaîtra qu'il y a toujours prédominance de la graisse dans la partie basale de la cellule.

La figure 1, planche I, représente ce que l'on observe le plus ordinairement dans les néphrites diffuses chroniques; il faut faire abstraction de la multiplication nucléaire qui est représentée sur la partie droite de la figure. Ce dessin a été exécuté d'après nature, mais il est rare, comme nous le dirons plus loin, que les noyaux soient accumulés en aussi grand nombre et en un seul point.

L'altération graisseuse que nous venons d'indiquer existe rarement seule. Comme elle ne survient que dans les maladies chroniques, on note presque toujours en même temps, des altérations diverses du protoplasma : hypertrophie, comme dans le diabète; atrophie ou état vacuolaire, comme dans les néphrites chroniques.

Elle n'a pas, dans beaucoup de circonstances, une grande valeur, et ne constitue qu'une lésion de second ordre ou même tout à fait accessoire. Peu accentuée, elle ne saurait entraver les phénomèmes endosmo-exosmotiques, ni supprimer l'activité de la cellule. Il convient donc de ne pas la considérer, ainsi que certains auteurs l'ont fait, comme la lésion essentielle fondamentale des néphrites chroniques. C'est un point que nous aurons occasion de développer par la suite. Pour qu'un rein ne fonctionne plus, bien d'autres lésions sont nécessaires.

c. — *État vacuolaire. — Altération vésiculeuse.*

L'altération vésiculeuse des cellules du rein n'est pas difficile à observer : on la rencontre dans les néphrites aiguës, aussi bien que dans les néphrites chroniques, moins fréquemment, à la vérité, dans ces dernières. Mais nous l'avons trop souvent constatée, même dans les néphrites interstitielles, pour qu'il nous soit possible de ne plus la mettre en doute; M. Hortolès suppose que l'état vésiculeux ou l'état vacuolaire est la conséquence de l'emploi de certains réactifs, et en particulier du traumatisme produit par l'acide osmique sur le corps de la cellule. Il admet que les cellules du rein[1] sont contractiles et que le protoplasma, en revenant sur lui-même, laisse échapper une partie de son contenu sous forme de gouttelettes liquides. L'expérience qu'il rapporte dans sa monographie nous semble démonstrative, mais elle ne nous paraît pas applicable à la pathologie humaine. Voici d'ailleurs en quoi elle consiste :

« Si l'on observe, dit-il, une coupe mince de substance corticale du chien, montée dans la chambre humide et à air dans son propre plasma, on distingue tout d'abord la division de la base des cellules des tubes contournées en bâtonnets brillants et homogènes, tous parallèles entre eux et à la hauteur de l'élément. Bientôt le tissu rénal meurt, et au moment où on voit apparaître, comme signe certain de la mort, le noyau au sein de chacune des cellules épithéliales, on voit aussi la striation basilaire se troubler, les bâtonnets se réduire en grains brillants, et en même temps la cellule se rétracter en expulsant dans la lumière du tube une ou plusieurs boules sarcodiques. Il semble que cette cellule revienne sur elle-même et écrase son propre tissu sous l'influence de la rigidité cadavérique qui se produit. Ce résultat s'observe constamment quand le rein meurt dans une solution qui rétracte les éléments en les coagulant.

« Pour que les lumières des tubes contournés ne soient pas

1. Les cellules du rein peuvent être assimilées à celles des premiers canaux excréteurs des glandes salivaires (Renaut, Hortolès).

envahies par de nombreuses boules sarcodiques, et que l'épithélium strié ne se creuse pas de vacuoles qui lui donnent l'aspect d'un revêtement formé par des cellules caliciformes, il est nécessaire de fixer de très petits morceaux de parenchyme rénal instantanément dans leur forme par les vapeurs d'acide osmique, c'est-à-dire par un réactif dont l'agent coagulant exerce son action directement sans l'intermédiaire d'un véhicule aqueux.

« Les boules sarcodiques s'amassent dans la lumière des tubes contournés, et y confluent de manière à y former un moule hyalin, festonné sur les bords à la façon des caillots de lymphe. De pareils caillots ont été décrits par M. Cornil (*Journal d'Anatomie*, 1879), et considérés par cet auteur comme constituant l'origine des cylindres colloïdes dans certaines formes de néphrites; nous ferons remarquer ici combien semblable interprétation doit être entourée de réserves. Avant de dire que les cellules des tubes contournés sécrètent, dans la maladie de Bright, la matière qui forme les cylindres colloïdes, il eut été nécessaire de constater que sur le rein, examiné à l'état frais et pour ainsi dire encore vivant, de pareils moules existent, et ne sont pas le simple résultat de phénomènes cadavériques, puisque nous venons de voir que l'épithélium strié de tout rein, même normal, qui meurt lentement, soit sur le cadavre, soit dans une solution coagulante quelconque, revient sur lui-même, et remplit la lumière des tubes de boules sarcodiques conglomérées sous forme de cylindres hyalins. »

Cette expérience faite sur le rein du chien nous a paru intéressante à reproduire, et nous l'acceptons sans réserve aucune. Mais sur le rein de l'homme, vingt-quatre ou trente-six heures après la mort, quel que soit le réactif employé (acide osmique, alcool absolu, bichromates), il est impossible, dans la majorité des cas, de produire l'état vacuolaire ou même vésiculeux. Il en résulte que lorsque cet état se produit d'une façon constante et sous l'influence de n'importe quel réactif, il doit correspondre à une modification particulière du protoplasma. En outre, les produits de sécrétion ou de transsudation sont en telle abondance dans les tubes dilatés qu'ils ne proviennent certainement pas d'une contraction de l'épithélium.

En quoi consiste cette lésion? Elle est représentée sur plusieurs figures : 1, 2, 3, 4, planche II, et 1, 2, 3, planche III.

Explication de la planche II.

ALTÉRATIONS DES CELLULES ÉPITHÉLIALES DES TUBES CONTOURNÉS

Les figures 1, 2, 3, 4 se rapportent à la même observation. *État vacuolaire des cellules dans un cas de néphrite diffuse aiguë. — Fusion des cellules entre elles. Exsudats intratubulaires.*

Fig. I. — Section d'une partie de la substance corticale du rein. Le dessin est fait à un grossissement de 180 diamètres, obj. 3 de Vérick — oc. 2 tube élevé.

Les tubes urinifères sont tous dilatés dans ce dessin. Ils contiennent dans leur lumière très agrandie des globules rouges du sang, *a*, *a*, et des boules sphériques *b*, *b*, *b*, *b'*, soit transparentes, soit granuleuses, formées par une substance protéique.

La plupart des cellules épithéliales des tubuli contorti qui sont représentées dans cette figure *m*, *m*, offrent à considérer des cavités *c*, *c*, *d*, *d*, creusées dans leur protoplasme, cavités qui sont habituellement remplies de boules de [substance protéique.

Ces cavités s'ouvrent sans la lumière des tubuli et, sur certaines sections, comme en *e*, la cavité est ouverte du côté de la lumière du tube.

n, noyau des cellules.

s, tissu conjonctif et parois propres des tubuli qui les séparent les uns des autres.

v, vaisseaux sanguins situés dans ces cloisons et contenant des globules rouges.

En *p*, on voit un canalicule qui contient plusieurs fragments noircis par l'acide osmique, qui ne sont autres que des cylindres hyalins. Les cellules *m'* de ce tube ne sont pas altérées.

Fig. 2. — Examen à un plus fort grossissement (350 diamètres) d'une préparation du même rein.

a, cellules formant le revêtement d'un tube contourné et montrant leurs noyaux *n* et les cavités ou vacuoles *b*, *b*, creusées dans leur protoplasma.

c, *c'*, *d*, boules et gouttelettes transparentes sorties des cellules.

p, paroi hyaline du tube urinifère; *v*, vaisseau capillaire sanguin.

Fig. 3. — Cellules du revêtement d'un tube contourné.

m, protoplasma des cellules; *n*, leurs noyaux; *a*, parties du protoplama cellulaire qui limitent les cavités ou vacuoles creusées dans les cellules. Ces vacuoles contiennent bien nettement dans leur intérieur une substance granuleuse solidifiée par l'acide osmique *b*, *b*, *b*; *p*, paroi ou membrane hyaline propre du tube; *e*, vaisseaux capillaires remplis de globules rouges *g*.

Fig. 4. — Deux cellules isolées de l'épithélium des tubes contourés vues à un grossissement de 400 diamètres; *p*, protoplasma cellulaire; *n*, noyaux; *c*, vacuole creusée dans l'une d'elles; l'autre cellule présente deux vacuoles *c*, *c'*. Dans la vacuole *c* on voit une substance grenue qui y est contenue.

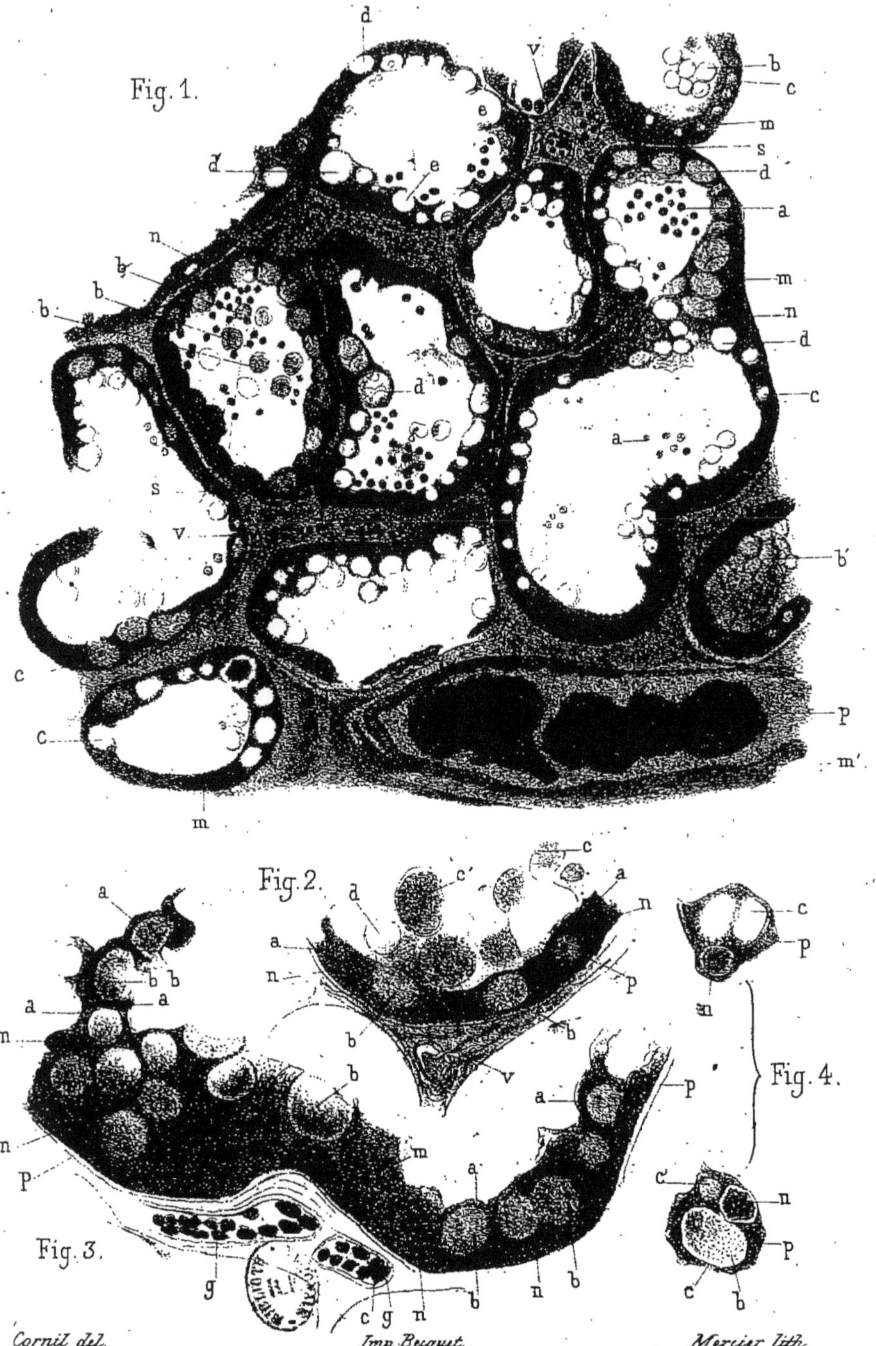

Cornil del. *Imp. Becquet.* *Mercier lith.*

Felix Alcan Editeur,
Ancienne Librairie Germer Baillière & Cie

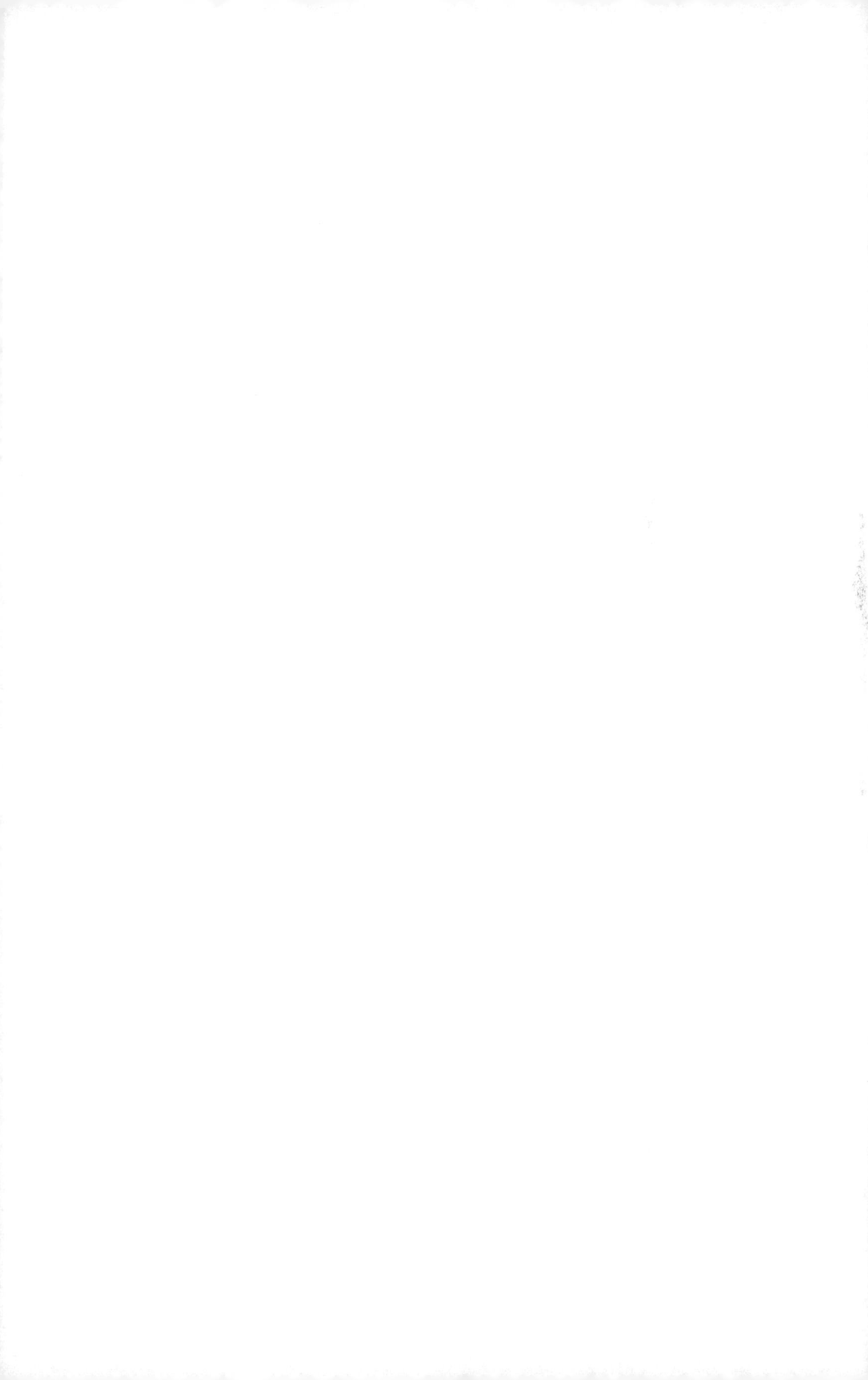

Comme on le voit sur ces dessins, les cellules épithéliales des tubuli contorti forment partout un revêtement complet à la membrane hyaline des tubes : elles sont partout en place, on n'en trouve qu'un très petit nombre qui soient tombées dans la lumière du conduit. La plupart des cellules font isolément saillie dans l'intérieur du tube. Elles présentent (*fig.* 1, *pl.* II) des ventres en relief, clairs et vides, ou contenant au contraire une substance légèrement teintée ou grenue. La membrane cellulaire, soulevée du côté de la lumière du tube par cette distension de la cellule, est très mince. Cette paroi peut même manquer et les cavités creusées dans les cellules s'ouvrent directement dans la lumière des canaux contournés.

Les détails de ces lésions épithéliales sont rendus avec un plus fort grossissement dans les figures 2, 3, 4 de la planche II (350 à 400 diamètres).

Dans la figure 2, planche II, le revêtement épithélial est constitué de telle sorte qu'on voit successivement se présenter un noyau de cellule *n* dans un protoplasma granuleux, puis une dilatation cavitaire *b*, puis un autre noyau, puis un nouveau renflement cavitaire et ainsi de suite. La limite des cellules ne se laisse pas reconnaître; elles forment là une couche homogène de protoplasma grenu avec de petites dilatations kystiques alternant avec les noyaux. Il est facile de voir sur cette préparation que les noyaux ne sont nullement en cause dans la formation de ces petites cavités.

Les deux cellules qui sont représentées isolées (*fig.* 4, *pl.* II), montrent bien l'indépendance des cavités et des noyaux ; elles ont une certaine ressemblance avec les cellules du carcinome, appelées physalides par Virchow.

On y voit très nettement le noyau *n* entouré d'une assez grande masse de protoplasma *p*. Là se trouve creusée une cavité cloisonnée *c* dans l'une de ces cellules, et deux cavités inégales *c* et *c'*; dans une de ces dernières cavités, on observe une masse granuleuse *b* qui la remplit.

La plupart des cavités creusées dans le protoplasma des cellules rénales sont en effet remplies par une masse grenue qui s'en échappe à un moment donné, et qui, tombant dans la lumière du tube, constitue les petites boules plus ou moins claires ou teintées qu'on y observe.

Le revêtement épithélial du tube, représenté dans la figure 3 de la planche II, montre bien la réalité de ces boules granuleuses de matière protéique contenues dans les cellules et la facilité de leur déhiscence dans la lumière des tubes. On voit là, en effet, un certain nombre de cellules, dont la cavité est ouverte soit par le rasoir, qui n'a laissé qu'une portion de cellule, soit naturellement. On distingue alors très bien le contenu granuleux *b*, qui s'isole de la paroi de la dilatation cellulaire dans laquelle il est contenu. On apprécie combien sont minces les parois cellulaires qui limitent les cavités des cellules du côté de la lumière des tubes, et combien par suite leur rupture est facile.

La figure 1 de la planche III montre ces mêmes détails. Nous avons dans cette figure une section complète d'un tube urinifère; la membrane hyaline *s* est tapissée par un revêtement de cellules, dont quelques-unes possèdent une cavité remplie de substance granuleuse, *m*, tandis que d'autres cavités, *d*, sont vides : parmi celles-ci, les unes montrent du côté de la lumière du tube la section extrêmement mince de la paroi cellulaire conservée au point où la coupe a été faite; les autres sont largement ouvertes dans la partie sectionnée. Au centre de ce tube on voit quelques globules rouges du sang *g* et un dessin très exactement reproduit des boules de substance protéique qui s'y trouvent en liberté.

L'état particulier des cellules des tubes contournés que nous venons de décrire se rencontre très rarement généralisé à toute la substance rénale. On l'observe, au contraire, accidentellement et isolément dans un certain nombre de tubes quand on examine une néphrite de longue durée. Dans deux observations, l'une de néphrite parenchymateuse aiguë, l'autre de dégénérescence kystique du rein, publiées dans le *Journal d'anatomie et de physiologie*, 1879 [1], cette lésion a été retrouvée sur la plus grande partie des tubes urinifères. Nous considérons comme une sécrétion pathologique ces formations de vacuoles dans le protoplasma. Elles ont été interprétées par plusieurs auteurs dans le sens d'une nécrose cellulaire.

Cette lésion d'ailleurs manque souvent et elle ne saurait expliquer à elle seule la genèse des produits pathologiques sé-

1. Cornil, *loc. cit.*

crétés dans l'intérieur des tubes pendant le cours des néphrites chroniques. Dans bien des cas les cellules présentent une simple altération vésiculaire de leur extrémité libre, telle qu'elle est représentée sur la figure 4, planche III, où cette altération est très marquée. On la retrouve fréquemment dans le cours des néphrites aiguës ou des néphrites chroniques, et elle est presque toujours associée à une série de lésions beaucoup plus importantes d'ailleurs. D'une façon générale, cette dernière altération appartient à des processus aigus ou rapides, la première à des formes de néphrites dont la durée est sensiblement plus longue.

d. — *Disparition des parois cellulaires. — Fusion des cellules entre elles.*

Une des conséquences les plus ordinaires d'une inflammation chronique des cellules des tubes contournés, c'est la disparition des parois cellulaires et la fusion des cellules entre elles.

Pour les besoins de l'analyse, nous sommes obligés de séparer cette description de celle des autres altérations granuleuse, graisseuse, cavitaire, bien que, dans presque tous les cas, beaucoup de ces lésions se trouvent réunies dans le même rein, voire dans le même tube. Qu'on jette les yeux sur la figure 4, planche III, on remarquera que beaucoup de cellules sont déjà confondues par leur base, alors que leur sommet est encore indiqué par un feston. La même disposition se retrouve sur la figure 5 de la planche III, qui peut être considérée comme un type du genre.

La figure 5, planche I, est tout aussi démonstrative à cet égard, et bien qu'elle provienne d'un fait observé dans une néphrite expérimentale, elle est identique à celles que l'on observe chez l'homme. On peut constater que les limites des cellules sont absolument méconnaissables; à peine si du côté de la lumière du tube il existe un bord légèrement festonné. Les noyaux des cellules sont disposés sans ordre dans le protoplasma modifié. Quelquefois très rapprochés les uns des autres, ils sont dans d'autres points situés à d'assez grandes distances, mais leur nombre est toujours assez élevé.

Les figures 1, 2, 3 de la planche II; 1, 4, 5 de la planche III; 2 de la planche IX; 10, 11, 12, 12 *bis*, 13 de la planche XII, et

Explication de la planche III.

ALTÉRATIONS DES CELLULES ÉPITHÉLIALES DES TUBES CONTOURNÉS

EXSUDATS DANS LES TUBES DROITS

Les figures 1, 2, 3 se rapportent à la même observation de néphrite diffuse aiguë que les figures de la planche II.

FIG. 1. — *État vacuolaire.* — Section d'un tube contourné de la substance corticale dont les cellules *p* montrent des noyaux *n* et des cavités ou vacuoles, les unes remplies, comme en *m*, les autres vides, comme en *d*, *d*; *g*, *g* globules rouges; *b*, *b'*, boules transparentes et grenues.

s, *s*, paroi hyaline du tube; *c*, *c*, capillaires périphériques avec leurs globules rouges *g*. 400 diamètres.

FIG. 2. — *Sécrétions intratubulaires.* — Section transversale d'un tube droit de la substance corticale.

s, membrane propre du tube, *p* cellules épithéliales peu altérées ne présentant pas de vacuoles.

La lumière élargie du tube est remplie de boules *b*, claires ou colloïdes, se colorant en brun plus ou moins foncé par l'acide osmique.

m, masse homogène en contact par sa périphérie avec les boules albumineuses.

p, une cellule en partie détachée de la paroi; *c* globules rouges dans un capillaire. 400 diamètres.

FIG. 3. — *Sécrétions et cylindres.* — Section longitudinale d'un tube droit de la substance corticale.

m, *m*, coagulation située au centre du tube et qui représente un cylindre hyalin. — La surface du cylindre montre en *b*, *b*, l'empreinte et la marque de petites boules claires et hydropiques qui étaient en contact avec la substance colloïde au moment de la coagulation. — *s*, paroi propre du tube; *p*, ses cellules de revêtement. 400 diamètres.

FIG. 4. — *Altération vésiculeuse.* — (Scarlatine. — Tuberculose miliaire aiguë.)

Les cellules sont claires au sommet, leur fusion n'est pas complète jusqu'à la base. Elles sont granuleuses *p*; *n*, noyaux.

o, *o*, coagulum central englobant des boules claires *b*, et se prolongeant en *m* entre les cellules.

s, membrane propre des tubes. — *c*, capillaire avec ses globules.

FIG. 5. — *Altération graisseuse. — Fusion des cellules entre elles.* — (Dans un cas de néphrite diffuse chronique.)

n, noyaux; les grosses granulations graisseuses *g* ne se montrent qu'à la périphérie des cellules, près de la membrane propre du tube.

b, *b'*, boules protéiques colorées ou non par l'acide osmique.

c, capillaire rempli de globules rouges.

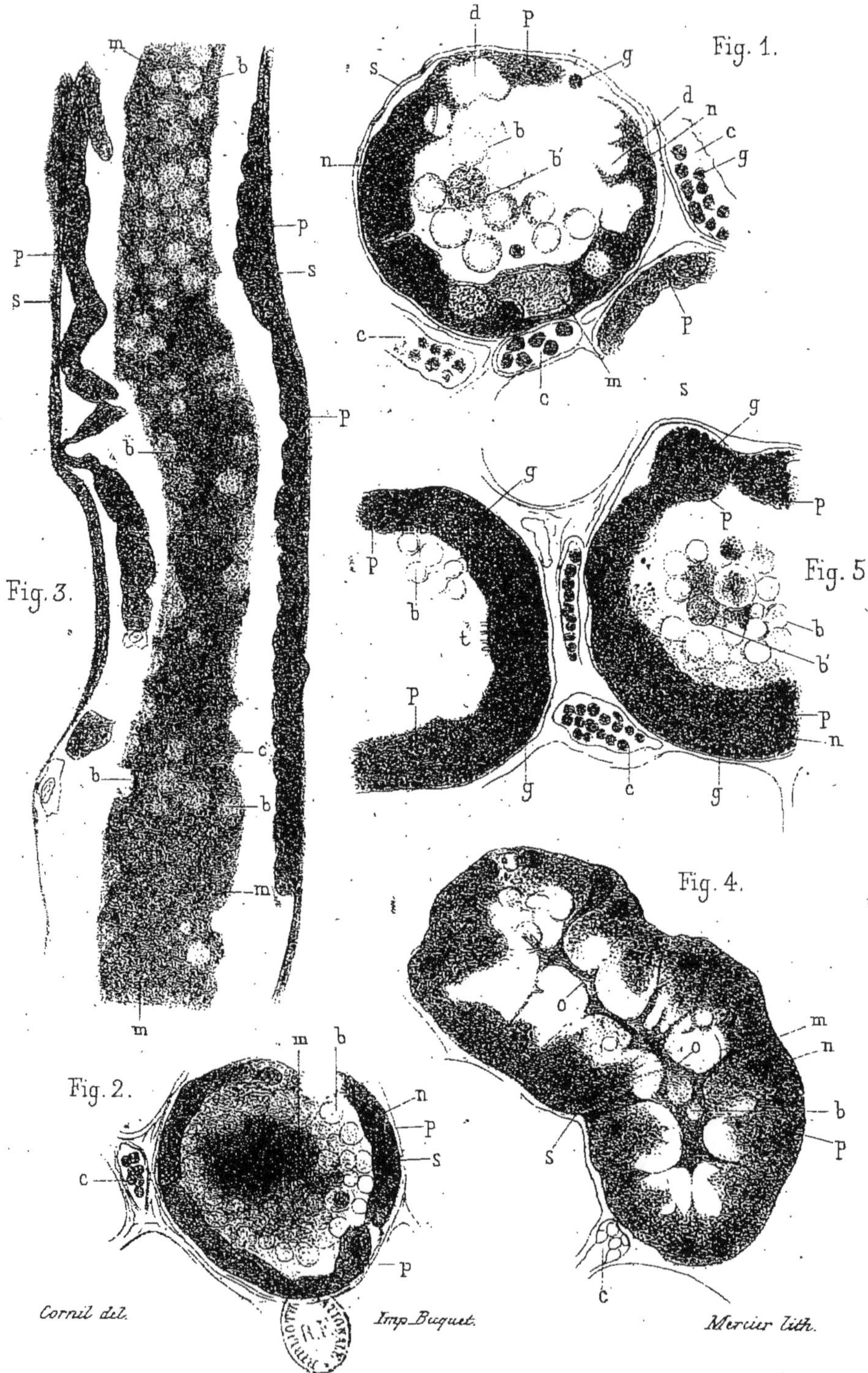

Felix Alcan Editeur,
Ancienne Librairie Germer-Baillière & Cie

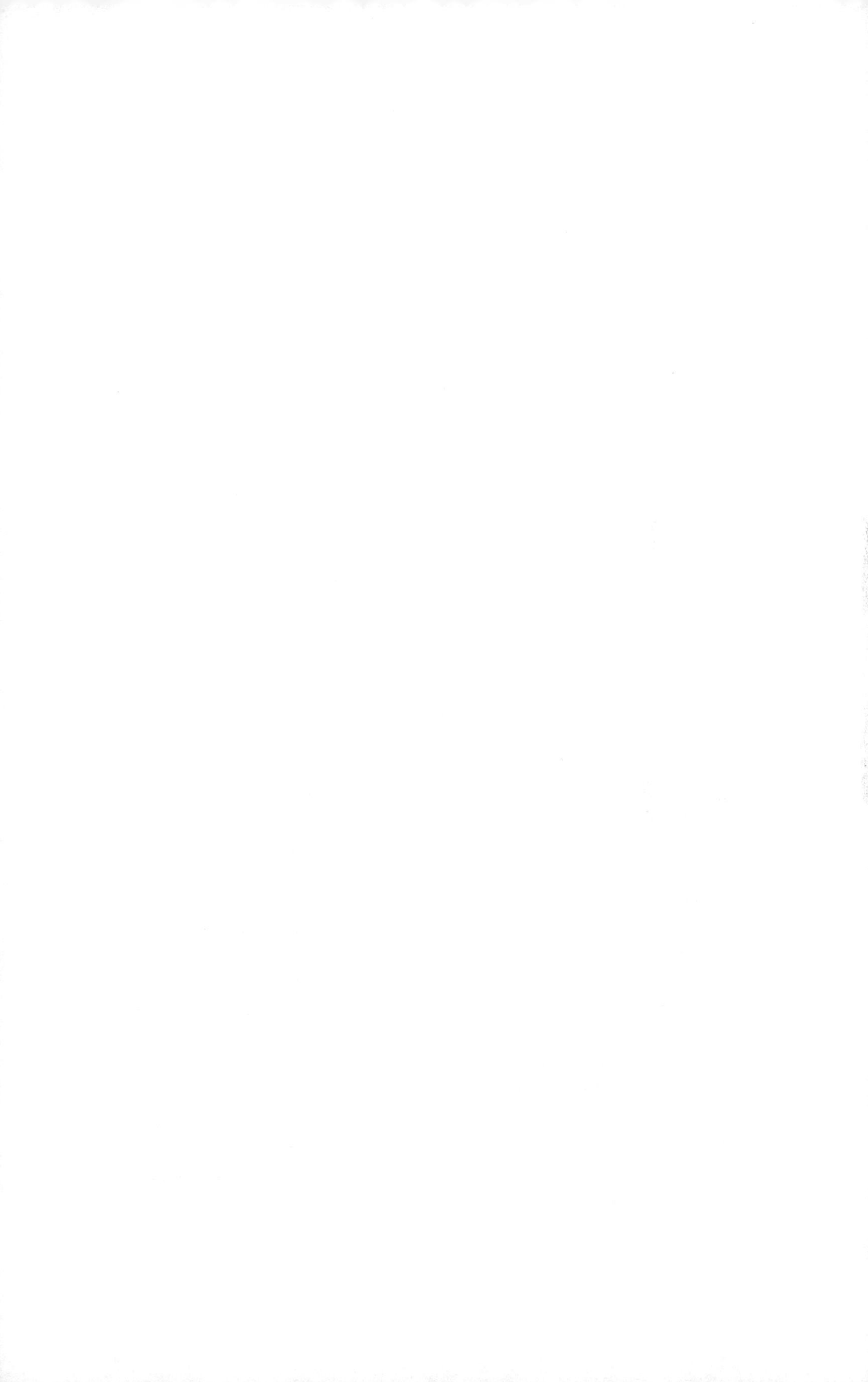

quelques-unes de celles que nous avons déjà précédemment examinées montrent combien cette disposition est fréquente. Lorsque l'épithélium des tubes contournés a été soumis à une irritation chronique, qu'il y ait ou non état vésiculeux ou vacuolaire, qu'il y ait ou non accumulation de gouttelettes graisseuses à la base des cellules le long de la membrane d'implantation, on constate presque constamment une fusion des cellules.

Le protoplasma forme alors de grandes bandes qui tapissent très régulièrement les parois des tubes contournés. La hauteur de la bande protoplasmique est presque partout la même, et les granulations albuminoïdes disséminées dans le protoplasma sont généralement très fines. Le bord libre de ces bandes est en rapport avec les nombreux produits de sécrétion qui occupent la lumière des tubes; il est complètement uni, ou légèrement ondulé comme dans la figure 5, planche I, ou encore strié comme dans la figure 1, planche I. Cet état strié du bord libre des bandes protoplasmiques se rencontre assez souvent dans les faits de congestion chronique, et en particulier dans les congestions rénales d'origine cardiaque. La figure 1, planche I, représente ce que l'on rencontre habituellement, à savoir un protoplasma granuleux surmonté d'un plateau très finement strié.

Nous ne connaissons pas la raison d'être de cet état particulier, pas plus d'ailleurs que de la fusion des cellules entre elles. Ce sont là des détails très intéressants au point de vue histologique pur; ils se rencontrent très fréquemment et ne peuvent être bien observés que sur des pièces fixées par l'acide osmique. D'autre part, cet état particulier n'indique pas une altération plus avancée des épithéliums du rein, c'est une lésion assez banale et qui coïncide souvent avec des altérations du tissu conjonctif ou des glomérules bien autrement importantes. En tout cas c'est là une altération bien curieuse, qui semble spéciale aux épithéliums rénaux et en particulier à ceux des tubes contournés, car on ne la constate jamais dans les tubes collecteurs.

Cette fusion du protoplasma des cellules nous paraît être la conséquence d'une sécrétion avec chute de la partie de la cellule qui confine à la lumière du tube. Une portion du protoplasma cellulaire et les noyaux restent vivants et adhérents à la membrane hyaline des tubes. Ce processus est distinct de la nécrose simple des cellules, car une partie seulement de leur protoplasma est éliminée, tandis que l'autre partie contenant le noyau reste en place.

A mesure que cette lésion évolue, la bande protoplasmique diminue de hauteur, il semble qu'elle puisse se réduire parfois à l'état de membrane d'une minceur extrême. Ces faits s'observent surtout dans les néphrites interstitielles, où l'on peut voir des membranes protoplasmiques très déliées munies de noyaux et flottant dans une cavité tubulaire très élargie.

e. — *Hypertrophie des cellules des tubes contournés.*

Les altérations que nous venons de passer en revue, altérations granuleuse, graisseuse, vésiculeuse ou vacuolaire, fusion des cellules, se succèdent dans le même rein lorsque la lésion s'accentue, ou se combinent dans les diverses variétés des néphrites. L'altération granuleuse ou tuméfaction trouble appartient aux premières périodes, la dégénérescence graisseuse aux périodes ultimes, la fusion des cellules se fait pendant l'évolution de la maladie d'une façon presque constante. Quant à l'état vacuolaire, il peut manquer, mais il existe quelquefois à l'exclusion des autres altérations

Les altérations cellulaires que nous allons maintenant étudier peuvent exister dans le cours des néphrites, mais elles sont beaucoup moins fréquentes et s'observent aussi dans beaucoup d'altérations rénales d'ordre très différent : il en est ainsi de l'hypertrophie des cellules, de leur atrophie, de leur pigmentation, etc.

Les figures 1, 2, 3 de la planche IV, et 1 de la planche V, représentent de beaux spécimens d'hypertrophie des cellules des tubes contournés avec altération d'ailleurs très marquée de leur protoplasma. Ces dessins reproduisent les préparations d'une néphrite diffuse observée chez un goutteux, mais ils peuvent s'appliquer aux autres cas que nous signalerons bientôt.

La figure 1 de la planche IV montre une section d'un tube sur laquelle on peut voir une série de types différents de lésions épithéliales, si bien qu'elles semblent avoir été réunies là tout exprès pour la description. On peut voir, en effet, le long de la paroi hyaline du tube, des cellules qui sont à peu près normales de forme et de volume comme la cellule *a*. Celle-ci renferme quelques granulations graisseuses. A côté d'elle, on voit en *a'* une cellule qui est un peu plus grosse qu'à l'état normal, et qui contient des granulations graisseuses plus volumineuses. En *a''* il existe une cellule devenue ronde, saillante, et montrant dans son intérieur de petites cavités ou vésicules au nombre de trois, *d*, semblables à celles que nous avons décrites précédemment.

De la cellule *a*, qu'on suive la rangée des cellules qui tapissent le tube de droite à gauche ou de gauche à droite, on voit que les cellules augmentent progressivement de volume, de façon à acquérir en *b* et *b'* des dimensions colossales. Dans ces cellules tuméfiées et granuleuses, on trouve toujours, comme en *b*, de petites granulations semi-transparentes, claires à leur centre, ayant de 1 à 3 millièmes de millimètre, et qui sont des granulations protéiques. Mais, dans les cellules les plus volumineuses, comme en *b'*, ces granulations ou gouttelettes *o* deviennent bien plus grosses, probablement en se fusionnant ou en recevant du sang de nouveaux matériaux liquides. Remarquons en passant que la masse *b'* résulte peut-être de la fusion de deux cellules, car elle possède deux noyaux ; ces mêmes cellules contiennent une proportion variable de granulations graisseuses. Cette tuméfaction exagérée, la formation dans les cellules de gouttelettes protéiques, la grande quantité de liquide qui s'y accumule, déterminent à la fin une sorte de ramollissement et de fonte complète de leur protoplasma. Les cellules représentées en *i*, *u*, *l*, *r*, sont prises sur le fait : elles sont en train de se ramollir et de verser leur contenu dans la lumière du tube urinifère. On voit dans les parties de leur protoplasma, qui sont encore en place, des granulations protéiques, des noyaux *n* et des boules protéiques très gonflées *d*, *d'*.

Les cellules qui se transforment ainsi en une substance presque liquide, tenant en suspension des granulations et des gouttelettes albumineuses et graisseuses, deviennent beaucoup plus claires que celles dont le protoplasma est plus solide, et forme encore une masse cohérente. De plus, le contenu des cellules ramollies se continue directement avec les granules et gouttelettes qui sont libres dans la lumière des tubes. C'est ce qu'il est bien facile de constater dans la figure 1 de la planche IV.

Au centre de ce tube, on trouve des boules opaques et tein-

Explication de la planche IV.

HYPERTROPHIE DES CELLULES DES TUBES CONTOURNÉS

AVEC DÉSINTÉGRATION CELLULAIRE PARTIELLE

Les figures 1, 2, 3 se rapportent à une observation de néphrite diffuse chronique (goutte).

FIG. 1. — Section transversale d'un tube contourné.

a, cellules à peu près normales; *a''*, cellule sphérique contenant trois vacuoles *d*, et un noyau *n*.

Les cellules représentées en *b* et *b'* ont un volume de 3 à 10 fois plus considérable que la cellule *a*. — La cellule *b'* contient deux noyaux; *o*, *r*, granulations protéiques contenues dans l'intérieur des cellules; *d'*, *d'*, vacuoles. Le contenu de ces cellules *u* se vide dans l'intérieur du tube.

Dans la lumière du tube en voit des gouttelettes claires, *m*; colloïdes, *n*; des granulations graisseuses, *h*; des globules rouges, *g*.

c, vaisseau contenant des globules rouges *g'*; *s*, paroi propre du tube; *et*, noyaux de cellules plates du tissu conjonctif rénal; *t*, cellules épithéliales également tuméfiées, appartenant à un tube urinifère voisin.

FIG. 2. — Section transversale d'un tube urinifère du même rein.

s, paroi propre du tube. Toutes les cellules épithéliales qui le tapissent *a*, *a*, *a'*, sont très volumineuses. L'une d'elles, la cellule *g*, est en réalité gigantesque.

Elles possèdent des noyaux *n*, et leur protoplasma est rempli de granulations et de gouttelettes protéiques assez volumineuses *b*, *b*. Elles montrent aussi des granulations graisseuses très fines, colorées en noir par l'acide osmique. La lumière du tube est incomplètement remplie par des gouttelettes protéiques *c*. (Grossissement de 400 diamètres.)

FIG. 3. — Préparation du même rein.

Cette figure montre une portion de deux tubes urinifères dont les cellules sont considérables, dont la lumière est remplie de gouttelettes claires et opaques et de globules rouges.

a, cellule épithéliale ayant la forme d'un coin; *a''a''*, cellules épithéliales vues de champ, amincies et aplaties par la compression qu'exercent sur elles les cellules voisines *c* tuméfiées; *b*, noyaux des cellules aplaties.

Les cellules tuméfiées *c*, *c'c'* contiennent une quantité considérable de granulations ou gouttelettes protéiques, qui sont versées par les cellules dans la lumière des tubes; *e*, *e*, gouttelettes plus ou moins claires hydropiques; *o*, boules contenant des granulations; *g*, globules rouges du sang; *m*, substance colloïde amorphe interposée aux éléments précédents dans l'intérieur du tube; *h*, globules rouges du sang contenus dans un vaisseau; *s*, paroi hyaline du tube. (Grossissement de 400 diamètres.)

FIG. 4. — Rein normal d'un cobaye.

Section longitudinale d'un tube contourné.

Les cellules implantées obliquement sur la paroi hyaline sont composées de deux substances, l'une *a* qui l'unit aux cellules voisines, et qui est homogène, dense; l'autre *b* centrale granuleuse et dans laquelle se trouve le noyau *n*; *g*, globules rouges situés dans un capillaire intertubulaire.

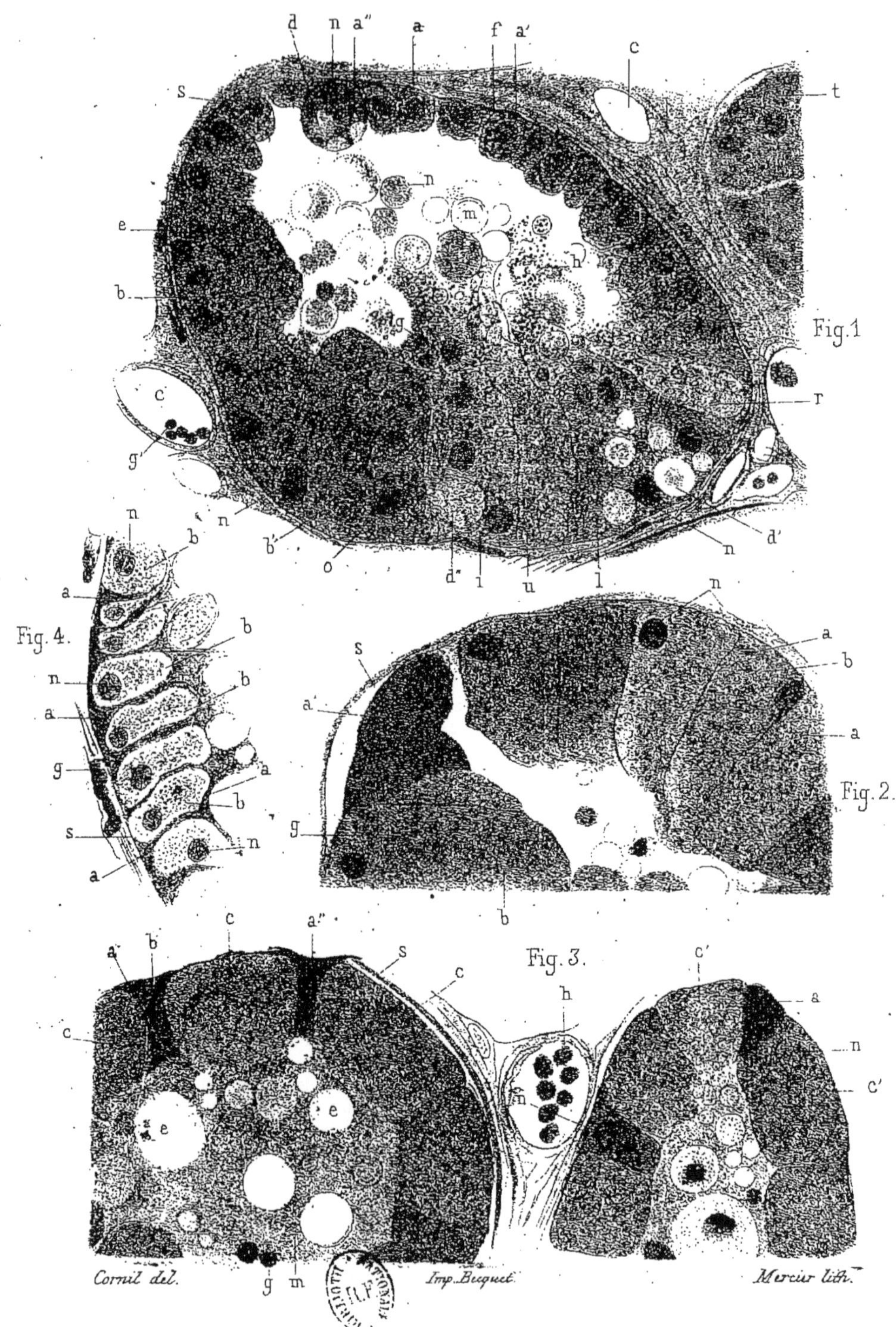

Felix Alcan Editeur,
Ancienne Librairie Germer Baillière & Cie

tées *n*, des boules plus claires *m*, comme hydropiques, des noyaux de cellules reconnaissables à leur forme ovoïde, des granulations graisseuses *h*, et des globules rouges du sang *g*.

Nous venons d'analyser les lésions des cellules épithéliales d'après la figure 1 de la planche IV, qui montre d'une façon générale l'ensemble de leurs modifications, mais il y a une série d'autres détails intéressants qui ont été représentés dans les figures 2 et 3 de la même planche et dans la figure 1 de la planche V.

Les figures 1, 2, 3 de la planche IV sont dessinées au même grossissement de 400 diamètres. Les cellules épithéliales qui tapissent le tube de la figure 2 sont toutes très volumineuses. La cellule dont la moitié seulement est représentée en *g* est, on le voit, de dimension colossale.

Les cellules représentées en *a*, *a''* (*fig.* 3), en *a'* (*fig.* 2), sont cependant moins volumineuses, et elles ont des formes tout à fait spéciales. Les unes *a* (*fig.* 3) ont la forme d'un coin, les autres *a''* (*fig.* 3) ont la forme d'un clou avec sa tête. Ces cellules possèdent un noyau. Leur couleur, due à l'acide osmique, est plus foncée que celle de leurs congénères, parce que leurs granulations sont plus rapprochées; elles sont vues de profil, et elles sont tassées par la compression que les cellules voisines très hypertrophiées exercent sur elles. Les cellules hypertrophiées, en effet, sont un peu claires, bien qu'elles possèdent une certaine quantité de granulations graisseuses, mais en même temps elles contiennent beaucoup de gouttelettes de substance protéique qui leur donnent une certaine transparence.

La figure 2, planche IX, représente des détails d'altérations cellulaires analogues à ceux que nous venons de décrire, mais moins accusés.

Le grand dessin d'ensemble, représenté à un grossissement de 350 diamètres dans la figure 1 de la planche V, montre à la fois une capsule de Bowmann *g* dont le glomérule n'est pas figuré, la coupe de tubes sinueux élargis *h*, *h*, avec leurs cellules et leur contenu, et plusieurs tubes droits *i*, *i*, *i*, *r*. La plus grande partie des cellules épithéliales des tubes contournés est en voie de ramollissement destructif. Aussi ces cellules sont en général claires, bien que contenant une assez grande proportion de granulations graisseuses. Les unes, comme en *a*, ont conservé leur forme et sont intactes, d'autres volumineuses et tuméfiées, sont remplies de granulations et de gouttelettes graisseuses et protéiques; elles forment une couche homogène le long de la paroi du tube, et ne laissent pas distinguer leurs limites. Quelques cellules sont distinctes et très hypertrophiées *a'*. Enfin dans les cellules *f*, *f'*, le contenu cellulaire est tout à fait liquéfié et même échappé en partie. Dans certaines parties des tubes, il ne reste des cellules que des masses granuleuses rondes, comme en *u*, ou des granulations disposées sans ordre. Le contenu de ces tubes sinueux consiste dans des boules de substance protéique *b* ou dans des amas ou globes plus noirs de substance colloïde *d*, *d*, *d*.

L'hypertrophie énorme des cellules des tubuli contorti, suivie de la désintégration de la cellule, est chose assez rare; nous ne l'avons rencontrée que dans cinq ou six observations, y comprise celle que nous venons de décrire.

Dans deux autres faits, il s'agissait de tuberculeux. Chez le premier, les deux reins étaient volumineux, blancs grisâtres; chez le second, l'un des reins était transformé en cavernes tuberculeuses; l'autre présentait l'aspect des deux reins de la première observation et ne contenait d'ailleurs (chose importante à signaler en passant) aucun tubercule. L'examen histologique des reins montra que les tubuli contorti possédaient un revêtement cellulaire très comparable à celui qui est représenté figure 3, planche IV, c'est-à-dire que les cellules présentaient un volume considérable. Leurs bords étaient encore conservés; elles renfermaient un ou deux noyaux volumineux et une très grande quantité de gouttelettes transparentes. Cependant, dans la seconde observation, les gouttelettes étaient beaucoup plus réfringentes et absolument régulières; elles avaient à peu près la dimension des noyaux, mais se distinguaient facilement de ces derniers par leur aspect vitreux, et par l'absence de nucléoles. Certaines cellules étaient tellement remplies de ces gouttelettes transparentes que celles-ci se touchaient par leurs bords. L'acide osmique leur donnait une teinte brun foncé, et, sur les points où les cellules étaient rompues, on les retrouvait avec les mêmes caractères et la même netteté de contour au milieu de la lumière des tubes.

Néanmoins dans ces deux faits, les figures se rapprochaient

beaucoup plus de la disposition représentée dans les figures 2 et 3, planche IV, que de la disposition dessinée dans la figure 1, planche V. Cette dernière altération est extrêmement rare, les cellules même hypertrophiées, chargées de gouttelettes pâles, ou réfringentes, présentent toujours une certaine cohésion; la désintégration complète et la diffluence absolue sont deux états exceptionnels.

Il est enfin des cas tout aussi démonstratifs que les précédents, où l'hypertrophie cellulaire est beaucoup plus simple. Nous pouvons prendre comme exemple deux faits d'hypertrophie cellulaire des tubuli contorti observés chez des diabétiques.

Les malades n'avaient présenté, pendant leur existence, aucun trouble sérieux des fonctions rénales, et pendant leur séjour à l'hôpital on n'avait pas constaté la présence d'albumine dans l'urine. A l'autopsie on trouva des reins assez volumineux, un peu plus pâles qu'à l'état normal, mais n'ayant aucunement l'aspect de ce que l'on observe à la période d'état des néphrites chroniques. La seule appellation qu'il était permis d'employer pour indiquer leur altération à l'œil nu, c'était celle d'hypertrophie simple.

Ils furent examinés par les procédés ordinaires et l'examen montra des lésions très comparables dans les deux cas.

Les cellules des tubuli contorti avaient conservé leur forme habituelle; elles présentaient une très grande régularité et une netteté de contours peu commune. Les séparations des cellules étaient comme taillées à l'emporte-pièce, et les extrémités libres légèrement émoussées limitaient par leur réunion la lumière centrale des tubes contournés sous forme d'une ligne festonnée très régulière. Le protoplasma de ces cellules était brun foncé, renfermant un très grand nombre de granulations protéiques très serrées et très fines. Mais les gouttelettes albumineuses de gros volume, les boules hydropiques, les petites sphères réfringentes manquaient absolument. Aucune de ces cellules n'était en train de se rompre, toutes étaient complètes. Malgré leur hypertrophie et leur défaut de striation, elles étaient tellement régulières que l'on aurait pu les choisir comme types de cellules normales.

Quelques-unes cependant contenaient une petite rangée de granulations graisseuses disposées sur une seule ligne, mais en

Explication de la planche V.

HYPERTROPHIE DES CELLULES DES TUBES CONTOURNÉS

AVEC DÉSINTÉGRATION CELLULAIRE TOTALE

La figure 1 appartient à la même observation que les figures 1, 2, 3 de la planche IV (néphrite diffuse chronique, goutte).

Fig. 1. — Section passant à travers plusieurs tubes contournés et droits et à travers une partie d'un glomérule.

g, cavité du glomérule, qui présente en *e* et *e'* des cellules plates qui revêtent sa capsule propre *g'*.

v, *v*, *v'*, vaisseaux capillaires; *s*, *s*, *s*, parois et tissu conjonctif qui limitent les tubes urinifères.

Les tubes contournés *h*, *h*, *h* sont très élargis. Leurs cellules sont tantôt très hypertrophiées, tuméfiées, comme en *a*, *a*, *a'*, et remplies de granulations protéiques; tantôt elles sont transformées en une masse ronde granuleuse *u*, tantôt elles sont en quelque sorte détruites, et on ne voit plus à leur place que ces granules et gouttelettes comme en *f*; *t*, noyaux des cellules épithéliales.

Dans la lumière centrale des tubes contournés, on voit des corps arrondis *d*, noircis par l'acide osmique, qui sont formés par une substance colloïde coagulée de la même nature que les cylindres hyalins. Il y a aussi au centre des tubes des gouttelettes protéiques *b* et des granulations graisseuses.

Les sections des tubes droits *i*, *i*, *i*, offrent des cellules épithéliales *m* normales; mais, au milieu de la lumière de ces tubes, on observe des coagulations *c*, *c'*, qui sont des cylindres hyalins. Le cylindre représenté sur une section transversale en *q*, présente dans sa masse et à ses bords l'empreinte des gouttelettes protéiques.

En *r* est une section d'un tube droit dont les cellules sont en dégénérescence graisseuse et desquamées.

(Grossissement de 350 diamètres.)

On remarquera que les figures 1, 2, 3 de la planche IV représentent des hypertrophies cellulaires beaucoup plus nettes. Dans la planche V, les lésions dégénératives dominent. Il y a une véritable liquéfaction du protoplasma.

Il existe des observations d'*hypertrophie simple sans aucune altération* du protoplasma. Nous avons signalé p. 39, l'hypertrophie simple dans le diabète.

Cette figure 1 de la planche V montre des altérations cellulaires très analogues à celles que l'on constate à la suite de la ligature expérimentale de l'artère rénale, dans les infarctus et dans la nécrose par coagulation.

Fig. 2. — Néphrite diffuse aiguë (scarlatine).

Section d'une cavité glomérulaire.

p, paroi hyaline du glomérule; *b*, *b*, gouttelettes de matière albumineuse maintenues dans une substance intermédiaire *m*; *g*, empreinte d'une anse vasculaire du glomérule dans cette substance. 350 diamètres.

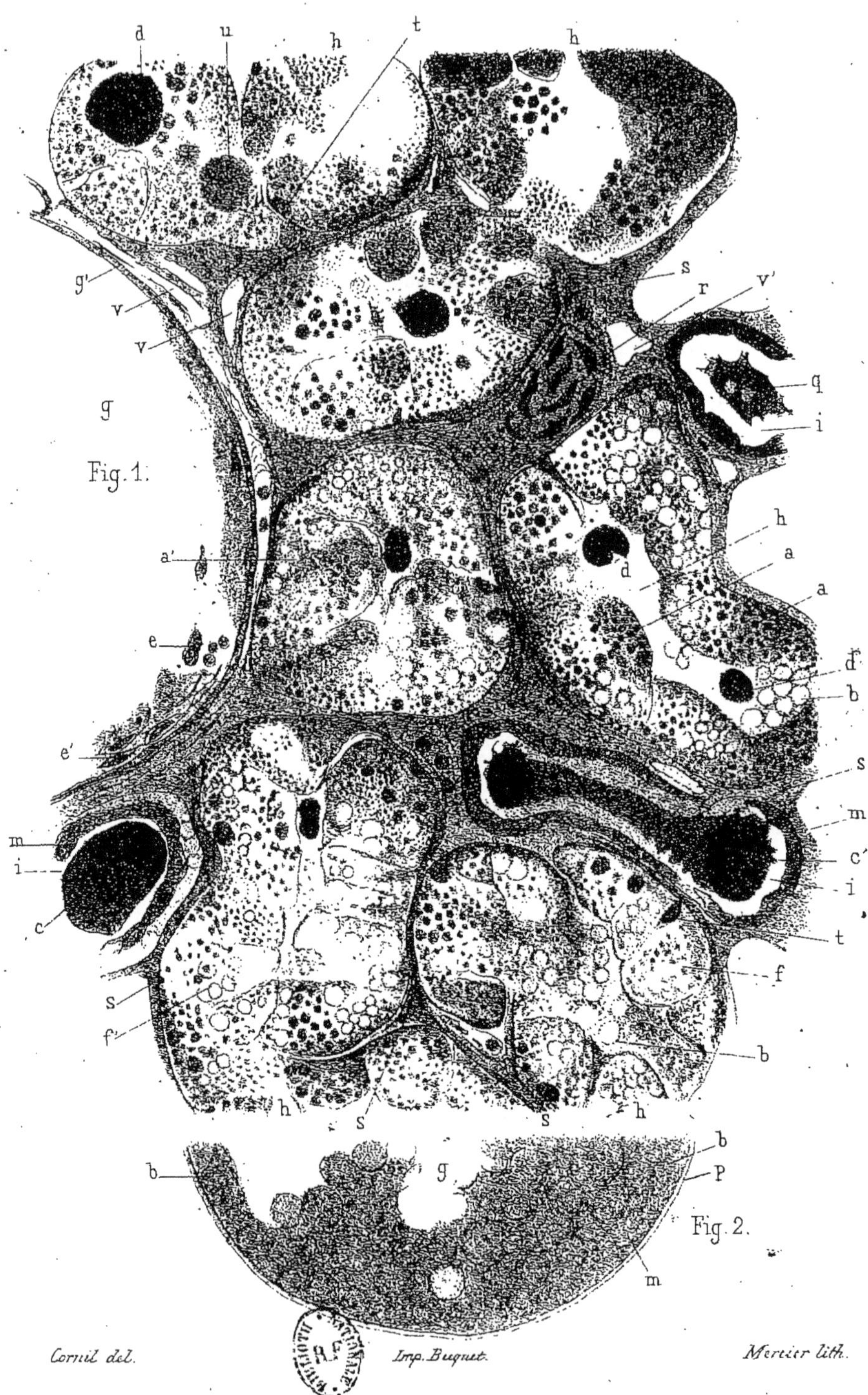

Felix Alcan Editeur,
Ancienne Librairie Germer Baillière & Cie

quantité trop minime pour rompre l'harmonie de l'ensemble.

La plupart des tubes présentaient une lumière complètement libre, quelques-uns étaient occupés par un exsudat réticulé d'une très grande finesse sans boules muqueuses ou colloïdes.

Ainsi l'examen microscopique, comme l'examen à l'œil nu, conduisait à cette conclusion que le rein était le siège d'une hypertrophie simple. L'hypertrophie portait uniquement sur les épithéliums sécréteurs, le tissu conjonctif était à peine épaissi et les glomérules présentaient un certain degré de congestion.

Il est difficile, même sans être très porté vers les hypothèses et les théories, de ne pas comparer tous les faits précédents, et de ne pas chercher une explication des hypertrophies cellulaires dans le cours des maladies du rein.

Il faut d'abord retenir ce que nous avons dit antérieurement, c'est que les affections chroniques des reins déterminent presque toujours à la longue le fusionnement des cellules des tubes contournés et presque toujours une diminution en masse de la substance protoplasmique puisque la hauteur de la bande du revêtement tend à diminuer de plus en plus, alors même que la lumière des tubes contient des produits de sécrétion.

Or, dans les cinq faits d'hypertrophie rénale que nous venons de rapporter, il s'agit dans le premier d'une néphrite parenchymateuse chez un goutteux, dans deux autres de lésions rénales chez des tuberculeux (sans lésion tuberculeuse proprement dite), dans les deux derniers d'hypertrophie rénale chez deux diabétiques. Ce qu'il y a de commun à ces cinq observations, c'est l'hypertrophie considérable des cellules des tubuli contorti, hypertrophie qui manque généralement dans le cours des néphrites.

Le rôle élaborateur des cellules des tubes contournés paraissant aujourd'hui hors de contestation, de par les caractères histologiques, morphologiques et physiologiques qu'ont fait valoir les travaux d'Heidenhain en particulier, il y a lieu de se demander si l'hypertrophie cellulaire n'est pas en rapport avec une suractivité de la fonction sécrétoire des tubuli contorti. Il y aurait donc intérêt à poser la question suivante : L'élimination exagérée des urates chez les goutteux, des phosphates chez certains tuberculeux, et du sucre chez les diabétiques est-elle de nature à produire des troubles physiologiques dont la conséquence serait l'hypertrophie des cellules des tubes sécréteurs?

On nous permettra de ne pas insister sur ce point, nous n'avons eu d'autre idée que de signaler une relation possible entre deux phénomènes très importants. Il nous est interdit aujourd'hui d'aller plus loin dans cette recherche, attendu que malgré les expériences des physiologistes nous ignorons encore en quel point des tubes rénaux sont filtrés ou élaborés les produits excrémentitiels que la chimie décèle dans l'urine. Des observations nombreuses permettront peut-être un jour d'élucider ce point fort important de physiologie pathologique [1].

f. — *Multiplication et prolifération des cellules des tubuli contorti.*

Ce chapitre sera très court, car nous ne connaissons pas pour notre part de faits suffisamment démonstratifs pour affirmer la multiplication des cellules des tubuli contorti.

Dans aucun cas de néphrite nous n'avons pu déterminer cette multiplication. Nous avons vu dans le chapitre précédent que sous certaines influences le protoplasma pouvait s'hypertrophier, nous avons également constaté la prolifération des noyaux dans la partie basale des cellules; mais nous n'avons jamais vérifié ce que certains auteurs ont signalé, c'est-à-dire une multiplication des cellules des tubuli contorti avec séparations cellulaires distinctes.

Cependant ce processus a été signalé et représenté par M. Hortolès à propos d'une néphrite typhoïde, par Kelsch et Kiener dans certaines néphrites paludéennes.

L'activité du protoplasma n'est pas niable même dans le cours des néphrites, mais les cellules n'ont pas de tendance à s'individualiser, tout au contraire.

Nous ferons cependant ici une certaine restriction. Lorsque les cellules des tubes contournés ont perdu, sous l'influence de modifications successives, leurs caractères morphologiques et

1. Les cellules des tubes contournés présentent quelquefois un volume considérable, sans qu'il y ait hypertrophie proprement dite. Il est manifeste que dans les faits auxquels nous faisons allusion, la lésion est surtout dégénérative.

probablement aussi physiologiques de cellules secrétantes; lorsqu'elles ont été tellement transformées qu'elles ressemblent à un épithélium banal, à un épithélium de revêtement, elles paraissent susceptibles de se multiplier, de proliférer et d'emplir complètement la lumière des tubes contournés.

Mais on a rarement l'occasion d'observer de semblables faits; nous croyons même qu'ils ne sont jamais généralisés à tout le labyrinthe.

On peut les observer au contraire lorsqu'une partie d'un tube contourné a été séparée par l'inflammation des parties avec lesquelles il est en rapport naturel; l'épithélium ne conserve plus alors que des propriétés d'épithélium de revêtement et il peut se multiplier au point d'oblitérer la cavité qui le contient. Souvent aussi il persiste en formant à cette cavité un revêtement continu d'épithélium cubique ou cylindrique, sans trace de multiplication.

C'est ce qui paraît avoir lieu dans quelques observations de néphrite saturnine signalées par Charcot et Gombault, et dans un fait que nous avons observé [1].

C'est encore ce qui se produit accidentellement dans l'évolution de la néphrite interstitielle aboutissant à la production des petites tumeurs que M. Sabourin a décrites sous le nom d'adénomes [2].

Malgré tout, ces faits exceptionnels n'infirment en aucune façon ce que nous avancions plus haut. Ils prouvent que, pour proliférer, les cellules des tubes contournés doivent être placées dans des conditions tout à fait particulières. Il ne suffit pas en effet qu'elles soient isolées et modifiées, une autre influence est encore indispensable et nous ne pouvons la dégager aujourd'hui.

Dans la très grande majorité des cas, les cellules du labyrinthe échappent à cette transformation, et nous avons suffisamment insisté dans les chapitres précédents sur les lésions habituelles des cellules des tubes contournés dans les détermi-

1. Presque toujours, malgré leur prolifération, ces cellules sont destinées à disparaître : elles sont contenues dans des tubes dont la cavité se rétrécit de plus en plus; leur protoplasma s'atrophie, leur noyau persiste beaucoup plus longtemps, mais il disparaît à son tour.

2. SABOURIN, Contribution à l'étude de la cirrhose rénale. Etude sur quelques variétés de tumeurs du rein. *Archiv. phys.*, janv. 1882.

nations rénales des maladies aiguës et chroniques pour qu'il soit nécessaire d'y revenir.

A propos de la néphrite interstitielle et de la dégénérescence kystique du rein, nous reviendrons sur certains détails qui trouveront mieux leur place que dans cet aperçu général sur la prolifération et la multiplication des cellules.

g. — *Atrophie.*

L'atrophie des cellules des tubes contournés reconnaît des causes d'ordre purement mécanique ou physique. Ou bien le tube contourné est comprimé de dehors en dedans de telle sorte que sa cavité, de cylindrique, devient plate, ou bien les épithéliums sont comprimés de dedans en dehors et il existe toujours alors une accumulation de liquide ou d'une substance colloïde qui se concrète à mesure qu'elle est sécrétée. Le rétrécissement et l'aplatissement des tubes s'observent dans les néphrites interstitielles avec rétraction consécutive du tissu fibreux. La distension des tubes qui amène l'aplatissement excentrique des épithéliums se produit localement dans les dilatations kystiques partielles qui accompagnent les cirrhoses rénales, ou d'une façon générale dans toute hydronéphrose qui ralentit le cours de l'urine. L'obstacle siège alors toujours sur un point quelconque du bassinet ou des uretères et amène une distension permanente des tubes.

Jamais une oblitération artérielle n'amène directement l'atrophie des épithéliums; elle est simplement suivie de leur désintégration et de leur résorption.

La lésion varie suivant la cause qui a déterminé la compression des épithéliums.

Ainsi dans les néphrites interstitielles avec dilatation kystique, ou dans la néphrite diffuse avec rétraction fibreuse partielle et aplatissement de certains tubes, les épithéliums conservent assez longtemps leur forme et leur apparence granuleuse.

Dans l'hydronéphrose, la modification, beaucoup plus rapide et beaucoup plus complète, peut être choisie comme exemple d'atrophie pure. Sous l'influence du simple refoulement excentrique prolongé, les épithéliums diminuent de hauteur, leurs granulations disparaissent peu à peu, mais leur noyau persiste intact et il est très facile à reconnaître. On n'observe pas ici la fusion des cellules comme dans le cours des néphrites, elles restent au contraire absolument indépendantes. Examinées en place, encore adhérentes à la paroi, les cellules présentent une saillie à peine marquée, et dans les cas extrêmes ne sont pas beaucoup plus apparentes que les cellules endothéliales d'un vaisseau.

Examinées isolément, elles ont des formes très variées. Elles sont beaucoup plus petites qu'à l'état normal, et c'est à peine si l'on distingue dans leur protoplasma quelques fines granulations claires. Elles sont arrondies, irrégulièrement quadrilatères ou même fusiformes; elles se déplacent et nagent avec la plus grande facilité dans le liquide de la préparation.

Dans les néphrites chroniques arrivées à une période avancée, les cellules atrophiées sont souvent confondues par leurs bords; elles tapissent des cavités kystiques plus ou moins grandes sous forme de membranes d'une minceur extrême présentant encore l'apparence protoplasmique, c'est-à-dire légèrement granuleuses et contenant encore des noyaux. Ces membranes, soit qu'elles se détachent d'elles-mêmes, soit que sous l'influence des réactifs durcissants, la cavité kystique se contracte, abandonnent la paroi et apparaissent comme des lambeaux flottants dans la cavité.

Dans les faits de distension des tubes par des cylindres hyalins, cireux ou colloïdes, le revêtement épithélial est encore visible, l'atrophie les cellules est rarement complète; presque toujours elles sont petites, cubiques, à protoplasma clair, à noyau très apparent et elles se colorent très vivement par le carmin.

Dans la distension rénale consécutive à une obstruction de l'uretère, les cellules sont quelquefois difficiles à colorer et leur noyau reste pâle.

Nous avons réuni dans ce chapitre ces diverses variétés d'atrophie des cellules rénales, bien qu'elles surviennent dans des conditions bien différentes.

h. — *Infiltration des cellules par des pigments spéciaux.* — *Pigment sanguin.* — *Pigment biliaire.*

A la suite des congestions répétées, quelles que soient d'ailleurs leurs causes, et dans le cours des néphrites compliquées d'hémorrhagies, la matière colorante du sang peut passer dans les tubes urinifères. Il en résulte une pigmentation des parties en contact avec le sang. On voit alors des granulations jaunes ou brunes, infiltrées dans les cellules des tubes contournés. Les granules colorés sont parfois tellement fins qu'ils ressemblent à une poussière.

Dans les congestions répétées, surtout si la matière colorante, n'ayant pas encore été éliminée, est restée longtemps en contact avec les éléments cellulaires, elle apparaît dans leur protoplasma sous forme de petits blocs un peu irréguliers et plus volumineux.

Dans tous les ictères, on trouve dans le rein un certain nombre de tubes urinifères dont les cellules contiennent des granulations jaunes ou d'un jaune verdâtre possédant les réactions de la matière colorante de la bile. Les cellules ainsi altérées restent en place, ou sont détruites en partie, et elles apparaissent sous forme de fragments irréguliers dans la lumière des tubes, fragments imprégnés de la même substance et mélangés aux autres produits de sécrétion.

Lorsque la bile est en grande quantité dans le rein, on voit des cristaux de bilirubine soit dans les cellules soit dans le tissu conjonctif.

C'est le lieu de rappeler ici, que, sur le rein de la grande lamproie, M. Hortolès a constaté dans la portion intermédiaire des tubes urinifères (portion située comme on le sait entre la branche ascendante de l'anse de Henle et les canaux d'union qui se jettent dans les tubes droits), une infiltration des cellules « par une substance transparente, réfringente, et présentant avec un éclat et un brillant tout particuliers, la teinte vert émeraude du pigment biliaire qui teint uniformément les cellules hépatiques de cet animal. Il est vraisemblable, dit-il, que ce point des tubes est destiné à l'élimination du pigment biliaire en surcroît, et cette notion devient intéressante, si on la rapproche de ce fait, que traitées de la même façon, les cellules striées des canaux intermédiaires du rein des mammifères présentent une coloration ambrée très intense et quelquefois même d'un jaune verdâtre. »

La constatation de ce fait n'a pas encore été signalée chez l'homme, mais si des observations venaient établir la constance de cette localisation du pigment biliaire, on pourrait préciser la topographie du système intermédiaire chez l'homme, et nous n'avons jusqu'à ce jour que des notions très insuffisantes, sur ce point d'anatomie normale.

i. — *Infiltration des cellules par des sels. — Urate de soude. — Sels calcaires, carbonates et phosphates.*

Les cellules peuvent être, dans quelques circonstances, le centre de cristallisations et de calculs microscopiques ou visibles à l'œil nu.

C'est ce qui se passe par exemple chez les enfants nouveau-nés, lorsque le parenchyme rénal est encombré d'urate de soude, ou lorsque, chez les goutteux, le même sel infiltre les cellules d'un certain nombre de tubuli, et de là se prolonge sous forme d'aiguilles cristallines. Ces altérations se voient d'ailleurs beaucoup plus fréquemment dans la pyramide, au niveau des tubes collecteurs, où les cristaux sont réunis en petits blocs souvent visibles à l'examen macroscopique, sous forme de petites traînées blanchâtres, brillantes et micacées.

De même, des sels calcaires, des carbonates et des phosphates alcalins peuvent se déposer dans les cellules épithéliales de la capsule des glomérules de Malpighi qui apparaissent alors sous forme de petits grains opaques et durs, à la surface du rein. On trouvera également adhérents aux cellules libres, dans les tubes urinifères, des cristaux de phosphate tribasique ou d'oxalate de chaux.

L'infiltration calcaire des cellules est assez fréquemment observée chez les animaux, beaucoup plus souvent chez le cochon d'Inde que chez le lapin. Charcot et Gombault ont signalé ce fait dans les cellules des branches grêles des anses de Henle à la suite de l'empoisonnement chronique par le plomb. D'ailleurs, chaque fois que l'on expérimente sur le rein de ces animaux, on peut s'attendre à des lésions de ce genre, attendu que leurs urines sont très riches en carbonate de chaux.

M. Germont a indiqué la calcification rapide des cellules dans le territoire rénal anémié à la suite de la ligature du rameau artériel correspondant.

j. — *Dégénérescence amyloïde.*

Nous ne dirons qu'un mot de cette dégénérescence. Elle est assez rare au niveau des tubes contournés, on peut dire même exceptionnelle; dans le rein, la dégénérescence amyloïde envahit de préférence les glomérules, les petits vaisseaux et les parois des tubes urinifères, et en particulier celles des tubes collecteurs et des tubes droits : les cellules sont toujours intactes. Néanmoins la dégénérescence amyloïde peut se présenter sous forme de blocs assez étendus dans la substance corticale; nous y reviendrons.

II. — LÉSIONS DES CELLULES DES TUBES DROITS ET DES TUBES COLLECTEURS.

Nous nous sommes longuement étendus sur les lésions des cellules des tubes contournés, et l'on a pu juger d'après la description que nous en avons donnée, combien elles sont diverses et importantes. Ces cellules constituent à vrai dire l'élément noble du rein, et l'on peut avancer sans exagération aucune qu'elles représentent avec le glomérule les deux éléments essentiels de l'organe, ceux dont l'altération se traduit le plus rapidement par des troubles graves.

Les autres parties du rein ne sont guère lésées isolément, sauf dans le voisinage des tumeurs. Lorsqu'elles sont atteintes dans le cours des néphrites, c'est presque toujours d'une façon accessoire et secondaire.

Il en est ainsi des cellules des tubes droits; généralement elles ne sont pas ou elles sont peu modifiées et leur revêtement est complet et normal alors que les cellules du labyrinthe sont déjà profondément altérées.

Les altérations élémentaires de ces cellules présentent peu d'intérêt, aussi nous ne nous y attarderons pas.

Elles ne montrent jamais ni cet état vacuolaire si spécial, ni cette disparition des parois cellulaires, ni le fusionnement des protoplasmas si caractéristiques dans le labyrinthe.

Elles présentent quelquefois l'altération granuleuse et la dégénérescence graisseuse, mais, infiltrées ou non de graisse, elles sont toujours reconnaissables et conservent leur caractère d'épithélium cubique ou cylindrique de revêtement.

Elles sont quelquefois le siège d'une prolifération abondante, au moins dans quelques néphrites bien déterminées, dans l'empoisonnement par la cantharidine par exemple. On peut, en comparant les deux figures 3 et 4, planche XI, juger des modifications qu'elles subissent alors. C'est d'ailleurs là une forme d'inflammation toute spéciale et la cantharidine a une action tellement violente qu'on ne peut la comparer à aucun poison morbide (voir plus loin les néphrites cantharidiennes).

Dans les cas ordinaires, il peut y avoir une multiplication des cellules des tubes collecteurs, mais ce travail se produit sans tumulte. Sur des coupes transversales on juge bien que le revêtement est formé de cellules plus serrées les unes contre les autres qu'à l'état normal, et quelques-unes d'entre elles, comprimées par leurs voisines, sont légèrement aplaties. Enfin on trouve ces cellules libres dans les urines ou adhérentes aux cylindres qui cheminent dans les tubes excréteurs, ce qui indique bien qu'elles peuvent desquamer.

Elles s'atrophient lorsqu'il existe un obstacle au cours de l'urine et une compression de l'uretère. De cylindriques allongées ou de cubiques, elles deviennent complètement plates et sont difficiles à reconnaître.

Des granulations pigmentaires sanguines sont quelquefois déposées dans leur protoplasma.

Enfin, plus que toutes les autres cellules du rein, elles sont le siège de l'infiltration uratique, principalement chez les goutteux. On peut dire que l'urate de soude a son siège d'élection au niveau des tubes collecteurs. Il est déposé dans les cellules sous forme de granulations et d'aiguilles fines et serrées qui dissimulent complètement leur protoplasma et leur noyau.

En dehors de cette lésion qui est bien particulière à ce territoire du parenchyme rénal, les altérations des cellules des tubes droits et collecteurs présentent un moindre intérêt, et n'offrent rien à étudier qui leur appartienne en propre.

Il est assez difficile d'expliquer pourquoi les cellules des tubes droits sont le siège presque exclusif des dépôts d'urate de soude. Que l'urate de soude passe avec l'eau au niveau du glomérule, ou qu'il soit éliminé au niveau des épithéliums granuleux, toujours est-il que l'urine est toute formée dans les tubes collecteurs. La question est donc ramenée à celle-ci : l'urate de soude déposé dans les cellules vient-il de l'urine, ou du sang par l'intermédiaire des capillaires intertubulaires?

Nous n'avons rien à dire de particulier sur l'altération des cellules des branches descendantes de l'anse de Henlé, sinon ce que nous en avons dit plus haut à propos de l'infiltration calcaire.

CHAPITRE II

TROUBLES DE SÉCRÉTION. — FORMATION DES CYLINDRES

Nous avons étudié précédemment, avec tout le soin qu'elles méritent, les modifications des épithéliums sécréteurs du rein, et incidemment, nous avons parlé des sécrétions diverses dont la lumière des tubes était le siège. Ces sécrétions sont particulièrement abondantes lorsque les cellules des tubes contournés présentent un sommet transparent, l'état vésiculeux ou vacuolaire. On peut également les rencontrer quand les épithéliums sont déjà fusionnés et à une période assez avancée des néphrites chroniques. D'après cela on peut déjà pressentir que l'origine de ces sécrétions est multiple ; c'est ce qu'il sera facile d'établir par la suite.

Si l'on examine attentivement les figures 1, 2, 3, 4 de la planche II, et 1 de la planche III, il ne paraît pas douteux que les boules plus ou moins claires contenues dans la lumière des tubes ne proviennent de l'intérieur des cellules et ne soient élaborées par leur protoplasma. Une congestion intense, une réplétion anormale des vaisseaux sanguins favorise peut-être l'absorption par les cellules d'une plus grande quantité de liquides nutritifs qu'à l'état normal. Une vacuole se développe dans le protoplasma des cellules et cette petite cavité renferme une masse liquide avec des granulations. Cette cavité fait saillie du côté de la lumière du tube; à sa partie saillante la pellicule appartenant au protoplasma de la cellule se rompt, et la gouttelette qu'elle contenait tombe dans la lumière du tube. Ces gouttelettes sont constituées par une substance protéique, et leurs granulations sont de nature albumineuse et non de nature graisseuse. Elles sont coagulées par l'acide osmique très différemment suivant qu'elles présentent une densité plus ou moins considérable. Dans le cas correspondant aux figures que nous venons de rappeler, les boules restaient assez claires à leur centre et légèrement granuleuses.

La même disposition se rencontre dans d'autres observations, figures 1 et 3 de la planche IV. Le contenu des tubes représentés dans la figure 3 consiste en un liquide versé directement par les cellules, liquide granuleux, au milieu duquel se trouvent comme toujours des globules rouges du sang *g*, des gouttelettes protéiques plus ou moins granuleuses *o*, *o*, et des gouttelettes claires hydropiques *e*, *e*. Il est facile de voir dans cette figure que les cellules *c*, *c'* versent directement les gouttelettes albumineuses et leur protoplasma ramolli dans la lumière du tube.

Sur la figure 1 de la même planche on voit des boules plus foncées et colloïdes *n*.

Les exsudats intratubulaires ne se présentent pas toujours sous la forme de boules très régulièrement arrondies, soit pâles et transparentes, soit légèrement grenues, soit même très foncées et réfringentes. Au lieu de boules on rencontre souvent des blocs pâles ou sombres, limités par un réticulum. C'est ce que l'on peut voir sur la figure 2 de la planche IX. — Le plus grand nombre des tubes urinifères sinueux montre dans leur lumière, en outre des boules claires *o*, des blocs hyalins limités par des filaments anastomosés. On y voit également des globules rouges du sang, et des cellules lymphatiques colorées en noir et contenant de la graisse *h*.

La figure 4 de la planche III montre le début de l'altération qui produit souvent ces exsudations réticulées. Le sommet des cellules, ou si l'on veut leur partie libre, saillante dans la lumière des tubes, est complètement transparente, leur base au contraire est foncée et grenue. Les parties claires *o*, *o* se séparent peu à peu de la cellule et tombent dans la lumière des tubes. Les cellules se trouvent ainsi décapitées et après avoir présenté à différentes reprises les mêmes expansions translucides, elles se transforment très probablement en un revêtement analogue à celui qui est représenté figure 5, planche III.

Les figures 10, 11, 12, 12 *bis*, 13 de la planche XII, montrent des tubes contournés dont le revêtement épithélial est fusionné sans séparations cellulaires distinctes. En aucun point il n'existe de vacuoles, néanmoins de nombreuses boules claires de toutes formes et de toutes dimensions sont en rapport avec le protoplasma; dans les figures 12 et 13 on voit le début du processus, des boules incomplètes se dégagent de la substance grenue dans laquelle elles se trouvent incluses et bientôt elles apparaîtront dans les tubes aussi régulières que les précédentes.

Il serait possible de démontrer sur d'autres figures l'existence réelle de boules réfringentes et foncées dans l'intérieur des cellules et leur chute dans la cavité tubulaire.

Les boules claires, les boules grenues, les boules réfringentes, ne sont pas, avec les blocs hyalins, les seuls éléments que l'on rencontre dans les tubes contournés et qui constituent par leur ensemble les exsudats intratubulaires.

Ces éléments sont en proportion très variable, les uns par rapport aux autres, et souvent, ils sont tenus en suspension dans une matière réticulée, grenue, ou dans des sécrétions semi-liquides foncées, analogues à celles des figures 2, planche III, *m*; figure 3, planche IV, *m*; figure 3, planche IX, *d*.

Les tubes contournés contiennent également des blocs très réfringents, vitreux, plus ou moins réguliers, offrant le même aspect que les cylindres colloïdes que l'on retrouve dans les autres parties du tube urinifère.

La fibrine réticulée en nature est assez rarement observée, cependant nous l'avons trouvée quelquefois avec la disposition qu'elle présente dans les alvéoles du poumon, dans la pneumonie par exemple, enserrant dans ses mailles des cellules lymphatiques et des globules sanguins.

Mais, nous le répétons, cette disposition est assez rare.

Éléments figurés. — Parmi les éléments figurés qui participent à la formation des sécrétions intratubulaires, nous devons signaler en premier lieu les globules blancs, puis les globules rouges, enfin quelques débris cellulaires. La présence des globules blancs est assez fréquente, ils se présentent dans les tubes qui contiennent en même temps des globules rouges, avec leurs caractères normaux lorsqu'il s'agit de néphrites aiguës; ils sont au contraire graisseux, volumineux, en tous points comparables aux corpuscules de Gluge, dans les formes lentes et chroniques. On les trouve, soit à peu près libres, soit englobés dans les mailles d'un réticulum fin ou grenu, ou bien adhérents à des blocs hyalins, et vitreux.

On les rencontre très fréquemment dans les tubes droits et collecteurs, ou dans l'urine, fixés à la surface des cylindres dits muqueux ou cylindroïdes.

Il n'est pas toujours facile de déceler leur noyau.

Les globules rouges sont isolés ou réunis en masse; isolés ils présentent les mêmes variétés de siège que les globules blancs; réunis en masse, ils constituent de véritables foyers hémorrhagiques dans les tubes. S'ils ne sont pas enlevés rapidement par l'urine, s'ils restent adhérents à des blocs hyalins ou colloïdes qui cheminent quelquefois très lentement dans les tubes urinifères, ils subissent des modifications profondes et finissent par disparaître. On trouve assez fréquemment l'extrémité d'un cylindre cireux coiffé par une agglomération de globules rouges, ceux qui sont les plus éloignés du cylindre sont encore reconnaissables bien que déjà notablement altérés, ceux qui adhèrent au cylindre forment des incrustations foncées et réfringentes sous forme de plaques dont on distingue difficilement les contours. Les globules se fusionnent probablement entre eux et s'incorporent complètement à la substance des cylindres, même au niveau des tubes contournés.

Enfin, on trouve également dans la lumière des tubes contournés, bien que d'une façon très inconstante, des fragments de cellules avec ou sans noyau, reconnaissables à leur protoplasma grenu.

Le mélange et la disposition réciproques des divers produits d'exsudation et des divers éléments figurés dans l'intérieur des tubes, est tellement variable, suivant les points, qu'il est inutile d'en essayer une description. Ces aspects si variés dépendent de la prédominance de tel élément sur tel autre.

Que deviennent ces éléments épanchés dans l'intérieur des tubes sinueux, c'est-à-dire les boules de tout ordre, les blocs clairs ou réfringents, les substances réticulées, les globules rouges, les globules blancs et les fragments de cellules? Ces éléments progressent évidemment des tubes sinueux dans les tubes en anse de Henle, puis finalement dans les tubes collecteurs, au fur et à mesure qu'ils sont entraînés par l'urine et chassés par les éléments qui se forment de nouveau dans les tubes contournés. A mesure qu'ils s'éloignent du lieu où ils se sont épanchés, les globules rouges, les boules de substance protéique se fondent en partie en masses homogènes, liquides d'abord, puis plus denses et plus solides, qui se coagulent sous forme de cylindres muqueux ou hyalins, cireux ou colloïdes, suivant la proportion des matériaux qui entrent dans leur constitution.

Les figures 2 et 3 de la planche III permettent de comprendre les phases de la formation de quelques cylindres au niveau des tubes droits.

La figure 2 représente une section d'un tube droit de la substance corticale du rein dont les lésions sont représentées figures 1, 2, 3, 4, planche II, et 1, planche III. Les cellules *p,p'* sont normales. Elles n'ont pas de ces cavités creusées dans le protoplasma comme on en trouve dans les tubes contournés. La lumière du tube est distendue par une quantité de boules, *b*, et par une substance granuleuse plus ou moins teintée par l'acide osmique. La partie centrale du tube contient une masse considérable de cette substance *m* qui résulte de la fonte et de la réunion des substances protéiques, solides et liquides, contenues dans les globules rouges et dans les boules précédentes.

Souvent, lorsque plusieurs globes ou boules albumineuses sont voisins les uns des autres dans la lumière d'un tube, la substance homogène et les granulations qui sont primitivement contenues dans leur intérieur fusent dans le liquide voisin et s'y dissolvènt comme cela se voit dans la figure 3 de la planche III.

Lorsque ce liquide se coagulera soit spontanément, ce qui est le cas pour les cylindres hyalins, cireux et colloïdes, soit par l'action de l'acide osmique, il présentera à sa périphérie l'empreinte et la forme des boules devenues claires qui se trouvaient primitivement en rapport avec lui.

C'est, en effet, ce qui a constamment lieu pour les cylindres hyalins ou légèrement granuleux. Dans la figure 2, la masse *m* qui existe au centre de la lumière et qui est foncée par l'acide osmique, est entourée de petits blocs de substance protéique et d'un liquide granuleux interposé entre ces blocs. C'est déjà la substance d'un cylindre granuleux et si nous avions devant les yeux la section longitudinale de ce tube au lieu de sa section transversale, nous aurions une figure analogue à celle qui est représentée dans la figure 3.

Cette figure représente un tube droit de la substance corticale dont la membrane hyaline *s* est tapissée par des cellules épithéliales à peu près normales, *p*. L'intérieur du tube est occupé par un cylindre granuleux en voie de formation dont la substance est complètement coagulée. Cette substance amorphe *m*, colorée par l'acide osmique, présente à sa surface une série d'espaces clairs exactement ronds *b*, *b*, *b*, qui sont les empreintes persistantes des boules protéiques dont la substance s'est dissoute et s'est fondue dans la masse du cylindre. On voit en *c* une petite cellule ronde contenant quelques granulations graisseuses, et qui s'est fixée à la surface du cylindre. Ces coagulations ne sont pas toujours composées des mêmes substances, et en décrivant plus loin les différentes espèces de cylindres, nous verrons par quels caractères physiques et chimiques elles diffèrent l'une de l'autre.

Il paraît certain que ces cylindres se condensent à mesure que la substance qui doit les constituer passe des tubes contournés dans les tubes droits. L'expérience faite par Virchow de la transformation de la mucine en matière colloïde sous l'influence du sel marin, est bien de nature à faire comprendre la condensation qui s'opère dans ces cylindres, à mesure que leur substance sécrétée dans les tubes contournés passe dans les tubes droits. L'acide osmique noircit uniformément leur substance et d'autant plus qu'elle a une densité plus considérable.

Toujours est-il que lorsqu'on examine les tubes droits et les tubes collecteurs à une période avancée des néphrites chroniques, on ne trouve plus la variété des éléments que nous avons décrits au niveau des tubes contournés. Les sécrétions diverses ont subi des modifications telles qu'elles apparaissent sous forme de coagulations cylindriques (cylindres) plus ou moins denses, plus ou moins foncées. Les seuls éléments qui soient encore reconnaissables sont les globules blancs, les globules rouges et les débris cellulaires. Il s'y joint, dans les tubes collecteurs, des cellules cubiques ou irrégulièrement arrondies quelquefois presque cylindriques. Les autres produits de sécrétion sont complètement fusionnés.

Dans certains cas d'atrophie rénale, on trouve, dans les tubes atrophiés et dont l'épithélium est aplati, une quantité prodigieuse de coagulations d'une réfringence et d'un éclat tout particuliers. Ces cylindres colloïdes ne pouvant probablement plus cheminer dans les tubes urinifères rétrécis, ils s'accroissent par leur périphérie, couche par couche. L'aspect caractéristique qu'ils présentent est probablement dû à ce fait que, maintenus indéfiniment dans une cavité kystique, ou dans un tube qui n'a plus d'orifice de sortie, ils perdent peu à peu les substances liquides qui entrent dans leur composition, se solidifient et deviennent incapables de subir, une fois fixés dans cette forme, aucune modification qui leur rende leur ductilité.

Cylindres. — Les urines tiennent en suspension, pendant la période d'état des néphrites chroniques, des éléments de forme et de structure variables auxquels on avait donné autrefois, à tort, le nom de cylindres fibrineux et qui doivent simplement conserver le nom de cylindres urinaires.

L'urine contient en outre des éléments libres, en particulier, des cellules lymphatiques, des globules rouges, de rares cellules épithéliales irrégulièrement ovoïdes ou cubiques provenant des tubes droits, et des cellules vésicales assez faciles à distinguer à cause de leur forme, enfin des cellules uréthrales en assez grande abondance lorsqu'on a pris soin de laisser déposer l'urine; chez la femme on trouve en plus des cellules vaginales. Nous ne nous occuperons pas de tous ces éléments, non plus que des cristaux et des micro-organismes tenus en suspension dans le liquide urinaire, et nous renvoyons pour tous les détails qui les concernent aux traités de chimie et d'analyse des urines.

Les cylindres urinaires présentent des caractères physiques qui permettent de les ranger sous les dénominations suivantes : *a*, cylindres dits muqueux (cylindroïdes); *b*, cylindres hyalins; *c*, cylindres granuleux; *d*, cylindres graisseux; *e*, cylindres cireux et colloïdes; *f* cylindres épithéliaux; *g*, cylindres composés.

a. — *Cylindres dits muqueux* (cylindroïdes de Rovida et Bizzozero)[1]. Les cylindres muqueux se rencontrent assez fréquem-

1. Bizzozero, dans son *Manuel de microscopie clinique* traduit par Firket de Liège (1883), divise, à l'exemple de Rovida, les cylindres en trois groupes principaux : 1° cylindres hyalins ou incolores; 2° cylindroïdes; 3° cylindres jaunâtres ou cireux.

Seuls parmi ces cylindres, les cylindroïdes se distinguent de ceux que nous

ment dans les urines, ils sont formés d'une substance d'une ténuité extrême; quand on les examine directement sous le microscope, ils sont très difficiles à percevoir car ils ne réfractent pas fortement la lumière. Leurs bords sont mous et se replient facilement sur eux-mêmes; les réactifs colorants, et en particulier le carmin et l'acide osmique, n'ont qu'une faible action sur eux. On ne les voit que parce qu'ils changent continuellement de place dans le liquide qui les tient en suspension, ou bien encore quand ils présentent, adhérant à leurs surfaces, des éléments divers tels que globules blancs ou granulations graisseuses sur lesquels les réactifs ont une action manifeste. L'élément accessoire sert de point de repère et l'on peut alors en les observant attentivement suivre leurs contours délicats.

Dans certaines formes de néphrites, ils existent presque seuls dans l'urine, avec une assez grande quantité de cellules lymphatiques libres et quelques cylindres cireux.

b. — Les *cylindres hyalins* que l'on confond souvent avec les cylindroïdes, en diffèrent cependant par plusieurs caractères assez tranchés.

D'abord, les cylindres hyalins peuvent être reconnus et examinés directement dans le liquide urinaire, sans le secours d'aucun réactif, parce qu'ils réfractent déjà notablement la lumière. Leurs bords sont beaucoup plus nets, souvent comme taillés à l'emporte-pièce, ils sont formés d'une substance assez fragile mais peu malléable, aussi se cassent-ils quelquefois en présentant des incisures sur leurs bords (2, *fig.* 3, *pl.* VI). Les

décrivons ici. D'après Bizzozero, les cylindroïdes sont de simples filaments extrêmements minces de 1 à 2μ de diamètre; quelquefois ils sont plus volumineux, rubanés, et ont de 5 à 40μ de diamètre. Leurs contours sont irréguliers, leur diamètre inégal; les extrémités, le plus souvent amincies, sont bifurquées ou ramifiées; l'ensemble de la figure est onduleux ou irrégulièrement contourné. La longueur de ces cylindroïdes peut atteindre 1^{mm}. Souvent on en trouve plusieurs entortillés de façon à former une sorte de pelote, ou bien entrecroisés en un réseau irrégulier, ou encore enroulés l'un sur l'autre en spirale. Quant à la substance qui les constitue, elle est, comme celle des cylindres hyalins, transparente et incolore, au point que, pour la distinguer au microscope, il faut observer avec une grande attention, et parfois même recourir à l'emploi de réactifs colorants; cette substance, qui, d'après Rovida, présente les mêmes réactions chimiques que celle des cylindres hyalins, *laisse distinguer en général une striation longitudinale plus ou moins accusée*, parallèle à l'axe de l'élément, striation qui permet de distinguer les cylindroïdes des cylindres.

Le mémoire original de Rovida a paru dans *Archivio per le Scienze mediche*, V. I, 1877.

divers réactifs les colorent assez facilement, le carmin en rose, l'acide osmique en gris clair, ils sont alors très apparents. Assez souvent ils ne contiennent aucun élément étranger, mais il y a beaucoup d'exceptions à cette règle et si la disposition représentée (2, *fig.* 3, *pl.* VI) est la plus fréquente, les apparences figurées (3, 4, 5, *fig.* 3, *pl.* VI) se rencontrent également de temps à autre.

Nous n'avons cependant jamais rencontré leur surface surchargée de globules blancs comme celle des cylindres muqueux qui semblent être beaucoup plus favorables à leur adhérence. Cela tient peut-être à ce que les cylindres muqueux sont formés d'une substance glutineuse, la substance des cylindres hyalins semble plus sèche et plus friable. Enfin ils pâlissent et sont difficiles à voir, après l'action de l'acide acétique concentré.

La longueur des cylindres hyalins est très variable; le plus souvent ils n'ont pas plus de 50 à 100 μ, mais ils peuvent atteindre 1 millimètre de longueur; ils sont quelquefois disposés en tire-bouchon (5, *fig.* 3, *pl.* VI), forme qu'ils prennent probablement en passant des tubes grêles de Henle dans les tubes plus larges. Il en est de très étroits, ce qui s'explique facilement lorsqu'on examine des coupes des reins malades, car il en existe fréquemment dans la branche grêle des anses de Henle; d'autres sont très gros et ne se sont évidemment condensés que dans les tubes larges, droits et collecteurs. Leur largeur varie entre 5 et 40 μ.

Ces cylindres sont assez fréquents dans le cours des néphrites chroniques, et, quand ils sont abondants, ils dénotent presque à coup sûr une affection profonde du rein.

c. — *Cylindres granuleux.* Les cylindres granuleux ressemblent beaucoup, comme aspect général, aux cylindres graisseux, seulement, leurs granulations sont des granulations protéiques et non des granulations graisseuses. L'acide osmique les colore en brun foncé, le picrocarmin en rouge brun sombre. Ils sont quelquefois teintés naturellement par la matière colorante du sang, et examinés directement dans l'urine, ils paraissent jaunâtres; on les retrouve à l'état de blocs irréguliers dans les tubes contournés. Ils ont rarement de grandes dimensions et s'associent souvent aux autres variétés de cylindres et en particulier aux cylindres muqueux auxquels ils adhèrent par une de leurs extrémités. Leur composition est presque toujours

Explication de la planche VI.

CYLINDRES

Fig. 1. — Cylindre cireux observé dans les urines d'une femme atteinte d'albuminurie et d'éclampsie puerpérales.

Les urines contenaient une très grande quantité de ces cylindres de volume très inégal d'ailleurs, mais généralement très volumineux.

Le cylindre représenté figure 1 présente trois parties : une partie effilée *n*, une partie moyenne *p*, plusieurs fois contournée sur elle-même, et une autre extrémité *m* régulièrement cylindrique.

Ce cylindre a été examiné après l'action de l'acide osmique sur le dépôt urinaire. L'acide osmique communique à ces cylindres une coloration brun foncé.

Les sinuosités de la partie moyenne ne résultent pas de l'action du réactif, car on pouvait les constater par l'examen direct des cylindres dans l'urine. Ils avaient dans ce liquide un éclat et une réfringence très marqués.

Fig. 2. — 1. Bloc de cellules épithéliales provenant probablement du revêtement des tubes droits : ces blocs s'observent rarement.

2. Cylindre hyalin avec des cassures sur ses bords. Ce cylindre, traité par l'acide osmique, aurait présenté un aspect analogue à la partie *a* du cylindre de la figure 4.
3. Cylindre pâle présentant à sa surface des fragments de cellules. Ces cylindres contiennent également assez souvent des leucocytes en grand nombre. Ils sont colorés par l'acide osmique en gris clair.
4. Cylindre hyalin recouvert de granulations graisseuses.
5. Cylindre contourné.

Fig. 3. — Cylindres albumino-graisseux tels qu'on les observe dans l'empoisonnement par le phosphore.

Fig. 4. — Cylindre de même provenance que celui de la figure 1.

Il présente également trois parties : une partie supérieure mince, effilée *c*, une partie moyenne contournée *b*, une partie inférieure large, régulièrement cylindrique, *a*.

Leur forme semble indiquer qu'au moment où ils se sont coagulés ils ont passé d'une partie étroite dans une partie plus large. En tous cas, une fois dans l'urine, leur forme ne se modifie pas.

Ces cylindres sont fragiles et présentent souvent des cassures sur leurs bords.

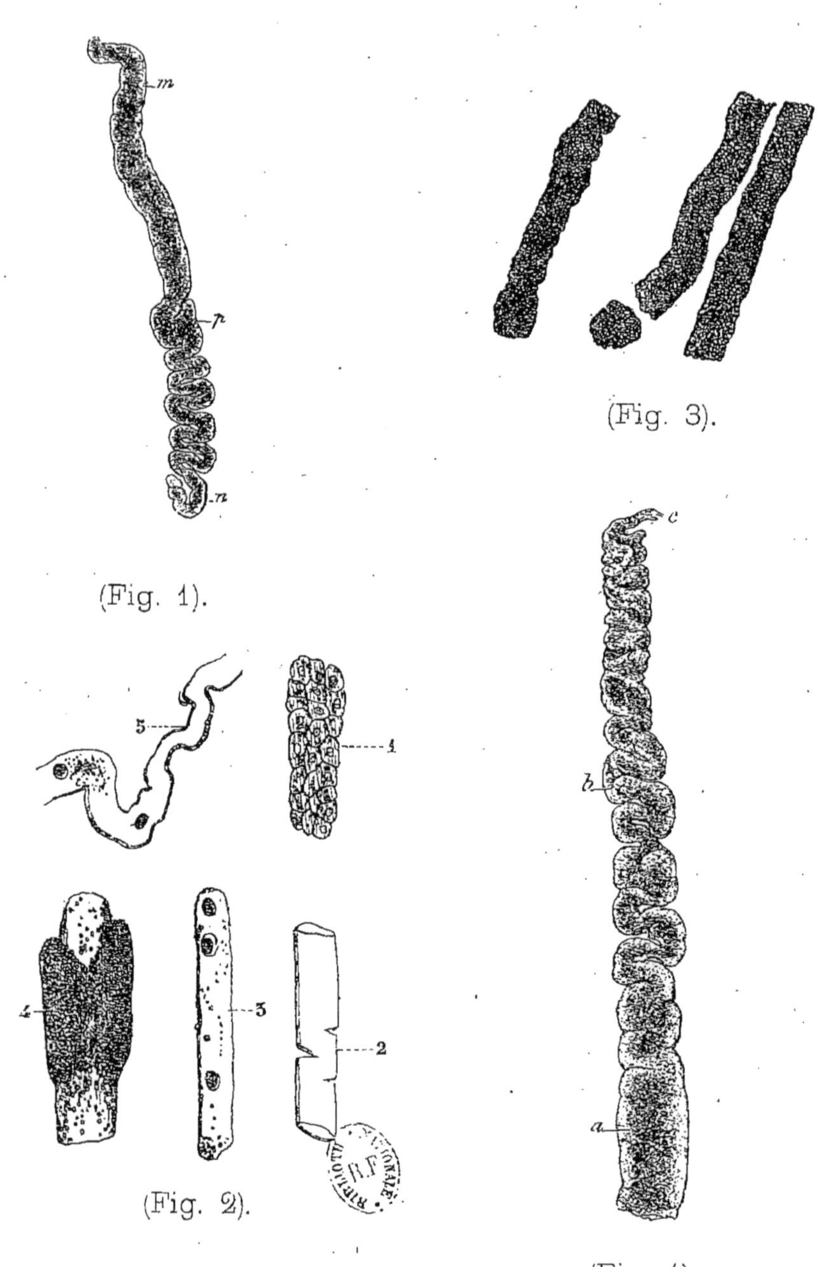

(Fig. 1).

(Fig. 2).

(Fig. 3).

(Fig. 4).

Félix Alcan, Éditeur

Ancienne Librairie Germer Baillière et Cie.

la même, et les granulations qui les forment sont très serrées les unes contre les autres.

d. — *Cylindres graisseux.* Les cylindres graisseux purs et de grandes dimensions sont rarement observés.

La figure 2, planche VI, représente des cylindres graisseux très réguliers, sans aucune substance étrangère. Ils ont été observés dans l'empoisonnement par le phosphore, mais rien n'est aussi rare que de les constater aussi nets que les représente cette figure. Presque toujours, dans les périodes avancées des néphrites, même dans la néphrite diffuse chronique, caractérisée à l'autopsie par le gros rein blanc, on ne trouve dans les urines que de petits tronçons granulo-graisseux, courts, irréguliers sur leur bords; ou bien des débris de cellules des tubes contournés, pareillement graisseux, ou enfin, des globules blancs chargés de graisse. Des amas de granulations graisseuses, ou des granulations libres se voient encore fréquemment à la surface des autres variétés de cylindres et surtout des cylindroïdes.

e. — *Cylindres cireux et colloïdes.* Ces cylindres se rapprochent par un certain nombre de leurs caractères des cylindres hyalins, mais néanmoins, ils présentent des différences assez tranchées pour qu'on doive les décrire séparément.

Le premier caractère de ces cylindres, c'est une réfringence telle qu'au moment où l'objectif est mis au point sur une préparation du dépôt urinaire, ils se distinguent immédiatement et frappent l'œil de l'observateur.

Les deux cylindres représentés (*fig.* 1 et 4, *pl.* VI) proviennent du dépôt des urines d'une femme atteinte d'éclampsie puerpérale, et morte des suites de ses attaques. Ils étaient très nombreux et présentaient des dimensions colossales. Quelques-uns étaient rectilignes et régulièrement cylindriques; d'autres, au contraire (le plus grand nombre), étaient sinueux, fréquemment repliés sur eux-mêmes, et ne présentaient pas la même largeur sur tous les points de leur étendue.

On pouvait retrouver sur la plupart de ces cylindres trois parties distinctes : 1° une extrémité mince et effilée (*c*, *fig.* **4**; *n*, *fig.* 1); 2° une partie moyenne sinueuse et repliée sur elle-même de plus en plus large à mesure qu'elle se rapprochait de l'autre extrémité (*b*, *fig.* 4; *p*, *fig.* 1); 3° une autre extrémité large et régulièrement cylindrique (*a*, *fig.* 4; *m*, *fig.* 1).

Nous avons retrouvé de semblables cylindres dans les urines d'une femme qui s'était empoisonnée volontairement avec une préparation arsenicale et qui d'ailleurs a survécu.

Les parties minces étaient même beaucoup plus longues et moins sinueuses que sur les deux dessins représentés (*fig.* 4 et 1, *pl.* VI). On aurait dit avoir sous les yeux le moule exact de l'anse de Henle avec sa partie étroite et sa partie large.

L'acide osmique communique à ces cylindres cireux et colloïdes, une teinte brun foncé analogue à celle d'une solution concentrée de sépia, et n'enlève rien d'ailleurs à leur réfringence spéciale. Les agents colorants et en particulier le picrocarminate d'ammoniaque montrent une affinité énergique pour cette substance cireuse qu'il colore en rouge vif.

Ces cylindres examinés par tous les procédés histologiques ont constamment offert une homogénéité parfaite, et n'ont jamais présenté d'éléments étrangers ou de déchets quelconques adhérents à leur surface.

On voit en résumé que ces cylindres diffèrent surtout des cylindres hyalins par leur volume plus considérable, par leur réfringence plus grande, et par leur coloration plus énergique sous l'action des divers agents colorants.

f. — *Cylindres épithéliaux.* Un de ces cylindres est représenté en 1, figure 3, planche VI. D'après la forme des cellules, il ne peut provenir que de la branche grêle de Henle, ou des tubes droits. Jamais d'ailleurs nous n'avons retrouvé dans les urines de cylindres épithéliaux rappelant en quoi que ce soit le revêtement des tubes contournés. Des fragments de cellule striée ou granuleuse s'observent de loin en loin, mais jamais de lambeaux cellulaires complets. Aussi, jusqu'à plus ample informé, relevons-nous en passant ce détail pour soutenir que le revêtement des tubes contournés ne desquame pas. Si cette desquamation se fait à l'état physiologique, ou à l'état pathologique, il est certain que les déchets qui en résultent sont transformés à mesure qu'ils cheminent dans les tubes urinifères. Moins favorisés que Renaut et Hortolès, nous n'avons jamais constaté sur des reins préparés dans de bonnes conditions, c'est-à-dire frais, l'état catarrhal et la chute complète des épithéliums granuleux dans la lumière des tubes contournés.

Les cylindres épithéliaux (très rares d'ailleurs) proviennent donc exclusivement des tubes à épithélium clair. Le plus fréquemment, on trouve simplement dans l'urine des cellules irrégulièrement cubiques ou ovoïdes, claires ou légèrement granuleuses et qui sont certainement des cellules cubiques des tubes collecteurs déformées et gonflées.

g. — *Cylindres composés.* Ils résultent de la combinaison ou de l'association des cylindres précédents ; les variétés les plus fréquemment observées sont les suivantes : cylindroïdes chargés de cellules lymphatiques et de déchets cellulaires ; cylindroïdes et cylindres graisseux ; cylindroïdes et cylindres granuleux et graisseux. Les cylindres hyalins peuvent présenter les mêmes combinaisons.

Jamais aucun des cylindres précédents, même dans la dégénérescence amyloïde du rein, n'a présenté la réaction de la matière amyloïde [1].

Tous ces cylindres, sauf peut-être les plus compactes d'entre eux, comme les cylindres vitreux ou cireux, peuvent accidentellement présenter à leur surface ou dans leur intérieur des granulations pigmentaires du sang, des granulations jaunes de pigment biliaire, des cristaux de biliverdine, d'urate de soude, de phosphate tribasique ou d'oxalate de chaux et d'acide urique.

Les cylindroïdes, les cylindres granuleux purs et épithéliaux sont attaqués et déformés par l'acide acétique.

Il est parfaitement démontré aujourd'hui que tous les cylindres trouvés dans l'urine (sauf bien entendu les cylindres épithéliaux et les cylindres fibrineux purs) sont composés d'une matière albuminoïde particulière.

Les cylindroïdes et les cylindres hyalins, d'après Rovida, cité par Bizzozero, ont la même composition : ils se dissolvent à chaud dans l'urine et dans l'eau distillée, ainsi que dans l'acide nitrique au 1/3 ou aux 2/3. Les cylindres jaunâtres et cireux sont, au contraire, insolubles dans les mêmes conditions, et résistent également assez bien à l'action de l'acide acétique, tandis que les premiers sont gonflés par ce réactif. Les cylindres jaunâtres et cireux semblent formés d'une albumine acide.

La substance fondamentale des cylindres est donc vraisemblablement dérivée des matières albumineuses. C'est un com-

1. Rindfleisch signale cette dégénérescence amyloïde des cylindres. Bizzozero la met en doute.

posé albuminoïde, *protéïnique* (Bizzozero) dont la composition exacte est encore incomplètement connue.

En tout cas l'action dissolvante de l'acide acétique sur la plupart des cylindres pâles et peu réfringents permet d'affirmer qu'ils ne contiennent pas de mucine.

Dans certains cas de congestion intense et d'hémorrhagie sanguine à l'intérieur des tubes urinifères, il se fait des coagulations de fibrine qui sont évacuées par les urines, et l'on a alors affaire à de *véritables cylindres fibrineux*, caractérisés par de la fibrine fibrillaire, qui se gonfle sous l'influence de l'acide acétique, et qui contient dans son intérieur des globules rouges et blancs du sang. Au lieu d'être sous la forme de cylindres minces, la fibrine peut être moins bien délimitée sous forme de petites masses dont les bords ne sont pas nets. Les globules rouges existent dans ces petits îlots de fibrine.

THÉORIES ÉMISES SUR LA FORMATION DES CYLINDRES.

Malgré la quantité considérable de travaux publiés sur ce sujet particulier, on peut ranger les théories émises sur la formation des cylindres sous trois chefs principaux :

1° **Les cylindres sont formés par de la fibrine exsudée** hors des vaisseaux, en même temps que les autres éléments constituants de l'urine. Cette fibrine se coagule en cheminant dans les tubes urinifères et se moule sur les canaux qu'elle traverse.

Cette opinion a été proposée en premier lieu par Henle. Nous venons de voir que la présence des cylindres fibrineux dans l'urine n'est pas douteuse; nous avons précisé ce fait, c'est qu'elle coïncide presque toujours avec des foyers hémorrhagiques dans les tubes. Aussi, tout en admettant l'explication proposée par Henle, opinion reconnue vraie par un assez grand nombre d'auteurs, nous devons aujourd'hui faire certaines réserves, et loin de généraliser cette théorie, retenir au contraire qu'elle ne peut s'appliquer qu'à un nombre très restreint de faits.

2° Les cylindres sont formés par les cellules elles-mêmes.

a. — *Soit que les cellules altérées, dégénérées, tombent dans la lumière des tubes et forment des agglomérations qui se fusionnent peu à peu.*

(Axel Key [1], Ottomar Bayer [2], Litten [3], Langhans [4], Weigert [5], Bizzozero [6], Rovida, etc.) Les cellules agglomérées sont alors plus ou moins conservées dans leurs formes (cylindres épithéliaux proprement dits; ils sont rares) ou bien très altérées et fusionnées en blocs irréguliers, au milieu desquels les cellules, à peine reconnaissables, sont réduites à l'état d'élément granulo-vitreux ou colloïdes, mélangés souvent à des globules sanguins également dégénérés. Bartels admet que les cylindres granuleux proviennent de détritus cellulaires. Pour Litten, Langhans et Weigert la formation de ces cylindres serait précédée de la nécrose partielle ou totale des cellules.

b. — *Soit que les cellules sécrètent ou élaborent les substances coagulables.*

(Œrtel [7], Rovida [8], Œdmanssonn [9], Bartels [10], Posner [11], Aufrecht [12], Cornil [13], Kiener et Kelsch [14], Straus et Germont [15], Bizzozero [16], Brault [17].) Œrtel admettait que les cylindres hyalins

1. A. Key, cité par Voorhœve et Bartels.
2. Ottomar Bayer, Ueber den Ursprung der sogenannten Fibrincylinder. *Archiv. der Heilkunde*, 1868.
3. Litten, Untersuchungen uber den hæmorrhagischen Infarct. *Zeitschrift für Kl. med.*, Bd I.
4. Langhans, *Virchow's Archiv.*, Bd. LXXVI, 1879.
5. Weigert, Die Brightische Nierenkrankung von pathologish-anatomischen Standpunkt. *Volkmann's Sammlung. Klin. Vortrage*, 1879.
6. Bizzozero, *Manuel de microscopie clinique*, traduction de Firket, 1883.
7. Œrtel, *Deutsches Archiv. f. klin. Med.*, Bd. VIII, p. 291.
8. Rovida, *Moleschott's Untersuchungen ueber das Wesen der Harncylinder*, Bd. XI, 1870.
9. Œdmanssonn, cité par Bartels.
10. Bartels, *Ziemssen's Handbuch*, 1875
11. Posner, *Virchow's Archiv.*, 1880
12. Aufrecht, *Die diffuse Nephritis*, 1879. Berlin.
13. Cornil, *Journal de l'anat. et de la phys.*, 1879.
14. Kiener et Kelsch, *Société de biologie*, 1880; *Archives de physiologie*, 1882.
15. Straus et Germont, *Archives de physiologie*, 1882.
16. Bizzozero, loc. cit.
17. Brault, *Contribution à l'étude des néphrites*, Th. Paris, 1881.

incolores et les cylindres hyalins jaunes proviennent de sécrétions épithéliales. Dans ses recherches expérimentales sur la diphtérie, il avait observé dans les tubes des boules de plasma hyalin, qui adhéraient à des masses granuleuses sans noyau évident; il aurait retrouvé les mêmes boules au milieu de cylindres formés par des cellules dégénérées. Rovida, cité par Bartels, trouva, dans un cas de néphrite chronique diffuse, dans beaucoup de tubes urinifères, des boules qui ne présentaient de noyaux ni par l'hématoxyline, ni par le carmin, et qui étaient en tous points analogues aux cylindres jaunes. De plus, on voyait ces boules hémisphériques sortir du corps des cellules épithéliales, et proéminer dans la lumière des canalicules. Dans certains d'entre eux, les boules étaient serrées les unes contre les autres au point de former des figures polyédriques par pression réciproque. Bartels confirme l'opinion de Rovida et donne, page 77 de son traité, une figure très démonstrative.

Les descriptions que nous avons données plus haut, en nous appuyant sur des préparations faites avec des procédés très délicats, ne sont que le développement des observations signalées d'une façon sommaire par Œrtel et Rovida. Nous avons pu suivre pas à pas la formation des boules aux dépens des cellules des tubes contournés, jusqu'à leur chute dans les tubes urinifères où elles contribuent à la formation des cylindres. Les cellules des tubes droits, des tubes collecteurs, les cellules de revêtement de la capsule de Bowmann prennent-elles une part active à ces sécrétions cellulaires? C'est ce qu'il nous est impossible de dire; toutefois Kiener et Kelsch l'affirment sans réserve aucune.

Malgré tout, nous sommes les premiers à reconnaître que d'autres éléments concourent à la formation des cylindres, et que la troisième théorie est aussi exacte que les deux autres.

3° Les cylindres hyalins sont dus à une transsudation du plasma sanguin.

Klebs [1], Rindfleisch, Burkart [2], Weisgerber et Perls [3].

1. Klebs, *Handbuch d p. An.* 1870.
2. Burkart, *Die Harncyl.*, Berlin, 1874.
3. Weisgerber et Perls, Fibrincylinder und Micrococcen in der Niere, *Arch. f. experim. Pathologie*, Bd. VI, 1876.

Voorhœve [1], Posner [2], Litten [3], Lépine [4], Bizzozero [5], Firket [6], Cornil [7], Brault [8], Germont [9].)

On admet que le plasma sanguin transsude en nature et que les matières albuminoïdes qu'il tient en suspension se concrètent dans les tubes urinifères sous forme de blocs ou de cylindres plus ou moins foncés.

Ce dernier mécanisme nous paraît surtout vrai pour expliquer la formation des cylindres cireux et colloïdes lorsqu'ils sont très abondants.

Cette théorie est admise d'une façon presque exclusive par Posner et par Voorhœve. En expérimentant sur les animaux avec la cantharidine, avec les sels de chrome (chromate neutre d'ammoniaque), en pratiquant la ligature de l'uretère, de la veine ou de l'artère rénale, Voorhœve arrive toujours aux mêmes conclusions.

Voici d'ailleurs les propositions par lesquelles il termine son travail :

« 1° Dans bien des cas de néphrite diffuse à la première période, on voit, dans la substance corticale, à côté de cylindres, le revêtement épithélial des canalicules urinifères absolument intact ou à peine altéré ;

2° Là où dans les reins, il se produit des altérations très appréciables de l'épithélium, dans la dégénérescence graisseuse de l'empoisonnement phosphorique, ou dans l'infiltration albumineuse d'une maladie infectieuse aiguë, on ne trouve jamais de cylindres, à moins qu'il ne survienne des complications sérieuses du côté de la circulation ;

3° Chez les malades présentant des maladies hyperpyrétiques, on trouve rarement dans l'urine albumineuse des cylindres hyalins ;

4° Dans les maladies de cœur non compensées, ou dans les

1. Voorhoeve, Ueber das Entstehen der sogenannten Fibrincylinder. *Virchow's Archiv.*, 1880.
2. Posner, Studium der Exsudatbildungen namentlich der sogenannten Fibrincylinder. *Centralb.* 1879.
3. Litten, loc. cit.
4. Lépine, *Revue de médecine*, décembre, 1882.
5. Bizzozero, loc. cit.
6. Firket, *Annotations au Traité de Bizzozero*, 1883.
7. Cornil, loc. cit.
8. Brault, loc. cit.
9. Germont, Thèse, Paris, 1883

maladies du poumon, on trouve souvent des cylindres dans l'urine, sans que la présence de ces cylindres ait d'autre raison d'être que l'hypérémie veineuse. »

De ces quatre propositions les trois dernières nous semblent la traduction exacte de la très grande majorité des faits. Quant à la première, elle nous paraît beaucoup trop absolue, car l'état trouble et granuleux, la fusion plus ou moins complète des cellules entre elles, peuvent facilement échapper avec l'emploi de certains réactifs. Mais d'autre part, il est certain que des exsudations assez abondantes peuvent coïncider avec une légère modification morphologique des épithéliums.

Weisgerber et Perls, Posner, Voorhœve ont insisté dans leurs expériences sur ce point qu'une ligature complète de la veine rénale n'amenait pas la formation de cylindres, tandis que la ligature incomplète ou le simple rétrécissement était bientôt suivi de l'apparition d'un grand nombre de coagulations cylindriques dans l'urine.

En résumé, la congestion sanguine, et surtout la congestion sanguine avec ralentissement de la circulation ou stase, semble favoriser tout particulièrement la formation de ces concrétions albumineuses compactes. C'est presque toujours dans les mêmes conditions que l'albuminurie se montre extrêmement abondante, et l'on sait que Runeberg a soutenu que la stase veineuse était le trouble fonctionnel le plus favorable à la production de l'albuminurie.

Comme on le voit, chacune des trois théories précédentes renferme une part de vérité.

Chaque fois que l'on trouve des cylindres dans l'urine, on trouve également de l'albumine, mais la réciproque n'est pas vraie. Il n'y a donc pas entre ces deux termes, *albuminurie*[1] et

1. On trouve dans l'urine diverses espèces d'albumine : *a* la *fibrinogène* lorsqu'il y a hématurie vraie ou rupture vasculaire; *b*, la *sérine* ou *albumine du sérum* (*albumine proprement dite*); *c*, la *globuline* ou *fibrine dissoute* du sérum (matière fibrinoplastique); *d*, l'*hémoglobine* ou albumine des globules sanguins; *e*, l'*albumine peptone*.

Des expériences assez nombreuses semblent avoir établi que les diverses albumines du sang peuvent passer dans l'urine sans présenter de modifications chimiques appréciables. En mettant de côté la *fibrinogène* très rarement observée et qui se concrète sous forme de filaments, en présence de la *globuline*, les autres albumines du sang sont coagulables par la chaleur, par l'acide nitrique, par le réactif picro-acétique, et par le réactif de Tanret (iodure double de potassium et de mercure en solution acide). Mais la *sérine* se redissout dans

cylindres, équivalence absolue. Mais il existe certainement entre eux un rapport assez étroit, surtout si l'on n'envisage que les cylindres hyalins et cireux, c'est-à-dire les cylindres amorphes [1].

un excès d'acide nitrique; la *globuline* est précipitée par un excès de sulfate de magnésie; l'*hémoglobine* est reconnaissable à ses caractères spectroscopiques, enfin l'*albumine peptone*, précipitée par le réactif Tanret ou le réactif picro-acétique, se redissout quand on chauffe.

D'après les expériences de Nussbaum, *toutes les albumines* passent dans le rein au niveau du glomérule : la condition la plus favorable à ce passage est le ralentissement de la circulation et la stase veineuse (Runeberg). Les albumines ne passeraient pas au niveau des tubes contournés.

Au point de vue chimique, l'albumine des albuminuriques diffère-t-elle de l'albumine du sang normal? Semmola soutient cette opinion depuis 1850, la seule maladie de Bright, pour lui, reconnaît comme point de départ, une altération des matériaux albuminoïdes du sang et les lésions du rein sont secondaires au passage de l'albumine, préalablement altérée. Cette albumine du sang modifiée, se retrouve dans les diverses humeurs (bile, salive, etc.). De plus, l'albumine des brightiques serait plus diffusible : c'est également ce que soutient Lépine.

Semmola (1883, *comm. à l'Acad. de méd. de Paris*), en injectant à des animaux de l'albumine de blanc d'œuf, pendant un temps assez long, aurait amené une albuminurie permanente, et une véritable maladie de Bright. Nous devons ajouter que Semmola est très sobre de détails anatomo-pathologiques dans ce cas particulier, ce qui enlève à ses expériences une partie de leur valeur.

Becquerel et Vernois prétendent, au contraire, que dans l'albuminurie, l'albumine offre une composition identique à l'albumine du sang normal ou sérine. De plus, Stockvis, en injectant dans le sang des animaux de l'albumine provenant de l'urine de malades albuminuriques, n'a pas produit chez ces animaux d'albuminurie.

Quant à la question de savoir si, dans la maladie de Bright, l'albumine du sang est modifiée, il est impossible de conclure. C'est une question déjà très ancienne et que Bostock, collaborateur de Bright, avait déjà soulevée en 1827; il croyait que l'albumine de l'urine diffère de l'albumine du sang; il pensait également que le sang est plus aqueux, par conséquent moins dense dans l'albuminurie.

De notre côté, nous sommes arrivés à cette conclusion, que, chaque fois que l'albumine est décélée par les réactifs dans l'urine et que l'examen du rein peut être fait, on trouve toujours des lésions glomérulaires. Il n'est pas nécessaire que la lésion soit très intense, et il semble même que dans certains cas, une simple perturbation fonctionnelle suffise à permettre le passage de l'albumine. Nous rappellerons à ce propos l'expérience d'Overbeck (ligature temporaire de l'artère rénale). Est-il bien vrai que, dans ce cas, il n'y ait pas de lésions? Nous n'avons pas répété cette expérience, mais il est difficile de croire qu'une opération aussi brutale que la ligature de l'artère rénale n'amène pas dans certains glomérules autre chose qu'une simple *anoxhémie* de l'épithélium.

L'albumine peut-elle passer à travers les tubes urinifères, dans la lumière des tubes, lorsque l'épithélium est altéré? Tant que les épithéliums conservent une certaine vitalité, ils transforment les matériaux du sang qui les imbibent, et les déversent dans les tubes sous forme de sécrétions ou de matières albuminoïdes plus ou moins modifiées (cylindres, etc.). Lorsque les épithéliums sont très altérés, il est possible que l'albumine passe en nature, mais le fait n'est pas certain; le passage de l'albumine au niveau du glomérule paraît seul démontré.

1. Nous avons indiqué chemin faisant l'origine non douteuse des cylindres granuleux, granulo-graisseux, épithéliaux et fibrineux vrais, et nous n'y reviendrons pas.

Une des conditions indispensables à la formation de ces cylindres homogènes et amorphes, paraît être, comme nous l'avons dit plus haut, une congestion intense, soit active, c'est-à-dire artérielle, soit passive, c'est-à-dire veineuse; mais assez intense dans le premier cas, pour être accompagnée et suivie d'une dilatation prolongée des capillaires intertubulaires ou glomérulaires, c'est-à-dire d'une véritable stase. Au niveau du glomérule, le ralentissement de la circulation, joint à une pression plus ou moins considérable, a pour conséquence une transsudation abondante en nature du sérum sanguin (premier mode de formation des cylindres). Mais il existe en même temps des troubles vasculaires au niveau des tubes contournés.

Les phénomènes endosmo-exosmotiques sont alors modifiés, les cellules des tubes contournés sont le siège d'un travail d'élaboration qui a pour résultat l'hypersécrétion d'une substance hyaline très peu abondante à l'état normal. Le premier degré de cette transsudation est représenté objectivement par l'état clair et transparent du sommet des cellules. Si les phénomènes congestifs persistent, le plasma sanguin (modifié lui-même, suivant les maladies, dans sa composition chimique), détermine, en imbibant les cellules des tubes contournés, des troubles plus profonds, d'où la production de boules grenues ou de boules colloïdes beaucoup plus denses que les premières. Mais il est possible également, que la transsudation à travers les cellules des tubuli contorti se fasse d'une manière insensible et que le produit de sécrétion soit expulsé peu à peu dans la lumière des tubes contournés à mesure qu'il se produit, sans jamais présenter la forme de gouttes régulières. Les faits où l'on trouve des blocs irréguliers limités par un réticulum plus ou moins délicat, correspondent vraisemblablement à ce phénomène. En sorte que l'état vacuolaire ou vésiculeux des cellules, la transformation de leur sommet en substance hyaline, ne représentent que des variétés du phénomène beaucoup plus général de la sécrétion cellulaire.

Une fois déversés dans les tubes contournés, les matériaux de transsudation sortis des glomérules ou des épithéliums secréteurs, subissent en cheminant dans les tubes urinifères les transformations que nous avons précédemment signalées et qui les amènent successivement à l'état de cylindres. Ce travail de transformation se fait particulièrement à la hauteur de l'anse de Henle, et la condensation paraît complète surtout au niveau de la branche large ou branche montante de l'anse : on sait que dans les tubes droits et les tubes collecteurs, on ne trouve plus d'exsudations sous formes de boules ou de gouttes, les cylindres étant absolument formés à ce niveau.

Certains auteurs admettent cependant, que les coagulations cylindriques peuvent être complètement constituées dans la lumière des tubuli contorti.

M. Charcot[1] dit, en parlant des cylindres des anses de Henle, ou des canaux d'union et des tubes collecteurs : « Ils sont les seuls qui puissent, suivant toute vraisemblance, passer dans l'urine à cause du petit calibre de l'anse descendante. Les cylindres des canaux contournés, ne pourront en effet que bien difficilement franchir cette branche étroite, et par conséquent on ne doit pas s'attendre à les rencontrer dans l'urine. Cette remarque est fort importante, et elle enlève beaucoup de valeur à la recherche clinique des cylindres, puisque ceux dont il importerait le plus de constater la présence ne passent guère dans l'urine. »

Nous ne croyons pas que le fait avancé par M. Charcot représente ce qui se passe dans la plupart des cas, et nous pensons que presque tous les produits d'exsudation viennent des tubes contournés dans les tubes collecteurs en franchissant assez facilement même l'anse de Henle, à moins qu'il n'y ait un rétrécissement fibreux du tube urinifère sur un ou plusieurs points de son parcours, comme cela se présente dans les scléroses rénales.

Prenons pour exemple les cylindres cireux et colloïdes qui sont, comme on le sait, les plus compactes. Il faut remarquer d'abord qu'ils ne sont presque jamais formés au niveau des tubes contournés; on ne trouve là que les éléments destinés à leur formation. C'est au niveau des branches larges de l'anse de Henle, qu'ils apparaissent le plus nombreux et à partir de ce point ils chemineront facilement. D'autre part, pendant la vie ces sécrétions des tubes contournés, ou les calottes albumineuses que l'on trouve dans la cavité glomérulaire sous forme

1. *Leçons sur les maladies du foie, des voies biliaires et des reins*, 1877, page 287.

de croissants, sont certainement liquides et malléables; enfin les tubes de Henle ne sont pas des tubes rigides, ils peuvent vraisemblablement se laisser distendre pour revenir ensuite à leurs dimensions premières. Quelle que soit l'explication qu'on doive en donner, le fait est que les cylindres cireux se forment surtout dans un point très voisin des tubes droits, et que ces coagulations qui paraissent si denses sur les reins fixés par les réactifs, ou lorsqu'on les examine dans les urines, sont très ductiles dans les parties supérieures des tubes urinifères. Comment pourrait-on comprendre autrement que des cylindres trouvés dans l'urine présentassent des sinuosités aussi marquées que celles figurées en 1 et 4, planche VI?

On doit admettre, selon nous, que la substance albuminoïde qui constitue les cylindres est demi-liquide; en passant des tubes de Henle (branche descendante) dans une partie plus large (branche montante) et ensuite dans les tubes droits et collecteurs, elle s'enroule sur elle-même en conservant en partie son diamètre primitif. A mesure qu'elle se tasse dans un tube large, elle se moule sur ce dernier, de telle sorte qu'un cylindre encore sinueux et extrêmement effilé à sa partie supérieure, devient homogène et large à sa partie inférieure. C'est le même phénomène qu'on obtiendrait, par exemple, en faisant tomber de haut une substance demi-liquide, du baume de Canada par exemple, dans un tube de verre.

La forme même des cylindres, auxquels nous faisons allusion en ce moment, prouve qu'ils doivent se former assez rapidement; on ne comprendrait pas autrement les sinuosités qu'ils présentent et leur abondance dans les reins à un moment donné.

S'ils sont très abondants dans certaines urines, ils manquent absolument dans d'autres; c'est encore une des raisons qui nous font penser qu'ils sont dus à des poussées congestives, accompagnées presque toujours d'une recrudescence de l'albuminurie.

On a beaucoup parlé de l'importance des cylindres au point de vue séméiologique et de leur valeur diagnostique et pronostique.

Après la longue étude que nous venons de faire, il nous sera relativement facile de tirer quelques conclusions générales. Il résulte en effet du mode de formation des diverses espèces de cylindres, telle que nous l'avons établie plus haut, que certains d'entre eux peuvent se présenter, pendant le cours, soit d'une affection aiguë, soit d'une affection chronique. Aussi par eux-mêmes, n'ont-ils pas une valeur absolue. On pourra trouver à la suite de l'empoisonnement par le phosphore des blocs graisseux dans l'urine comme dans le cours d'une néphrite chronique; on pourra rencontrer des cylindres hyalins ou cireux dans la première période d'une néphrite aiguë au même titre que dans une congestion intense au moment d'un accès violent de fièvre intermittente. Il serait facile de passer ainsi en revue les divers cylindres et de montrer que s'ils sont vraiment composés de fibrine, ils indiquent une hémorrhagie probable à l'intérieur des tubes, hémorrhagie qui se traduira également par la présence de globules rouges dans l'urine.

Si l'espèce des cylindres trouvés dans l'urine ne donne que des renseignements incomplets, il existe cependant un moyen de juger de la valeur diagnostique et pronostique de ces productions pathologiques.

Il suffira d'observer un malade pendant quelque temps, et si les cylindres, après avoir disparu à deux ou trois reprises, ou tout au moins après avoir diminué en grande proportion, réapparaissent dans l'urine, on pourra conclure avec certitude à l'existence d'une altération rénale chronique. D'ailleurs les productions pathologiques que révèle l'examen des urines sont nombreuses, et leur association permettra d'arriver plus rapidement à un résultat certain.

Règle générale, les cylindres cireux et colloïdes ont une valeur beaucoup plus grande que ceux de moinde consistance; lorsqu'ils existent dans l'urine en même temps que certains déchets graisseux, on peut affirmer un mal de Bright chronique.

Quoi qu'il en soit, il ne conviendra jamais d'exagérer l'importance de ces produits pathologiques, et l'on devra, pour établir un diagnostic et un pronostic certains, s'entourer de tous les renseignements que l'évolution antérieure de la maladie et sa symptomatologie actuelle permettront seuls d'établir.

CHAPITRE III

ALTÉRATIONS DES PAROIS HYALINES DES TUBES DISTENSION — ATROPHIE DES TUBES

La paroi hyaline des tubes est formée d'une substance amorphe très résistante et sur laquelle les maladies du rein n'agissent qu'à la longue.

Dans beaucoup de néphrites chroniques, cette membrane est à peine altérée; elle n'a subi aucune modification, ni amincissement, ni hypertrophie. Mais d'ordinaire, elle subit le contrecoup des affections de longue durée et elle s'épaissit. Les parois *p*, *p'*, *m*, *m* des tubes de la figure 3 de la planche IX, et les parois *p*, *p*, *p* des tubes de la figure 6 de la même planche, sont de nature à donner une idée exacte de cette altération curieuse. On peut juger de l'épaississement qu'ont subi les parois de ces tubes en les comparant aux parois de la figure 2 de la planche IX, et à tous les dessins des planches III, IV et V, qui se rapportent à des observations différentes.

Dans certains cas d'atrophie rénale, ces lésions de la paroi hyaline se retrouvent avec les mêmes caractères dans une grande étendue du labyrinthe.

Cet épaississement est souvent indépendant des altérations des parties voisines et évolue pour son propre compte. Le tissu conjonctif voisin est ou épaissi ou normal, mais il n'y a pas de corrélation intime et constante entre ces deux altérations. Dans le développement du tissu conjonctif dans une granulation de Bright, on peut voir les tubes disparaître et tous leurs éléments s'amincir, en particulier la paroi amorphe. Le tissu conjonctif se trouve alors directement en rapport avec le revêtement épithélial aplati du tube urinifère, ou forme la paroi d'une dilatation kystique.

Des faits assez nombreux, que nous étudierons plus tard, permettent de penser que l'épaississement de la paroi amorphe des tubes est une conséquence de l'irritation lente des épithéliums de revêtement, mais on peut également soutenir que les agents irritants agissent directement sur elle.

Dans les néphrites suppurées, les cloisons des tubes urinifères sont facilement détruites : les phénomènes histologiques qui se passent autour des tubes sont très comparables à ceux que l'on voit au voisinage de la capsule de Bowmann. Les cellules lymphatiques s'infiltrent entre les tubes, les enflamment, et il arrive un moment où les parois sont détruites. L'épithélium se trouve alors directement en contact avec l'infiltration embryonnaire, il tombe en désintégration et est résorbé.

Enfin ces parois sont également atteintes assez fréquemment dans la dégénérescence amyloïde. Elles s'infiltrent de cette substance et peuvent acquérir une épaisseur considérable. Le revêtement cellulaire ne participe pas, dans la majorité des cas, à cette dégénérescence ; il offre presque toujours un état granulo-graisseux et le fusionnement des cellules que nous avons indiqué plus haut.

Nous avons étudié jusqu'ici les modifications pathologiques des cellules des tubes urinaires, celles de leur paroi hyaline et les exsudations qui peuvent se faire, dans leur intérieur. Nous pouvons maintenant envisager les altérations que subissent les tubes urinifères dans leur ensemble, dans leurs diamètres et dans leurs formes.

Les tubes urinifères peuvent être uniformément distendus, c'est ce qui arrive dans la rétention d'urine et dans l'infiltration urineuse de tous les éléments du rein qui en est la conséquence. Mais dans les premières périodes de la distension mécanique des tubes, qui suit la rétention d'urine, la dilatation est beaucoup plus marquée sur certains systèmes tubulaires que sur d'autres, ce qui est probablement en rapport avec une moindre résistance des parois de certains tubes, car dans le cas précédent la distension agit sur toute l'étendue des tubes urinifères.

Dans les néphrites avec exsudations abondantes, la distension ne porte guère que sur la région du labyrinthe, la seule qui ait un rôle actif. La distension des tubes contournés est souvent très prononcée ; on en juge facilement sur des coupes transversales du labyrinthe vues à un faible grossissement; les tubes apparaissent alors sous forme de cavités circulaires ou irrégulièrement ellipsoïdes dont la paroi est relativement mince. La distension peut donner à ces tubes un diamètre de quatre à dix ou quinze fois plus considérable qu'à l'état normal. Souvent les tubes excréteurs n'ont subi aucune distension, ils conservent leur calibre normal et même, si la pyramide est congestionnée, ils apparaissent comprimés latéralement.

La dilatation des tubes, au lieu d'être générale comme dans le premier cas, ou limitée au système des canaux contournés comme dans le second, peut être localisée et partielle. C'est ce que l'on peut observer dans les néphrites chroniques avec tendance à l'atrophie du rein. La cause de la dilatation se trouve presque toujours alors dans un point situé (par rapport au courant urinaire) au-dessous du point dilaté. Le tube rétréci sur un point de son parcours, se laisse distendre en amont par l'urine ou par les produits de sécrétion. Cette rétro-dilatation remonte quelquefois jusqu'à la cavité glomérulaire qui se laisse distendre sous forme de kyste. Le glomérule est alors refoulé contre la paroi dans un point quelconque où on le retrouve en voie d'atrophie.

On observe alors la même série de phénomènes que dans la rétention d'urine par obstruction de l'uretère, avec cette différence qu'une seule partie du tube urinifère est distendue; la portion située au-dessous du rétrécissement étant généralement affaissée, quelquefois même atrophiée si l'obstruction est complète.

Pour que la rétro-dilatation du tube s'étende jusqu'au glomérule et que la capsule de celui-ci se laisse distendre, plusieurs conditions paraissent indispensables.

D'abord, il est nécessaire qu'entre le point rétréci et le glomérule, le tube soit complètement libre. Si l'on suppose en effet qu'il existe un second rétrécissement sur le même tube, au-dessus du premier et à peu de distance, le retentissement sur l'appareil glomérulaire sera beaucoup plus lent; tandis que la portion du tube urinifère située entre deux rétrécissements pourra devenir le point de départ d'un kyste qui aura de la tendance à s'isoler de plus en plus des organes avec lesquels il est en communication.

Il faut encore, pour que cette dilatation s'étende jusqu'au glomérule et à sa capsule, et transforme les glomérules en cavités kystiques, que ceux-ci soient à peu près dans leur état normal.

Supposons en effet que le glomérule altéré laisse passer peu d'urine, la pression dans la portion du tube située au-dessous sera trop faible pour amener une distension considérable. Que pour une autre raison la capsule de Bowmann soit très épaissie et entourée par un tissu conjonctif dense qui soutienne sa paroi amorphe, elle ne se laissera pas distendre malgré une pression assez forte.

Or toutes ces conditions anatomiques se rencontrent dans les scléroses rénales et amènent des lésions secondaires différentes les unes des autres.

L'irrégularité de distribution du processus scléreux explique aussi qu'un tube puisse être atteint successivement sur plusieurs points de son parcours, et présenter l'aspect moniliforme.

Nous avons dit précédemment que la portion d'un tube située au-dessous d'un rétrécissement avait une certaine tendance à s'affaisser et à s'atrophier. La raison pathologique de ce fait est bien connue; on sait que dans les glandes tout tube qui ne fonctionne pas s'atrophie. L'application de ce principe à la pathologie du rein peut être fréquemment faite, et nous aurons occasion de le rappeler à différentes reprises [1].

Que l'on suppose une maladie capable de déterminer l'altération presque exclusive de l'épithélium des tubes contournés, et qui agisse assez lentement pour que l'irritation du tissu conjonctif voisin soit légère. Au lieu de produire une dilatation des tubes sécréteurs, elle amènera une atrophie des épithéliums et un rétrécissement des tubes urinifères. Dans toute la portion située au-dessous, les tubes s'atrophieront également, depuis le glomérule jusqu'à la papille.

C'est là une altération particulière à la glande et qu'il était bon de signaler en passant, car elle simplifie d'une manière heureuse la pathogénie de certaines néphrites, et permet d'en comprendre l'évolution.

1. Nous verrons ultérieurement, en étudiant les altérations de détail de la cirrhose vasculaire, que les troubles mécaniques n'expliquent qu'incomplètement les lésions observées, et en particulier la formation des kystes.

Le rétrécissement total, et même l'atrophie complète des tubes urinifères, s'observent dans la compression du rein de dedans en dehors par la distension considérable du calice et des bassinets, et dans les diverses variétés de pyélo-néphrite. Il se joint presque toujours à cet état des altérations du tissu conjonctif que nous signalerons bientôt.

Dans les atrophies progressives, le rétrécissement des tubes peut être également complet.

CHAPITRE IV

ALTÉRATIONS DES GLOMÉRULES DE MALPIGHI

Nous étudierons dans ce chapitre les lésions congestives et inflammatoires du glomérule. Les altérations dégénératives (dégénérescence graisseuse et dégénérescence amyloïde), et les lésions d'ordre purement mécanique, la distension de la capsule par rétention d'urine, seront étudiées ailleurs.

Glomérulite.

On doit entendre, par cette expression de glomérulite, l'inflammation des parties constituantes du glomérule et de la capsule qui l'entoure. Si en effet, la capsule ne fait pas, à proprement parler, partie intégrante du glomérule, si elle appartient plutôt au système des tubes du labyrinthe qu'au bouquet vasculaire, néanmoins cette distinction cesse d'être utile lorsque l'on étudie les lésions inflammatoires de l'appareil glomérulaire, surtout dans ses formes aiguës. Nous verrons d'ailleurs par la suite que, dans certains cas, la capsule conserve son indépendance et qu'elle peut être le siège de modifications pathologiques assez importantes sans que le glomérule y prenne part. La réciproque est également vraie. Mais ces lésions isolées, soit de la capsule, soit du bouquet vasculaire, ne s'observent que dans les processus chroniques et dans les dégénérescences.

Les inflammations de l'appareil glomérulaire existent dans toute la série des faits pathologiques, depuis les lésions les plus simples jusqu'à la transformation fibreuse complète du glomérule. Pour simplifier cette étude, et pour éviter autant que possible les redites, nous diviserons les glomérulites en aiguë, subaiguë et chronique.

A. — GLOMÉRULITE AIGUE

a. — *Congestion, hémorrhagie, diapédèse.*

Dans les cas les plus simples, la lésion fondamentale, consiste en une congestion intense avec dilatation des capillaires du glomérule.

Cette congestion inflammatoire ne diffère pas à son début de la congestion simple, ou de la congestion passive passagère que l'on peut observer dans les maladies du cœur, ou dans certaines maladies générales comme le diabète. Lorsqu'on examine le glomérule dans ces conditions, après avoir durci le rein dans la liqueur de Müller, on voit que les anses vasculaires sont distendues à l'excès par des globules rouges colorés en jaune verdâtre et empilés les uns sur les autres. Ces congestions, lorsqu'on les rencontre, sont très intéressantes à étudier parce qu'elles peuvent servir de point de comparaison avec les véritables lésions inflammatoires, où les éléments cellulaires tiennent une place prépondérante.

Si la congestion persiste, l'issue du sérum sanguin, la diapédèse des globules blancs et des globules rouges, sont les phénomènes immédiatement liés aux modifications vasculaires. Plus tard, les cellules de revêtement et les épithéliums de la capsule se gonflent et deviennent turgides.

On a rarement l'occasion d'étudier chez l'homme ces premières phases de la glomérulite, parce qu'il est exceptionnel que l'on ait à examiner une néphrite tout à fait au début. La congestion, quand elle est très prononcée, et l'hémorrhagie, sont des phénomènes relativement faciles à constater; il n'en est pas de même de la diapédèse. La diapédèse se produit, cela n'est pas douteux, mais c'est un phénomène essentiellement transitoire. A mesure que les cellules lymphatiques sont déversées dans la cavité glomérulaire, elles sont balayées et enlevées par l'eau de la filtration urinaire; on les retrouve dans les urines. Les globules sanguins subissent le même sort s'ils sont peu nombreux; ils peuvent s'arrêter plus bas au niveau des tubes contournés ou des tubes en anse, si ceux-ci renferment des matières visqueuses et coagulables; ils se mélangent alors aux produits de sécrétion, s'incorporent à eux et font partie des cylindres. Mais ils ne séjournent à l'intérieur de la capsule de Bowmann que s'ils sont en grand nombre et s'ils constituent un foyer hémorrhagique capable de distendre la capsule et une partie du tube contourné qui lui correspond. En tous cas, on ne peut facilement constater les phénomènes de diapédèse et d'hémorrhagie légères chez l'homme, surtout dans les conditions d'examen où l'on est placé d'habitude, c'est-à-dire en n'ayant les pièces d'autopsie à sa disposition que 24 ou 36 heures après la mort.

Mais, lorsqu'un individu meurt dans le cours d'une néphrite aiguë, ou d'une néphrite chronique compliquée d'une poussée inflammatoire avec hématurie, l'hémorrhagie devient très facile à observer. C'est là un fait que nous avons fréquemment constaté dans le cours des fièvres graves et dans les néphrites chroniques de causes diverses.

Les foyers hémorrhagiques observés dans la cavité glomérulaire affectent la disposition d'un croissant ou d'une couronne complète autour du bouquet vasculaire; quelquefois, ils s'insinuent entre les anses jusque dans la profondeur du glomérule, le cachent presque complètement, et rendent l'examen des anses vasculaires très difficile si l'on ne pratique pas des coupes d'une très grande minceur.

Ces hémorrhagies, quand elles sont très abondantes, envahissent le tube contourné adjacent dans une grande partie de son étendue.

Hortolès n'a jamais observé ni la diapédèse ni l'hémorrhagie dans la cavité glomérulaire; il admet au contraire que la diapédèse se fait avec la plus grande facilité à travers la paroi des tubes contournés, et l'hémorrhagie au niveau des tubes de la substance médullaire.

Nous ferons remarquer qu'aucun fait ne démontre que le sang trouvé dans la cavité glomérulaire ne provienne pas d'une rupture des capillaires du glomérule.

En effet, en multipliant les coupes dans la région du labyrinthe on peut voir dans la capsule de Bowmann et à l'origine du tube contourné qui en sort une grande quantité de globules sanguins. La distension de la capsule et des tubes est tellement prononcée, que vue à un faible grossissement elle est comparable à celle qu'on obtient avec une substance colorée solidifiable. Si l'on examine attentivement le territoire circonvoisin, on trouve beaucoup de tubes obstrués par le sang, mais nulle part de trace de rupture; les parois des tubes contournés sont absolument intactes. Il arrive même que les tubes, dilatés à l'excès, déterminent une compression sur les espaces intertubulaires et que les capillaires compris dans ces espaces présentent des dimensions exiguës : cette disposition montre bien que le sang ne provient pas des capillaires intertubulaires.

Les faits que nous avons observés sont assez nombreux et suffisamment démonstratifs pour que nous considérions que l'hémorrhagie est certainement due dans beaucoup de circonstances à une rupture des capillaires du glomérule [1].

Quant à la diapédèse, elle est plus facile à étudier dans les faits tirés de la pathologie expérimentale. On se trouve placé ici dans d'excellentes conditions d'examen, on peut varier les expériences, augmenter ou diminuer leur durée et fixer les tissus aussitôt les animaux sacrifiés. Chez les lapins empoisonnés avec la cantharidine, on voit, à peine trois quarts d'heure après l'injection sous-cutanée d'une solution de 1 ou 2 centigrammes de cantharidine dans l'éther acétique, une certaine quantité de cellules lymphatiques dans les capillaires du glomérule, et une diapédèse très nette (*c*, *c*, *fig.* 1 et 2, *pl.* XI; *c*, *c*, *fig.* 1, *pl.* VII).

Cette diapédèse dure quelque temps; un ou deux jours après l'expérience, on trouve encore dans la cavité glomérulaire des cellules rondes suspendues dans une substance réfringente muqueuse ou colloïde coagulée par les réactifs.

La présence d'un exsudat coagulable par les réactifs dans l'intérieur de la cavité glomérulaire est fréquemment observée quand le glomérule est le siège d'une congestion intense et prolongée et dans beaucoup de faits d'albuminurie. Cet exudat se présente soit sous la forme d'un réticulum, ou de blocs à contours plus ou moins réguliers (*g*, *fig.* 5, *pl.* VII); soit sous l'aspect de boules parfaitement arrondies et régulières (*m*, *fig.* 2,

1. Il est bien entendu, d'ailleurs, que nous ne nions pas la possibilité d'une rupture des capillaires intertubulaires, soit au niveau du labyrinthe, soit au niveau de la pyramide, et en particulier au niveau de la pyramide. C'est là un fait que l'on observe assez fréquemment dans les varioles hémorrhagiques.

pl. V); soit sous forme d'un coagulum homogène (*m*, *fig.* 2, *pl.* VII), plus ou moins foncé.

Cet exsudat est précédé de la transsudation du sérum du sang en nature accompagnant les hémorrhagies, la diapédèse, mais pouvant exister seule. Les différences d'aspect présentées par les coagulums sont dues au mélange de substances diverses. Kelsch et Kiener supposent que les exsudats réticulés sont formés par la coagulation d'un réticulum albuminoïde emprisonnant des gouttes incolores d'urine. Si l'on fait une section très mince au niveau d'une semblable lésion, les gouttes incolores seront remplacées par des espaces vides.

Ces auteurs supposent que les exsudats albuminoïdes, présentant toujours une certaine viscosité, ne peuvent se mélanger complètement à l'urine; suivant que la substance coagulable sera plus ou moins diluée, on trouvera dans les préparations soit un réticulum délié, soit des gouttes, soit enfin, quand la matière albuminoïde n'est mélangée à aucune substance étrangère, un coagulum homogène plus ou moins foncé.

Cette explication est plausible, mais elle ne s'applique assurément pas à tous les cas; les auteurs précités l'étendent néanmoins aux diverses espèces de cylindres dans toute la hauteur des tubes urinifères. Mais, il ne faut pas oublier que la substance hyaline sécrétée au niveau des tubes contournés n'est peut-être pas facilement miscible à la substance albuminoïde plus dense transsudée au niveau des vaisseaux. Pour que le mélange intime des deux substances se fasse, un contact prolongé et des conditions particulières sont probablement nécessaires [1].

En tout cas, avant la fusion de ces substances, l'image sera identique à celle fournie par un mélange d'urine et de matière visqueuse.

Plus les lésions des glomérules sont anciennes, et moins

1. Nous rappellerons que les boules grenues, de même que les boules incolores, ne se mélangent pas directement dans les tubes contournés à la substance vitreuse réfringente qui occupe le centre des tubes.

Si l'on veut juger de la différence qui existe entre une cavité remplie d'un liquide grenu et une cavité complètement vide, il suffira de fixer par l'acide osmique un fragment de poumon atteint de pneumonie catarrhale. Les bulles d'air sont emprisonnées par le réactif et apparaissent sur les coupes comme des espaces très régulièrement circulaires et complètement vides.

Explication de la planche VII.

LÉSIONS DES GLOMÉRULES, GLOMÉRULITE AIGUË ET SUBAIGUË

Fig. 1. — Altération glomérulaire dans l'empoisonnement aigu par la cantharidine chez le lapin, 3/4 d'heure après l'injection (congestion, diapédèse).

a, paroi du glomérule; *b,b*, cellules plates de l'endothélium formant un revêtement à peu près complet et saillantes; *v*, vaisseau du bouquet glomérulaire contenant des globules blancs et des globules rouges.

Entre la capsule et le bouquet vasculaire, on voit un liquide granuleux *d*, contenant en suspension une grande quantité de cellules rondes volumineuses, *c,c*. 350 diamètres.

Fig. 2. — Section d'une cavité glomérulaire occupée par un épanchement abondant de cellules lymphatiques (diapédèse).

Il reste dans la partie supérieure de la figure un tronçon du bouquet vasculaire *c; d*, anse vasculaire; *e*, cellule du revêtement des anses. Ces cellules sont quelquefois portées sur un long pédicule; *h,h*, paroi du glomérule.

n, cellule lymphatique; *h*, amas de cellules lymphatiques, presque toutes à double contour; *m*, masse grenue; *a'*, protoplasma des tubes voisins, 300 diamètres.

Fig. 3. — Inflammation de la capsule de Bowmann (faible grossissement).

d, glomérule en partie fibreux.

m, cavité restée libre entre le glomérule et la capsule.

a, a, lamelles limitant des interstices dans lesquels sont logées les cellules proliférées *c,c*.

b, capillaire intertubulaire.

Fig. 4. — Glomérule de Malpighi et sa capsule dans un cas de néphrite diphtéritique.

a, bouquet vasculaire. (Le grossissement est très faible et les éléments du glomérule sont à peine indiqués.)

b, capsule de Bowmann épaissie.

c, cellules les plus internes adhérentes à la capsule.

e, cellules dérivées d'une multiplication des cellules de la capsule. (Elles devraient être réunies aux autres par des traits, car elles n'étaient nullement libres dans la cavité.)

Fig. 5. — Type d'altération glomérulaire au début dans les néphrites passagères (exemple tiré d'une albuminurie survenue dans le cours d'une broncho-pneumonie).

La partie gauche de la figure représente l'abouchement d'un tube contourné dans le glomérule.

a,a, capillaires remplis de globules; *g*, exsudat composé de blocs irréguliers par pression réciproque occupant tout l'espace compris entre la capsule et le bouquet vasculaire, plongés au sein d'une masse grenue *m*; *n*, cellules provenant du revêtement des anses et desquamées; *p,p*, paroi du glomérule; *v,v*, vaisseaux capillaires intertubulaires. 300 diamètres.

Fig. 6. — Inflammation de la capsule de Bowmann (glomérulite subaiguë).

a, bouquet glomérulaire.

b,b, périphérie de la capsule de Bowmann.

c, capillaire intertubulaire.

d,d, groupes de cellules adhérentes.

e, cellules immédiatement appliquées à la face interne de la capsule de Bowmann.

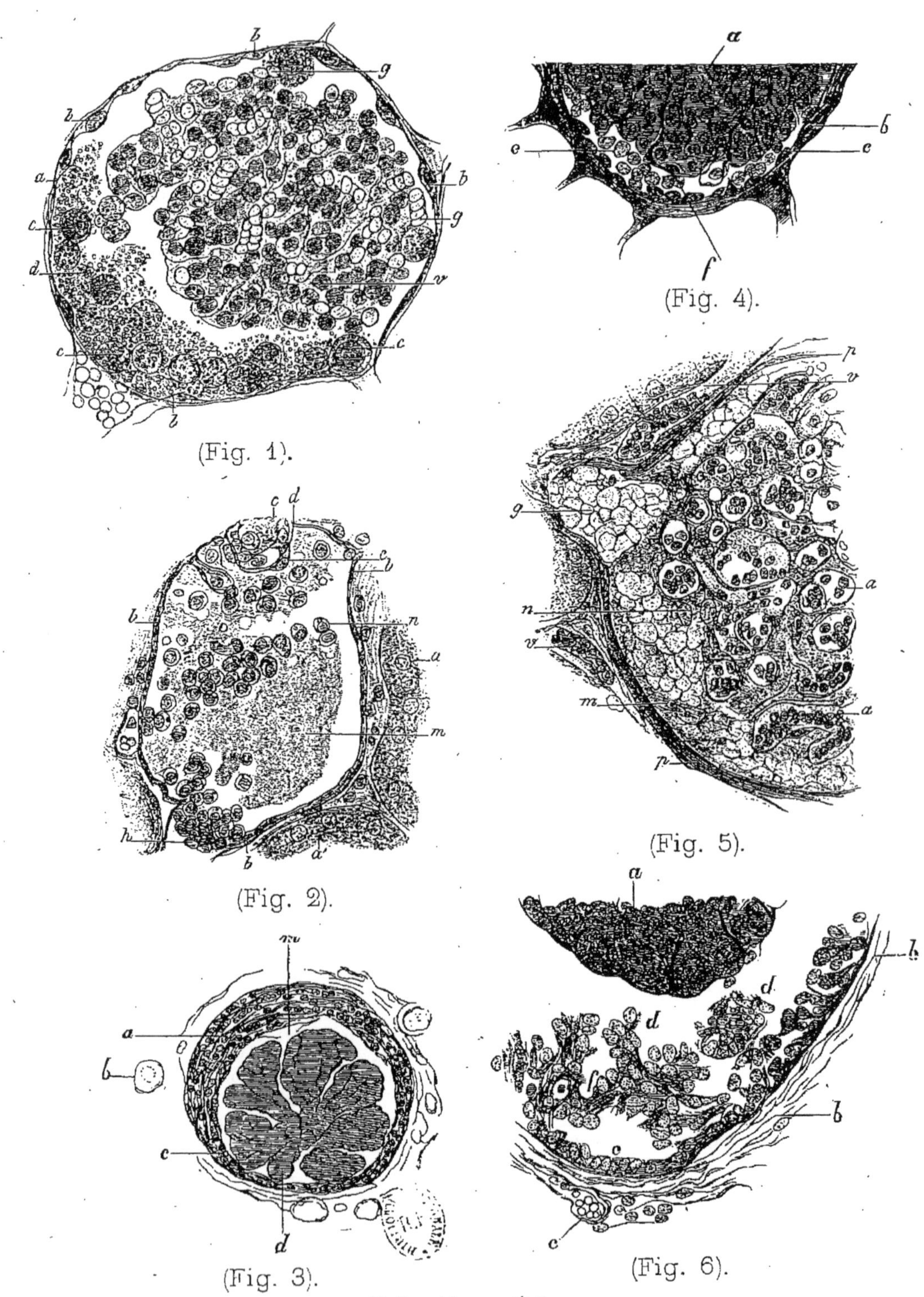

(Fig. 1).

(Fig. 2).

(Fig. 3).

(Fig. 4).

(Fig. 5).

(Fig. 6).

Félix Alcan, Éditeur

Ancienne Librairie Germer Baillière et Cie

les conditions favorables à la diapédèse et à l'hémorrhagie se trouvent réunies.

En effet, les anses s'épaississent, et, si dans le tissu fibreux qui remplace peu à peu le glomérule, des capillaires subsistent, il est à présumer qu'ils laissent passer peu de globules blancs, ou que, s'ils en laissent passer quelques-uns, ceux-ci sont utilisés pour l'édification du tissu conjonctif.

Aussi comprend-on que la diapédèse soit un phénomène passager, transitoire, ne pouvant se produire que dans les néphrites aiguës congestives, et dans les néphrites de courte durée, mais devenant de plus en plus rare si l'affection rénale passe à l'état chronique. Elle ne se produit plus alors qu'au niveau des glomérules les moins altérés.

Peut-on admettre, avec ceux qui nient la diapédèse au niveau du glomérule, que les globules blancs puissent s'entasser dans les anses capillaires et que ce phénomène soit la cause directe de l'anurie? Cette opinion paraît peu probable, et elle ne nous semble pas justifiée par les faits; on peut se demander si les histologistes n'ont pas admis un peu trop aisément la thrombose des cellules lymphatiques dans les glomérules, et s'ils n'ont pas confondu les globules blancs avec les noyaux de la couche périvasculaire, si nombreux et si apparents lorsque le glomérule est enflammé.

Lorsque l'anurie se produit, elle est due à des causes multiples, et l'obstacle ne siège pas vraisemblablement d'une façon exclusive au niveau du glomérule. S'il suffisait d'une congestion violente du bouquet glomérulaire pour amener la suppression des urines, on verrait fréquemment survenir des troubles graves. Mais la clinique elle-même nous montre, qu'au moment des poussées congestives, le sang apparaît en grande quantité dans les urines, et le microscope y décèle presque toujours la présence de cylindres abondants.

Nous avons suffisamment établi plus haut, d'après l'examen microscopique pratiqué sur le glomérule, la réalité de la diapédèse et des raptus sanguins; ils suffisent, dans la plupart des cas, pour désobstruer le glomérule au moment des poussées congestives.

Si la congestion se maintient, tout le système capillaire et veineux du rein présente une distension exagérée, les tubes eux-mêmes sont remplis d'exsudations abondantes, et la part qui revient au glomérule dans la gravité des symptômes observés est difficile à préciser d'une manière rigoureuse.

Assez fréquemment, les poussées congestives, la diapédèse, l'hémorrhagie, phénomènes du début des néphrites, peuvent disparaître sans laisser aucune trace. L'examen des urines, pratiqué au jour le jour, permet de suivre la décroissance du phénomène et la disparition progressive des éléments du sang.

Dans les cas de guérison définitive, l'examen des urines est toujours négatif. Pendant que se succèdent les phénomènes pathologiques que nous venons de rappeler, les éléments fixes du glomérule ne restent pas inactifs. Nous allons examiner successivement l'altération des cellules de la couche périvasculaire, et de la capsule de Bowmann.

b. — *Inflammation des éléments de la couche périvasculaire.*

Envisageons d'abord les cas les plus simples. La figure 3 de la planche VIII, dessinée d'après une préparation faite sur un rein de néphrite variolique, nous permettra d'étudier le début des altérations de cette couche. Cette figure montre la section de trois anses coupées en travers, et remplies de globules rouges. Entre ces anses, il existe une membrane protoplasmique *m*, présentant de place en place des noyaux ovoïdes assez volumineux. Le protoplasma est condensé autour des noyaux et légèrement grenu, mais il est impossible de distinguer, dans cette atmosphère protoplasmique munie de noyaux, une séparation évidente des cellules.

Sur la gauche de la figure, on voit trois noyaux très voisins l'un de l'autre et situés à peu près sur le même plan. Déjà, dans ce fait, il existe une modification pathologique appréciable ; sur des reins normaux, l'écart entre les noyaux de la couche périvasculaire est beaucoup plus grand ; ils sont d'ailleurs peu nombreux à l'état normal et leur atmosphère protoplasmique est à peine visible.

Les altérations que nous venons d'indiquer dans un cas de glomérulite aiguë se retrouvent dans toute l'étendue du glomérule, entre ses anses et jusqu'à sa racine. Du côté de la convexité et du bord libre du bouquet vasculaire, les modifications cellulaires sont plus faciles à observer, parce que les éléments font une saillie appréciable et sont presque toujours vus de profil.

La saillie formée par les noyaux de la couche périvasculaire rappelle la disposition représentée en *b*, figure 2, planche VIII.

Plus tard les cellules proéminent davantage dans la cavité glomérulaire; elles ont une certaine tendance à s'individualiser; au lieu d'être sessiles, elles présentent un long pédicule dont la rupture se produit quelquefois. La cellule tombe alors dans la cavité glomérulaire; mais la desquamation de ces éléments n'est pas la règle.

Dans toutes les glomérulites aiguës d'une courte durée, et quelle que soit leur cause, ces altérations sont très analogues, et ne présentent aucune particularité digne d'une mention spéciale.

La caractéristique de cette inflammation de la couche périvasculaire arrivée à ce degré, c'est donc la multiplication des noyaux. Une pareille lésion n'est sans doute pas irréparable; elle peut s'effacer complètement ainsi que les altérations de la capsule de Bowmann.

c. — *Inflammation du revêtement de la capsule de Bowmann.*

Le début de ces altérations peut être étudié sur la figure 1 de la planche VII.

Les cellules qui tapissent la surface interne de la capsule *b*, *b*, sont turgides, granuleuses et présentent des ventres saillants dans la cavité du glomérule. Dans l'empoisonnement par la cantharidine, c'est trois quarts d'heure après l'injection sous-cutanée que ces phénomènes se produisent.

Une heure et demie après l'empoisonnement, les cellules hypertrophiées font une saillie notable dans la cavité glomérulaire où quelques-unes tombent après s'être desquamées. Bientôt toute trace de revêtement a disparu. Au bout de un ou deux jours, il existe, entre le bouquet vasculaire et la capsule, un exsudat semblable à celui de la figure 4, planche VII, tenant en suspension des cellules rondes. Mais si l'on cesse toute injection et que l'on attende encore deux ou trois jours, la réparation se produit, et l'on constate que le revêtement de la capsule de

Bowmann est reconstitué. Les cellules se réappliquent à la paroi, et probablement aussi il s'en produit de nouvelles.

Mais qu'on ne considère pas cette desquamation des cellules de la capsule de Bowmann comme représentant fidèlement ce qui se passe dans la majorité des faits; cette description ne se rapporte qu'à une catégorie de glomérulites provoquées par des irritants extrêmement énergiques.

La desquamation des cellules de la capsule de Bowmann est souvent, en effet, très peu prononcée, et dans les degrés plus avancés de la lésion, elle manque complètement. On constate au contraire une multiplication des cellules accolées à sa face interne et un épaississement de sa paroi.

Cette disposition est représentée sur la figure 4 de la planche VII. La capsule de Bowmann est manifestement épaissie. Entre elle et le glomérule, il existe une certaine quantité d'éléments cellulaires beaucoup plus nombreux qu'à l'état normal. Sur cette figure les cellules situées le plus près du bouquet vasculaire, ont été à tort représentées libres dans la cavité. Elles étaient au contraire adhérentes entre elles par leurs bords, et elles dépendaient manifestement de la capsule de Bowmann.

L'inflammation du glomérule est presque toujours plus avancée que celle de la capsule; en tout cas, lorsque la capsule présente une modification appréciable (nous parlons ici de son revêtement cellulaire et non de sa paroi hyaline), le glomérule est toujours atteint; mais la réciproque n'est pas vraie, et la capsule peut conserver pendant un certain temps une intégrité presque absolue, alors que le glomérule est enflammé.

C'est surtout dans les glomérulites aiguës que l'on pourrait étudier avec fruit les modifications des capillaires glomérulaires, mais à ce point de vue nous ne pouvons rien présenter de positif. Jamais nous n'avons constaté la multiplication de l'endothélium vasculaire, et dans les inflammations plus avancées que nous allons bientôt passer en revue, les capillaires nous ont toujours paru subir le contre-coup des altérations de la membrane qui les enveloppe.

C'est d'ailleurs là un fait général : les capillaires enflammés, dans quelque point de l'économie qu'on les observe, ne restent perméables que pendant la phase la plus aiguë de l'inflammation, mais, lorsque celle-ci passe à l'état chronique, ils disparaissent peu à peu et sont remplacés par du tissu fibreux très dense où il est impossible parfois de les retrouver.

Kelsch et Kiener pensent, d'après l'examen des glomérules dans les néphrites paludéennes, que c'est la paroi capillaire elle-même et non le stroma interstitiel, qui revient à l'état embryonnaire sous l'influence de l'inflammation.

Klebs, au contraire, admettait la prolifération des cellules du tissu conjonctif délicat interposé entre les anses capillaires, la paroi des capillaires restant intacte. Nous nous expliquons très bien aujourd'hui comment, en dissociant des anses vasculaires, il a pu décrire des noyaux petits et anguleux, la forme bizarre que prennent les éléments de la couche périvasculaire nous étant aujourd'hui beaucoup mieux connue.

Les lésions que nous venons d'étudier se rencontrent surtout dans les néphrites expérimentales et dans les néphrites spontanées de l'homme dont la durée ne dépasse pas quelques semaines.

Il nous reste à signaler deux variétés de glomérulites aiguës qui n'ont avec la précédente que des rapports assez éloignés, mais qui, à cause de leur physionomie spéciale, méritent une mention particulière.

C'est d'abord la glomérulite suppurée, et en second lieu, la glomérulite observée dans la tuberculose diffuse du rein.

Dans la *glomérulite suppurée*, on trouve le glomérule envahi par une quantité considérable de cellules lymphatiques, venues soit du bouquet vasculaire, soit des capillaires intertubulaires à la suite de l'effraction de la capsule de Bowmann. Rarement la glomérulite suppurée est primitive; dans les suppurations rénales, les abcès débutent soit le long des artérioles, soit au niveau des capillaires intertubulaires. Il en résulte que les glomérules sont presque toujours atteints par leur périphérie, et avant de faire irruption dans la cavité du glomérule, les globules de pus se disposent en plusieurs couches parallèles à la face externe de la capsule de Bowmann. Ces zones d'éléments embryonnaires sont très faciles à observer avant leur irruption dans la cavité glomérulaire car souvent, entre le glomérule et la capsule, il n'existe aucun élément cellulaire, ni aucune exsudation. Si la capsule cède devant le processus inflammatoire, sa cavité est envahie tout d'un coup et les parties constituantes de l'appareil glomérulaire font bientôt partie de l'abcès.

Dans la *glomérulite de la tuberculose diffuse du rein,* les choses se passent à peu près de la même façon, mais la marche est plus lente, et le glomérule est toujours attaqué par sa périphérie. Une fois qu'il est envahi par la néoformation tuberculeuse, on voit les cellules exsudées dans la cavité glomérulaire subir une sorte de régression caséeuse; elles sont grosses, nombreuses et se colorent mal sous l'influence des réactifs. La cavité glomérulaire est souvent dilatée, le glomérule est repoussé dans un point de la cavité kystique qui est comblée par une substance colloïde jaunâtre.

Cette glomérulite a une grande tendance à passer à l'état chronique; au bout de peu de temps le glomérule ne fonctionne plus et l'urine n'est plus filtrée à son niveau.

Les cellules forment, avec la masse colloïde dont nous venons de parler, une sorte de substance demi-concrète, se rapprochant beaucoup, par ses caractères physiques, son éclat et la teinte jaunâtre brillante qu'elle prend sous l'influence des réactifs, de la substance caséeuse des tubercules.

B. — GLOMÉRULITE SUBAIGUË.

Cette variété de glomérulite est caractérisée par les modifications de la couche périvasculaire et de la capsule de Bowmann. Quant à l'hémorrhagie et à la diapédèse, nous n'avons rien à ajouter à ce que nous en avons dit dans les pages précédentes; elle ne se présente ici que comme un accident ou une complication et elle offre toujours les mêmes caractères.

a. — *Inflammation de la couche périvasculaire.*

Dans les degrés plus avancés de la glomérulite, les cellules du revêtement périvasculaire se multiplient dans des proportions considérables.

Leur aspect varie suivant qu'on les examine dans le corps du glomérule ou à la périphérie de ses anses. Elles font saillie à la surface de celles-ci, proéminent dans la cavité glomérulaire, entre le glomérule et la capsule et elles prennent quelquefois un grand développement.

Tantôt elles sont sessiles et présentent la forme d'un croissant ou d'une calotte coiffant l'extrémité de l'anse *b* (*fig.* 2, *pl.* VIII); tantòt elles ont un pédicule plus ou moins long, et elles justifient le nom de cellules à pied. Généralement, leur extrémité tournée du côté de la capsule est renflée et présente un ou deux noyaux.

Cette forme des cellules déjà indiquée par Klebs, figurée par Langhans [1], est assez spéciale pour qu'on les désigne par des noms particuliers. On peut les appeler, si l'on veut, cellules en massue, cellules en fronde, cellules en battant de cloche. La vérité est qu'elles sont très irrégulières, et que la bizarrerie de leur conformation et de leurs contours ne permet pas d'en faire une description générale. Voyez *b*, *b*, *b* (*fig.* 5 et 7, *pl.* VIII).

La membrane périvasculaire, peut, dans certaines conditions et dans certaines variétés de glomérulites, présenter de véritables expansions protoplasmiques dont les bords dépassent sensiblement l'anse vasculaire sur laquelle elles sont attachées. Les figures 2 et 4 de la planche VIII, mais particulièrement la figure 4, rendent bien compte de ce que l'on observe en pareil cas. Ces expansions membraneuses renferment des noyaux, et l'on peut suivre à leur surface le développement des cellules à pied ou en massue, qui ont une tendance à s'isoler de la membrane génératrice. Les pédicules sont formés d'une substance réfringente fibroïde ou fibreuse; ils peuvent se briser et la cellule devient alors complètement libre dans la cavité glomérulaire *a*, *a* (*fig.* 6, *pl.* VIII).

Lorsque la multiplication des cellules de la capsule de Bowmann et de la couche périvasculaire se fait simultanément, les couches successives se rejoignent, et l'espace ménagé à l'état normal entre la capsule et le glomérule peut être entièrement comblé.

Ces détails de prolifération cellulaire peuvent être suivis, non seulement à la périphèrie des anses, mais entre elles, et dans des points très voisins du pédicule. Il est indispensable, pour que les figures soient démonstratives, que la coupe passe exactement par l'axe des artères afférentes et efférentes, et sec-

1. Langhans, *Virchow's Archiv.*, 1879.

Explication de la planche VIII.

GLOMÉRULITE SUBAIGUE. — INFLAMMATION DES CELLULES DU REVÊTEMENT EXTERNE DES ANSES

Fig. 1. — *Glomérulite subaiguë.* Inflammation du glomérule et de la capsule.
a, a, zone externe de la capsule.
b, b, tubes contournés.
o, o, dédoublements lamellaires de la capsule.
e, e, cellules proliférées.
c, cellules coiffant une anse vasculaire.
g, globules rouges. (Un grand nombre de ces globules ont été figurés à tort en cet endroit, car ils avaient été déplacés des capillaires voisins pendant la manipulation de la coupe.)
m, cellules les plus internes de la capsule de Bowmann.

Les figures 2, 3, 4, 5, 6, 7 de cette planche représentent des détails d'altérations glomérulaires dans les glomérulites subaiguës. Sur aucune de ces figures la capsule de Bowmann n'est représentée.

La signification des lettres est la même pour toutes les figures.
a, a, cellules libres présentant une extrémité en pointe.
b, b, b, cellules sessiles et cellules en massue adhérentes par une de leurs faces ou une de leurs extrémités à la paroi vasculaire *p*.
Ces cellules ont, comme on le voit, des formes très variées.
c, c, cellules vues de face, adhérentes aux anses ou au tissu conjonctif dépendant de la couche périvasculaire, qui s'est substitué à elles.
m, m, membrane conjonctive périvasculaire présentant des noyaux ou de véritables cellules.
p, p, paroi des capillaires glomérulaires.
n, n, noyaux de l'endothélium des capillaires glomérulaires.
t, t, faisceaux de tissu conjonctif.

La figure 3 représente le début des lésions de la membrane périvasculaire dans un cas de néphrite variolique; les noyaux sont plus nombreux qu'à l'état normal, et ils sont entourés d'une atmosphère granuleuse assez nette.

Les figures 5 et 7 montrent surtout les formes bizarres que prennent les cellules du revêtement externe des anses dans les glomérulites subaiguës.

Les figures 2 et 4 représentent des expansions membraneuses du revêtement externe du glomérule, complètement libres du côté de la cavité de Bowmann.

La figure 6 est destinée à faire voir par quelle série de lésions passe le glomérule avant d'arriver à l'état fibreux. — On voit deux zones irrégulièrement circulaires dessinées par des faisceaux de tissu conjonctif et représentant le vestige de deux anses vasculaires coupées perpendiculairement à leur direction. Ces anses sont étouffées par la prolifération des cellules de la couche périvasculaire et par le développement du tissu fibreux.

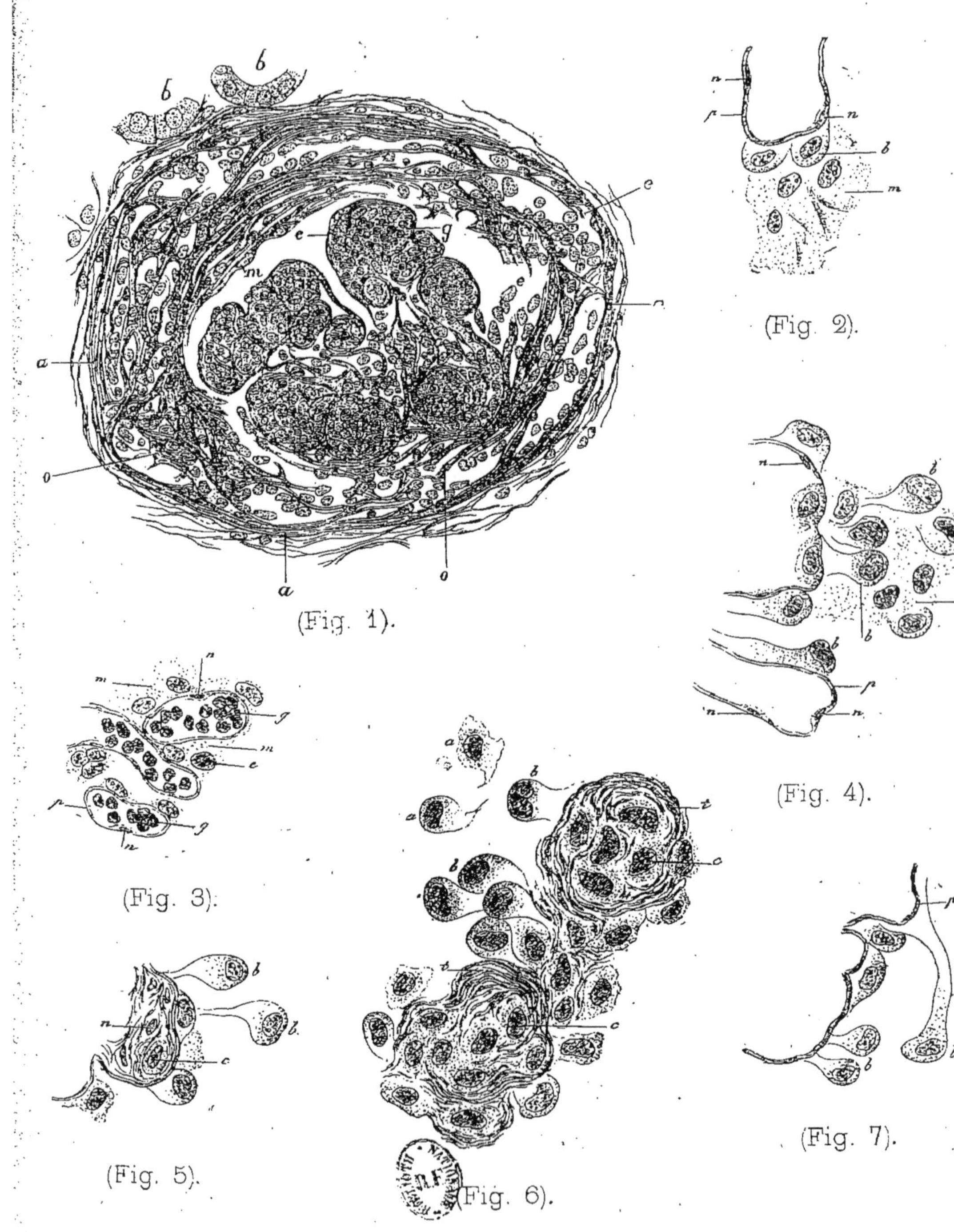

(Fig. 1).

(Fig. 2).

(Fig. 3).

(Fig. 4).

(Fig. 5).

(Fig. 6).

(Fig. 7).

Félix Alcan, Éditeur

Ancienne Librairie Germer Baillière et Cie

tionne les anses suivant leur longueur. On comprend, du reste, que cette étude ne pourra être faite qu'à une certaine période de la glomérulite. Si la transformation fibreuse est déjà très avancée, malgré l'orientation de la coupe, il sera impossible de suivre les détails que nous venons de décrire.

La quantité des éléments néoformés peut être considérable; nos observations sont très démonstratives à ce sujet; mais il arrive une période dans la glomérulite où les cellules commencent à diminuer. La figure 6 de la planche VIII indique le début de cette phase nouvelle qui aboutira à la sclérose. On voit des faisceaux fibreux, très déliés, *t*, *t*, s'interposer aux éléments cellulaires; ces tractus reposent sur une zone périphérique plus épaisse, qui dessine encore d'une façon un peu confuse l'anse vasculaire.

Au sein des glomérules modifiés, les capillaires persistent assez longtemps, mais peu à peu leur paroi amorphe s'épaissit, leur lumière diminue et leur oblitération devient complète.

Au total, la membrane périvasculaire joue dans la glomérulite subaiguë un rôle considérable, elle végète à la surface du bouquet vasculaire et dans sa profondeur, et, à mesure qu'elle se développe, elle comprime les capillaires et diminue le champ de la circulation.

b. — *Inflammation de la capsule de Bowmann.*

Souvent, mais non toujours, les cellules de la capsule de Bowmann prennent une part importante à l'inflammation.

La figure 2, planche VII, nous avait permis d'étudier le début de la prolifération cellulaire. Dans la glomérulite subaiguë ce phénomène prend un développement beaucoup plus marqué. Il suffit pour s'en convaincre de jeter les yeux sur les figures 3 et 6, planche VII, et figure 1, planche VIII.

La paroi capsulaire n'est plus ici simplement épaissie, avec deux ou trois rangées de cellules à sa partie interne; elle est au contraire multilamellaire, décomposée en une série de feuillets anastomosés entre eux et limitant des loges occupées par les éléments cellulaires proliférés. C'est tout au moins ce qui est évident sur les figures 3, planche VII, et 1, planche VIII. La figure 6, planche VII, représente une disposition un peu différente mais tout aussi exacte d'ailleurs; les cellules sont très nombreuses, mais toutes adhérentes entre elles, et ne sont pas contenues dans des dédoublements de la capsule. On comprend que si la coupe passait par la périphérie de la figure 1 de la planche VIII par exemple, le petit cercle déterminé par cette coupe ne contiendrait qu'une agglomération de cellules sans aucune trace de bouquet vasculaire, cette disposition qui se montre quelquefois, mérite d'être signalée; il convient de ne pas se méprendre sur sa signification.

Les altérations de la capsule et celles du glomérule évoluant simultanément, mais chacune pour son propre compte, il en résulte des variétés d'aspect assez nombreuses. Nous avons d'ailleurs montré précédemment que l'inflammation du glomérule était la plus constante, et que, dans l'inflammation du glomérule, c'était la membrane périvasculaire qui jouait le rôle le plus important.

Lorsque les lésions de la capsule et du glomérule sont aussi marquées les unes que les autres, il peut en résulter une disposition assez remarquable qui n'a pas été représentée sur les planches que nous annexons à ce travail, et qui consiste dans l'adhérence intime du bouquet vasculaire et de la capsule, ces deux organes étant réunis par un grand nombre de couches de cellules en voie de prolifération. L'adhérence du bouquet vasculaire et de la capsule se fait par un point ou par la totalité de sa circonférence.

Sous certaines influences mal déterminées, dans certains cas de prolifération excessive et rapide des cellules de la capsule de Bowmann et de la couche périvasculaire, les éléments dégénèrent extrêmement vite et sont remplis de granulations graisseuses. Dans ces cas particuliers (mais seulement dans ceux-là), les cellules proliférées peuvent se détacher et tomber dans la cavité glomérulaire, en petit nombre d'ailleurs; il faut être averti que la desquamation de ces éléments n'est pas un fait ordinaire et habituel.

Les lésions que nous venons de décrire, quand elles sont accompagnées d'une réaction inflammatoire un peu vive, dépassent la sphère limitée par la capsule de Bowmann et retentissent sur le tissu conjonctif. Il se développe autour d'elle une zone scléreuse dans laquelle des fibres du tissu conjonctif de nouvelle formation, séparées par des cellules lymphatiques et par des cellules plates, se continuent avec la paroi des tubes contournés les plus voisins. La paroi amorphe de la capsule de Bowmann s'épaissit alors considérablement et son épaisseur augmente par l'adjonction des éléments situés de chaque côté d'elle. Cette extension de l'inflammation autour des glomérules peut être accompagnée du développement de faisceaux fibreux déliés dans une grande partie du labyrinthe.

Dans la glomérulite subaiguë, le système artériel, et en particulier le système artériel périglomérulaire (artère afférente et artère efférente), reçoit le contre-coup de la violente inflammation développée à l'intérieur du bouquet vasculaire. Ces vaisseaux présentent un épaississement de toutes leurs membranes et une diminution quelquefois assez prononcée de leur calibre. Ce point doit être mis en relief. Il explique peut-être certains cas de dégénérescence graisseuse généralisée à tout le système des tubuli contorti. Weigert attache aussi une importance aux lésions artérielles dans les néphrites aiguës et subaiguës, et pense qu'elles ont une influence assez directe sur la production de la dégénérescence graisseuse des épithéliums. Nous croyons cette opinion fondée, car l'on peut démontrer, sur les préparations histologiques, l'oblitération ou le rétrécissement du vaisseau efférent du glomérule. Cette artériole qui se transforme presque immédiatement en capillaires alimente, comme on le sait, tout le réseau vasculaire destiné à l'irrigation et à la nutrition des tubes contournés.

Nous ferons remarquer néanmoins que la dégénérescence graisseuse des épithéliums du rein s'explique par des mécanismes bien différents de celui-ci; nous ne réservons cette explication que pour les néphrites à marche rapide qui se compliquent de dégénérescence graisseuse généralisée. La pathogénie de la dégénérescence graisseuse des épithéliums dans les néphrites chroniques est différente puisque souvent le système artériel périglomérulaire est à peu près intact.

C. — GLOMÉRULITE CHRONIQUE.

Au début de ce paragraphe, il est bon de rappeler que la plupart des faits de glomérulite subaiguë que nous venons d'étudier correspondent à la variété de néphrite appelée par certains auteurs néphrite parenchymateuse ou néphrite épithéliale.

A l'autopsie, on trouve le rein volumineux, blanc, lisse; au microscope, outre les lésions des glomérules, on rencontre des lésions des tubes considérables. Ils sont dilatés, comblés par des sécrétions muqueuses et colloïdes et dans certaines régions ils présentent des cylindres de toute nature. Enfin la substance corticale est traversée en tous sens par de nombreux tractus fibreux, déliés autour des tubes contournés, plus épais autour des artères et des capsules de Bowmann. La durée de ces néphrites est relativement courte; cela ne peut surprendre si l'on se reporte aux lésions décrites plus haut.

Néanmoins la glomérulite peut évoluer plus lentement, et aboutir à la sclérose totale du bouquet vasculaire. Dans ces conditions, voici ce que l'on remarque : les cellules de la couche périvasculaire deviennent de plus en plus rares, et cela par le mécanisme indiqué à propos de la figure 6 de la planche VIII. Dans les degrés extrêmes, on en voit un très petit nombre sur une coupe d'un glomérule, quelquefois elles ont complètement disparu.

Qu'elles soient en assez grand nombre, ou très rares, elles apparaissent déformées, réfringentes, triangulaires, irrégulièrement polyédriques ou fusiformes, et leur noyau lui-même subit des modifications qui le rendent méconnaissable. Bientôt le glomérule est réduit à l'état de bloc fibreux compacte qui jouit des propriétés du tissu conjonctif, c'est-à-dire qu'il se rétracte, et détermine la déformation des éléments cellulaires disposés entre ses fibres. Tantôt ce glomérule est adhérent à la capsule épaissie fibreuse ou hyaline, tantôt il en est séparé par un sillon très net, représentant le vestige de la cavité glomérulaire.

Quelques glomérules conservent des capillaires plus ou moins dilatés et perméables au sang. Ces capillaires sont entourés par des faisceaux fibreux très denses et présentent eux-mêmes un épaississement notable de la membrane hyaline. Du côté de la capsule de Bowmann, les feuillets et les fibrilles se rapprochent et se condensent, les éléments de nouvelle formation deviennent de plus en plus rares, et s'aplatissent entre les fibrilles de la capsule.

Telle est la glomérulite chronique consécutive à la glomérulite subaiguë; mais il existe des glomérulites chroniques qui évoluent différemment. Ce sont à proprement parler des glomérulites chroniques d'emblée. Quel rôle joue dans ces variétés le revêtement périvasculaire? Y a-t-il ou non inflammation et multiplication de ses éléments ainsi que des cellules de la capsule de Bowmann? Ou bien peut-on supposer que la paroi hyaline des capillaires s'épaissit de plus en plus en même temps que leur lumière diminue de diamètre? Existe-t-il, en un mot, une transformation fibreuse lente du bouquet glomérulaire sans réaction inflammatoire bien nette? Ce sont là des questions que l'on peut poser mais non résoudre complètement. Ainsi il ne paraît pas douteux que l'atrophie du glomérule puisse s'effectuer en un temps très court. Il existe dans la science de pareils faits, Kelsch et Kiener en ont signalé à propos de la néphrite paludéenne, et on les observe même chez des personnes très jeunes. Au dernier degré de ces glomérulites, le glomérule, réduit à l'état de bloc fibreux adhérent le plus souvent à la capsule, est absolument identique à ceux que l'on observe dans la plupart des néphrites interstitielles et des scléroses rénales. Il n'y aurait donc aucun moyen de savoir si la glomérulite a présenté dans ses phases antérieures la multiplication des cellules de la couche périvasculaire sur laquelle nous avons tant insisté.

En n'interrogeant que la lésion glomérulaire dans son ensemble, cela est vrai. Mais si l'on examine attentivement certains détails, il sera quelquefois possible de rétablir l'évolution antérieure de la glomérulite. Ainsi, il nous a paru que l'épaississement hyalin des capillaires du glomérule était plus marqué dans les atrophies rénales, dans les néphrites interstitielles d'origine vasculaire, que dans les glomérulites subaiguës diffuses consécutives aux néphrites terminées par atrophie. Cela se conçoit, puisque dans cet ordre de faits, c'est la lésion vasculaire qui tient le premier rang et qu'elle s'effectue lentement sans déterminer de réaction inflammatoire de la couche périvasculaire. De plus, les grosses artères offrent toujours une endartérite très marquée. Dans l'autre variété, la membrane hyaline des capillaires est moins épaisse, les éléments cellulaires persistent un temps beaucoup plus long et les grosses artères sont beaucoup moins atteintes.

L'étude que nous venons de faire des variétés de la glomérulite nous conduit à considérer cette inflammation comme étant aussi constante que les lésions du parenchyme dans les néphrites d'une certaine intensité. Il n'en est pas moins vrai que l'on ne doit plus regarder aujourdhui la glomérulite comme une inflammation *sui generis* indépendante des lésions du parenchyme ; il serait également faux de la reléguer au second plan. Elle peut prendre dans certains cas une importance prédominante, et l'on peut dire, surtout pour les néphrites aiguës ou subaiguës, que leur gravité dépend du degré de désorganisation du glomérule. Si les lésions sont considérables, si elles évoluent rapidement, la durée de la néphrite sera courte, et la mort arrivera avant que les glomérules ne soient devenus fibreux. Bien loin de là, ils présentent souvent une végétation luxuriante des éléments qui entrent dans leur composition, et acquièrent un volume énorme.

Nous ne voyons aucun avantage à conserver la division de la glomérulite, proposée par certains auteurs en glomérulite desquamative, proliférative et interstitielle. Sans nier d'une façon absolue la desquamation des cellules lorsque la prolifération est abondante et la désorganisation rapide, nous pensons que cette desquamation est un phénomène accessoire. Les cellules de la couche perivasculaire surtout n'ont aucune tendance à desquamer, elles ont au contraire une tendance naturelle à s'organiser en tissu fibreux; lorsque les éléments cellulaires disparaissent, c'est par suite de leur atrophie dans un tissu sclérosé, et non par le procédé de la néphrite desquamative invoqué par Ribbert.

Pour cet auteur, il y aurait même une glomérulite desquamative dans le rein amyloïde. Or, il est facile de constater, que dans la très grande majorité des cas, la transformation amyloïde du glomérule se fait par la dégénérescence progressive des anses vasculaires et sans apparence aucune de réaction inflammatoire.

Presque toujours la dégénérescence amyloïde porte sur l'arteriole afférente avant d'envahir le bouquet vasculaire. Elle apparaît sur les capillaires du glomérule par petites plaques irrégulièrement disséminées qui se rejoignent peu à peu.

Mais le fait le plus important, c'est que ce glomérule, loin d'être enflammé, paraît au contraire pauvre en éléments cellulaires ; ceux que l'on voit au voisinage des points qui ont subi la dégénérescence amyloïde sont très petits et comme atrophiés. Il est possible qu'au bout d'un certain temps ils se détachent et tombent dans la cavité glomérulaire, mais si ce fait se produit, c'est à un moment où ils ont déjà subi une altération très marquée.

Sur les glomérules les plus atteints, lorsque l'on emploie la coloration par le violet de méthylaniline, on voit presque toutes les anses colorées en rouge lie de vin, le tissu sain étant coloré en bleu clair. Avec un grossissement un peu fort, on constate que le glomérule n'est le siège d'aucun travail inflammatoire, que les cellules sont en très petit nombre et que le glomérule est absolument libre d'adhérences dans la cavité glomérulaire. La capsule de Bowmann présente son aspect habituel.

Nous n'avons indiqué, dans les lignes qui précèdent, que ce qui a trait à la dégénérescence amyloïde isolée; mais si elle est associée (comme cela se produit assez souvent), soit à la néphrite parenchymateuse, soit à la néphrite interstitielle, soit enfin à la néphrite diffuse tuberculeuse, on comprend que les lésions des glomérules puissent subir des variantes qu'il est inutile d'indiquer ici car elles ont été décrites ailleurs.

Quant à la distinction en glomérulite proliférative et glomérulite interstitielle, elle nous paraît également inexacte. Le glomérule est en effet enflammé dans toute son étendue, aussi bien entre les anses qu'à leur convexité tournée du côté de la capsule. Le revêtement périvasculaire présente d'ailleurs la même structure en quelque point qu'on l'examine.

Ces différences dans le degré et dans l'intensité des lésions constituent des variétés mais non des espèces distinctes [1].

1. Cette remarque ne s'applique qu'aux glomérulites développées dans le cours des néphrites diffuses; nous avons vu précédemment que les glomérulites fibreuses pouvaient évoluer différemment.

CHAPITRE V

LÉSIONS DU TISSU CONJONCTIF, DES ARTÈRES ET DES VEINES.

A. — LÉSIONS DU TISSU CONJONCTIF.

Les lésions que subit ce tissu dans les néphrites sont variées et en rapport avec la nature et la durée de la maladie.

Dans la congestion simple, les cellules du tissu conjonctif attirent à elles une plus grande quantité de liquide nourricier qu'à l'état normal; leur noyau devient plus volumineux, le protoplasma de la cellule est granuleux, apparent; toute la cellule grossit.

Si la congestion est plus intense et persistante, comme cela a lieu dans les maladies du cœur non compensées, l'extravasation de la matière colorante qui accompagne cet état peut se manifester par des granulations de pigment autour des cellules, dans la trame fibreuse du rein. Presque toujours aussi les cellules plasmatiques entrent alors en prolifération et augmentent de nombre. Il en résulte que les septa cellulaires intertubulaires sont épaissis. Les éléments cellulaires qui les composent appartiennent aux cellules du tissu conjonctif. La trame celluleuse du rein est ainsi épaissie, plus résistante qu'à l'état normal, et l'organe tout entier devenu plus dense résiste énergiquement quand on veut l'écraser avec l'ongle.

Hortolès admet que les cellules du tissu conjonctif néoformé sont presque toujours, au début, des cellules de tissu conjonctif muqueux et il intitule un de ses chapitres « Histologie pathologie de la néphrite subaiguë — Stade embryonnaire et muqueux, de la lésion ». Il ne nous semble pas que ce passage du tissu conjonctif par le stade muqueux soit un phénomène constant. On l'observe toutefois lorsqu'il existe en même temps une infiltration œdémateuse de l'organe, comme dans la plupart des affections cardiaques.

Mais il se présente bien d'autres faits où le tissu conjonctif est dense, compacte, dès le début, sans avoir présenté à aucun moment l'état muqueux. Dans beaucoup de néphrites interstitielles, les travées de tissu conjonctif qui sillonnent l'organe sont en tous points comparables à celles de la cirrhose atrophique du foie à marche lente. Cette disposition du tissu conjonctif et des cellules qui sont incrustées dans sa substance, s'observe à toutes les périodes des scléroses rénales et en particulier dans les atrophies qui dérivent de lésions chroniques du système vasculaire. Le stade embryonnaire peut aussi manquer, ou, quand on l'observe, n'être représenté que par de très rares éléments immédiatement accolés aux bandes de tissu conjonctif adulte. Ces éléments se laissent envahir par la matière fibroïde et font bientôt partie de la masse du tissu conjonctif.

Dans les formes aiguës des néphrites, sous l'influence des congestions et de l'inflammation rénale, le tissu conjonctif présente des lésions inflammatoires qui consistent d'abord dans la présence d'un assez grand nombre de cellules rondes (cellules embryonnaires ou cellules lymphatiques) dans le système lacunaire du tissu conjonctif. On voit ces éléments cellulaires disposés dans les cloisons qui séparent les tubuli et dans le tissu qui entoure les glomérules. Cette lésion n'est pas absolument constante, et elle est variable suivant les points du rein examinés.

Dans les premières périodes des néphrites, tout permet de croire que cette infiltration leucocytique est un phénomène de diapédèse. Les noyaux des cellules embryonnaires sont très irrégulièrement distribués dans le tissu, mais se présentent toujours accolés aux tubes urinifères ou à la capsule glomérulaire en colonies plus ou moins nombreuses. Quand on examine des néphrites à une période plus avancée, il est très rare de retrouver les mêmes figures; aussi doit-on en conclure, ou bien que les nodules embryonnaires ont été résorbés, ou qu'ils se sont transformés en tissu conjonctif parfait.

L'augmentation du tissu conjonctif entre les tubes dans le cours des néphrites subaiguës n'est pas un fait rare; il se présente alors sous la forme fibrillaire et dissocie les divers élé-

Explication de la planche IX.

ALTÉRATIONS DES TUBES DANS LES CIRRHOSES RÉNALES

(FIGURES 3, 4, 5, 6.)

FIG. 1. *Substance corticale du rein du cochon d'Inde à l'état normal.*

a, a, coupe de deux tubes contournés; *b,b*, coupes de tubes droits.

m, substance dense et granuleuse; *c*, substance plus claire où se trouve le noyau *f*.

Il existe aussi une différence entre la substance périphérique *h* et la partie centrale *l* des cellules des tubes droits.

Les cellules des tubes contournés sont implantées obliquement, et on trouve au centre des tubes des parties *n* qui leur appartiennent.

FIG. 2. — *Néphrite diffuse subaiguë.* — Altérations diverses des cellules épithéliales. Exsudats dans les tubes.

a,a, cellules fusionnées; *n*, noyaux; *e,l*, cellules hypertrophiées présentant de fines granulations graisseuses; *f*, cavité creusée dans le protoplasma des cellules.

b,b, filaments et coagulations dans les tubes; *g'*, globules rouges; *o*, boules.

h, cellules lymphatiques contenant de la graisse et colorées en noir.

c, vaisseau capillaire; *g*, globules rouges contenus dans son intérieur.

d, section d'un cylindre hyalin contenu dans un tube de Henle. 400 diamètres.

FIG. 3. — *Cirrhose rénale.* — Les parois hyalines des tubes urinifères *p, p'* sont épaissies; on voit en *b* les noyaux de cellules plates qui existent à leur face interne sous l'épithélium. L'un de ces tubes présente en *d* un cylindre avec les empreintes *c* de cellules et de boules qui se trouvaient à sa surface au moment de sa coagulation. Le tube urinifère voisin contient des cellules *e*, desquamées et granulo-graisseuses.

m,m', tubes urinifères voisins; *v*, vaisseaux sanguins; *g*, globules rouges; *h*, globules blancs. 350 diamètres.

FIG. 4. — *Cirrhose rénale.* — Limite de deux tubes appartenant à une granulation de la substance corticale.

La cloison ou paroi hyaline du tube *a* est normale; les cellules *b, b* sont fusionnées les unes avec les autres. Le contenu des tubes montre des boules ou globes de substance protéique *c*. 350 diamètres.

FIG. 5. — *Cirrhose rénale.* — Coupe faite perpendiculairement à la direction d'un tube collecteur.

p, paroi du tube; *d*, cylindre dont on n'a dessiné que le quart; *e*, empreintes à la surface du cylindre; *a*, cellules épithéliales de revêtement; *t*, tube en anse de Henle (branche grêle); *n*, cylindre hyalin contenu dans un tube de Henle dont on voit en *e* les cellules. 350 diamètres.

FIG. 6. — *Cirrhose rénale.* — *p, p*, parois des tubes très épaissies; les tubes sont très étroits. Ils contiennent seulement de petites cellules rondes ou déformées *a* et des boules de substance protéique.

v,v, parois de vaisseaux remplis de globules rouges *g*. Dans les cirrhoses rénales, les vaisseaux développés autour des tubes dans une granulation de Bright se rompent quelquefois et constituent un petit foyer hémorrhagique. 350 diametres.

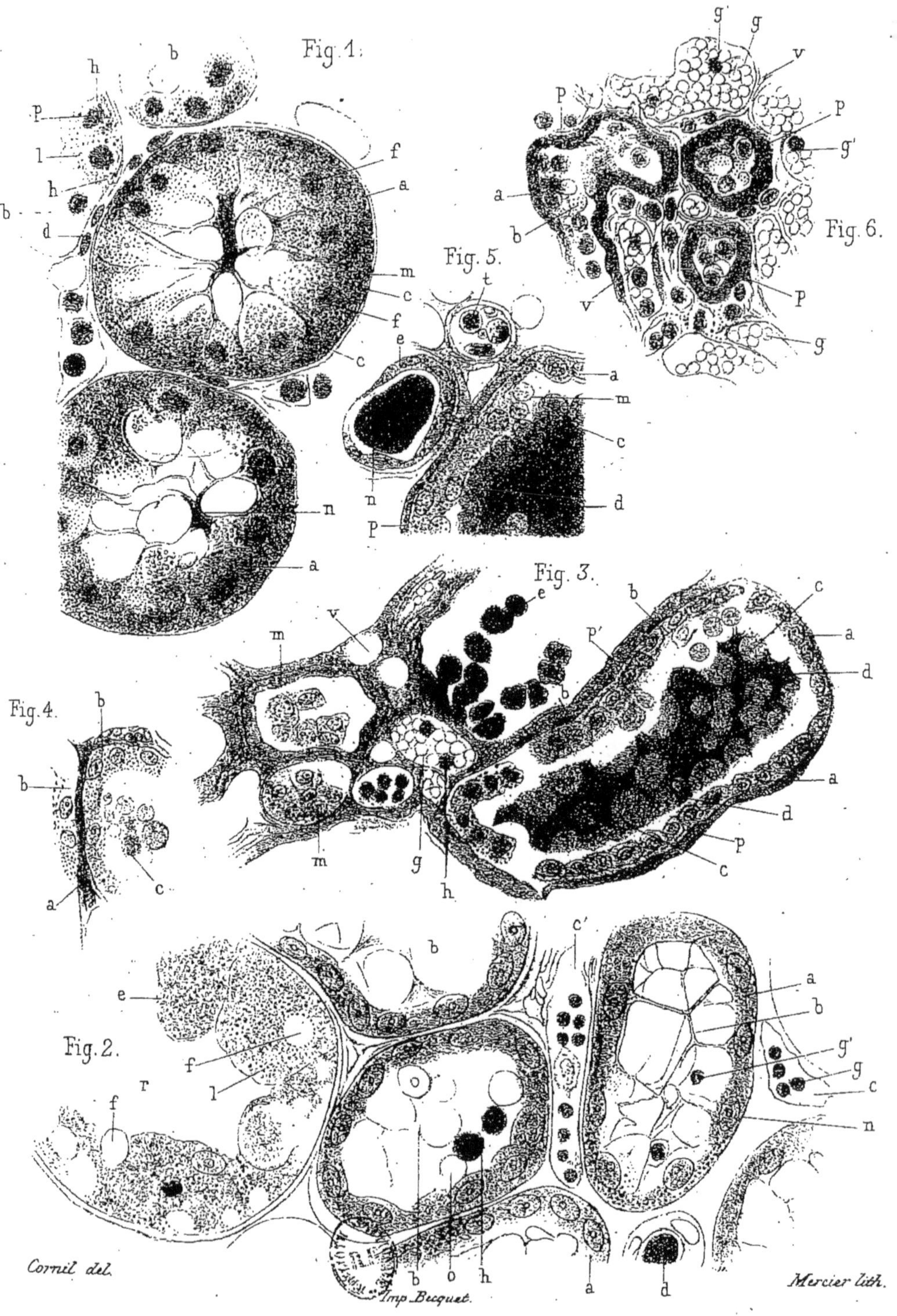

Felix Alcan Editeur,
Ancienne Librairie Germer Baillière & Cie

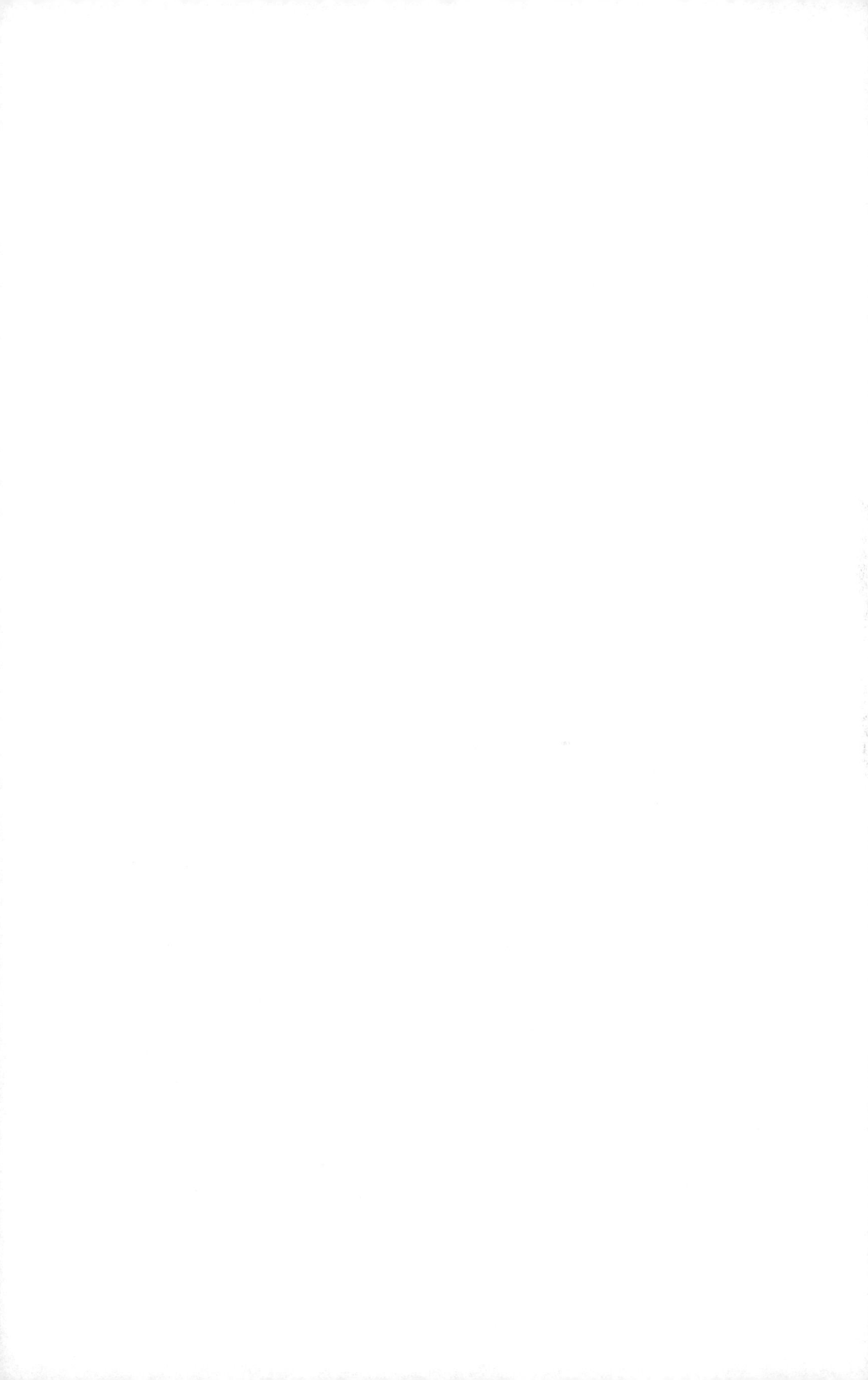

ments du labyrinthe. Cette hypertrophie est diffuse et générale; comme elle coïncide fréquemment avec une dilatation considérable des tubes et une augmentation du volume des glomérules, il en résulte une hypertrophie en masse de l'organe.

Dans certaines formes chroniques des néphrites, lorsque le rein, ayant conservé son volume, est atteint de dégénérescence graisseuse, le tissu conjonctif participe à cette altération. Le microscope montre que ses cellules sont infiltrées de graisse; il existe même des granulations graisseuses libres entre ses fibres. Le tissu conjonctif de la capsule présente les mêmes altérations, il est formé de fibrilles minces infiltrées de graisse.

Au contraire, dans les stades avancés de l'atrophie rénale, l'induration interstitielle du tissu conjonctif atteint son plus haut degré. La capsule fibreuse adhère complètement à la surface du rein qui est granuleux, mamelonné comme le foie dans la cirrhose hépatique, et la graisse manque presque toujours.

Dans tous les cas de pyélo-néphrite ou d'hydronéphrose de longue durée, et d'une manière générale dans tous les cas d'obstacle au cours de l'urine et de rétention de ce liquide, on remarque, aux dernières périodes de la lésion, des altérations du tissu conjonctif qui ne diffèrent pas des précédentes. Dans les premières périodes, quand le parenchyme rénal est infiltré, œdématié par la sérosité urinaire, le tissu conjonctif peut présenter l'aspect fibrillaire.

C'est à une lésion primitive des vaisseaux et du tissu conjonctif que doivent être rapportés les petits abcès métastatiques et la suppuration diffuse du rein, consécutifs à des embolies capillaires, dues au transport par le sang de matières putrides ou fermentescibles et à la présence de micro-organismes. Bientôt apparaissent un ou plusieurs petits points rouges, ecchymotiques, miliaires, dont le centre devient blanchâtre, puriforme, puis, toute la petite masse se transforme en un abcès. Dans ce procesus, les vaisseaux sont d'abord turgides, puis le tissu conjonctif intertubulaire s'infiltre de globules blancs et se ramollit. En même temps, les cellules épithéliales des tubuli deviennent granuleuses; quand l'abcès est formé on trouve, dans le liquide, des globules blancs, des cellules épithéliales grenues et des débris du tissu cellulaire. Comme nous l'avons dit plus haut, les membranes hyalines des tubes offrent une

Explication de la planche X.

ALTÉRATIONS DU TISSU CONJONCTIF ET DE LA PAROI HYALINE DES TUBES

Fig. 1. — *Cirrhose rénale.* — Coupe transversale passant à travers la substance corticale.

On voit, entre les tubes, un tissu conjonctif dense *t, t,* formé de fibrilles fines, et contenant une assez grande quantité de cellules embryonnaires *d* ou de petites cellules fusiformes. Cette disposition du tissu conjonctif se trouve en particulier dans la variété de néphrite que nous avons appelée néphrite interstitielle diffuse subaiguë. Dans les cirrhoses rénales, le tissu fibreux est généralement moins riche en cellules, sauf par points isolés.

b,c, cellules de revêtement d'un tube, peu altérées; *n,m,* granulations graisseuses dans les cellules de tubes voisins.

Tous les tubes contiennent des exsudats réticulés ou en boules.

Les parois hyalines des tubes ne sont pas épaissies.

Fig. 2. — *Cirrhose rénale.* — Altération de la paroi hyaline des tubes.

La figure représente un tube droit, tapissé d'un épithélium cubique clair à noyau très apparent *a, a, a.*

Au-dessous de ce revêtement épithélial on aperçoit de place en place des noyaux *b, b,* appartenant à des cellules plates immédiatement appliquées à la face interne de la membrane propre du tube. Ces éléments s'observent rarement; il est difficile de dire quelle est leur origine.

La membrane hyaline du tube *p* est très épaissie.

Au centre du tube il existe un cylindre hyalin sur les bords duquel on voit les empreintes *c, c, d, d,* de cellules ou de boules. Ce cylindre contient aussi des boules dans son intérieur.

Fig. 3. — *Cirrhose rénale.* — Atrophie du rein très avancée.

a, tissu conjonctif très serré formé de fibrilles et de cellules plates.

b, section d'un tube urinifère atrophié dont le revêtement est formé de trois petites cellules cubiques, et qui présente au centre de sa lumière la section d'un petit cylindre colloïde.

h, autre tube contenant un cylindre colloïde dont les cellules sont très aplaties.

c, cellules de revêtement d'un petit kyste formé aux dépens d'un tube urinifère et qui contient une substance colloïde *e* à lames concentriques, et un amas granuleux central *f,* formé de granulations d'hématine.

v, vaisseau sanguin.

g, tube urinifère dont la lumière est libre.

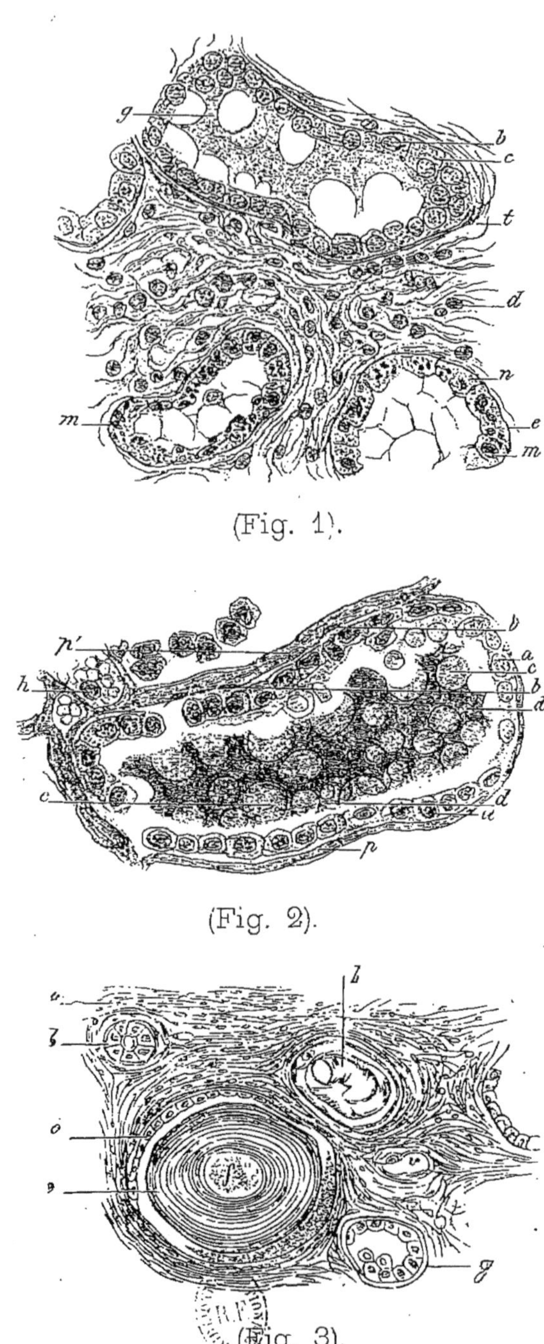

(Fig. 1).

(Fig. 2).

(Fig. 3).

Félix Alcan, Éditeur

Ancienne Librairie Germer Baillière et Cie

certaine résistance, qui oblige les globules blancs à se tasser sur plusieurs rangs, le long de leurs parois, avant que la rupture ne survienne et qu'ils ne fassent irruption dans les tubes.

Les tumeurs du rein, les fibromes, les tubercules, les gommes syphilitiques, le carcinome, naissent aussi dans le tissu conjonctif, et s'y développent; leur début se manifeste par un épaississement des cloisons intertubulaires qui sont infiltrées par des éléments cellulaires nouveaux.

Toutes les altérations du tissu conjonctif que nous avons signalées précédemment sont secondaires à des affections rénales congestives ou inflammatoires, aiguës ou chroniques (nous en exceptons bien entendu les néoplasmes). Mais le tissu conjonctif peut-il s'hypertrophier simplement sous l'influence de causes inconnues? Certains agents irritants auraient-ils la propriété d'activer son développement et d'agir à peine sur les épithéliums et les glomérules? Toujours est-il qu'on rencontre des néphrites dans lesquelles le tissu conjonctif est formé par un feutrage serré, les épithéliums lésés sont reconnaissables, les tubes perméables, les glomérules, les artères et les veines à peu près sains.

B. — LÉSIONS DES VAISSEAUX DU REIN (ARTÈRES, VEINES, CAPILLAIRES)

Les artères rénales sont assez souvent le siège d'oblitérations causées soit par un caillot migrateur, soit par des végétations de l'endartère dues à une artérite chronique avec athérome; ces lésions siègent soit sur l'artère rénale elle-même, soit, ce qui est le plus commun, sur une ou plusieurs de ses branches principales, à la limite de la substance corticale et de la substance tubuleuse. Ces altérations sont souvent suivies de l'apparition d'un ou plusieurs infarctus. Nous décrirons bientôt ces infarctus rénaux en détail suivant les périodes de leur évolution.

Les lésions de l'artérite aiguë et subaiguë sont les mêmes dans le rein que dans les autres organes.

On peut voir, par exemple, se développer une inflammation des artérioles rénales à la suite de certaines néphrites albumineuses, mais cette altération qui porte surtout sur les glomérules de Malpighi atteint les artérioles de moyen calibre assez légèrement pour qu'il ne s'ensuive pas d'obstruction véritable et de gêne absolue à la circulation. Dans les formes les plus intenses, il y a diapédèse des globules blancs et destruction rapide des épithéliums, nécrose et dégénérescence granulo-graisseuse, ou bien les cellules embryonnaires sont résorbées et la néphrite continue son évolution.

Dans les néphrites chroniques, les parois des artérioles s'épaississent en même temps que tout le tissu cellulaire de l'organe. Mais ici il faut distinguer au moins deux cas. Si les glomérules sont le siège d'une inflammation marquée, les artérioles en sentiront le contre-coup et leur membrane interne s'épaissira.

Si au contraire l'irritation artérielle se fait par la périphérie, le calibre du vaisseau restera intact, mais la membrane externe sera complètement noyée dans le tissu conjonctif périphérique épaissi. Ces conditions se trouvent réalisées dans certaines néphrites où la glande est primitivement atteinte, et où le tissu conjonctif situé autour des tubes s'épaissit sans qu'il y ait à proprement parler de lésion vasculaire.

L'artérite chronique caractérisée par l'épaississement, l'induration, l'état fibreux de la paroi, et le rétrécissement du calibre des artères, existe dans beaucoup de néphrites chroniques aussi bien que dans l'athérome généralisé.

A l'œil nu, sur une coupe du rein, on voit la lumière des artères béante, et leur trajet est représenté par des lignes opaques. Les mêmes caractères s'observent au microscope avec un faible grossissement, qu'on examine les vaisseaux suivant leur direction longitudinale ou transversale. La membrane externe et la membrane moyenne, dans sa partie la plus extérieure, offrent une certaine opacité. Cette apparence est due quelquefois à la présence de granulations graisseuses, mais le plus souvent, elle reconnaît pour cause une grande quantité de fibres élastiques et de fibres de tissu conjonctif qui, par leur cohésion, interceptent la lumière directe. La membrane interne a presque toujours subi alors un épaississement notable, ce dont on s'assure par l'examen des coupes transversales des artères. Cet épaississement est constitué par des cellules de nouvelle formation; le calibre du vaisseau en est plus ou moins diminué. Cette endartérite est toujours très prononcée dans les artères oblitérées à la suite de thrombose ou d'embolie coïncidant avec les infarctus anciens du rein, et elle ne manque jamais non plus dans les parties fibreuses des reins atteints de néphrite interstitielle.

Les artères rénales sont, avec les glomérules de Malpighi, le siège d'élection de la dégénérescence amyloïde.

Un des points qu'il importe le plus d'établir dans les altérations des artères du rein, c'est de savoir si elles sont primitives ou secondaires, si elles dominent la lésion rénale, ou si elles n'en constituent qu'une partie. Il est des circonstances où cette distinction est facile à établir, par exemple dans les artérites chroniques généralisées avec athérome dont il a été question plus haut; mais dans les néphrites chroniques diffuses, la chose peut être malaisée à reconnaître. On ne saurait donc trop recommander dans ces faits d'examiner l'organe sur des coupes longitudinales et transversales pratiquées à différentes hauteurs. Il sera toujours possible alors de juger en tout état de cause et de constater l'altération prédominante. Nous rappellerons simplemement ici, ne voulant pas empiéter sur une discussion qui aura sa place ailleurs, que l'endartérite proliférante n'est pas toujours une lésion primitive, qu'elle peut être secondaire et par conséquent accessoire : si l'on veut interpréter l'évolution et la pathogénie des lésions dans le rein comme dans tout autre organe, il est indispensable d'avoir toujours présente à l'esprit cette distinction.

Les capillaires rénaux ne peuvent être isolés du tissu conjonctif des cloisons, et pour étudier leurs altérations, on se contente de l'examen de sections minces du stroma du rein.

Dans les infarctus, ils sont complètement oblitérés, soit par de la fibrine et du sang, soit par les produits des métamorphoses de la fibrine et du sang.

Dans les néphrites chroniques accompagnées de dégénérescence graisseuse, leurs parois, de même que les lacunes interfibrillaires du tissu conjonctif du stroma, montrent des cellules et des noyaux infiltrés de granulations graisseuses. Enfin leur paroi s'épaissit par la formation d'éléments nouveaux dans la néphrite interstitielle, et leur volume diminue peu à peu. Au dernier terme du processus, ils sont réduits à l'état de fentes ou de cercles extrêmement petits dans lesquels on distingue un ou deux éléments colorés. Ils se laissent difficilement reconnaître alors des branches grêles des anses de Henle pareillement atrophiées dans les plaques de sclérose.

Dans les abcès du rein, leurs parois sont traversées par les cellules lymphatiques, et lorsque la collection a acquis un certain développement, ils se rompent et disparaissent. Dans la leucocythémie, ils persistent au milieu des îlots d'éléments embryonnaires et se laissent simplement traverser par eux.

Recklinghausen a appelé l'attention sur une altération spéciale de la paroi des capillaires qu'il a appelée dégénérescence hyaline. La paroi des capillaires, dans cette altération, paraît simplement épaissie. La matière hyaline qui infiltre la paroi est absolument amorphe, extrêmement ténue et laisse passer la lumière. C'est, si l'on veut, une altération analogue à celle de la paroi anhiste des tubes urinifères, avec cette différence qu'elle paraît beaucoup moins dense et beaucoup moins réfringente. Il est actuellement impossible de dire si cette substance a une constitution chimique bien définie ou si l'aspect qu'elle présente ne dépend pas d'une simple modification physique de la paroi des capillaires. Peut-être est-ce la substance même des capillaires légèrement épaissie et condensée qui donne cet aspect. La même altération peut se rencontrer sur les capillaires du glomérule.

Les *lésions des veines* du rein sont : la thrombose et la phlébite aiguë, qui déterminent, comme cela résulte de plusieurs observations, le passage de l'albumine dans l'urine ; la phlébite chronique caractérisée par un épaississement de toutes les parois de la veine, dû à une formation nouvelle d'éléments du tissu conjonctif. Ces phlébites chroniques pouvant amener une oblitération complète, s'observent dans la néphrite interstitielle de la dernière période des cirrhoses rénales, dans les pyélonéphrites avec atrophie rénale, et dans les infarctus anciens devenus fibreux.

TROISIÈME PARTIE

DESCRIPTION DES ALTÉRATIONS DU REIN PRISES EN PARTICULIER

CHAPITRE PREMIER

CONGESTION RÉNALE

Nous nous occuperons successivement de la congestion rénale aiguë et de la congestion rénale chronique, dans laquelle nous comprendrons les modifications du parenchyme consécutives aux maladies du cœur (rein cardiaque). Nous décrirons les infarctus dans un chapitre spécial.

a. — *De la congestion rénale aiguë.*

La congestion rénale aiguë est un type anatomo-pathologique beaucoup plus difficile à observer qu'on ne le supposerait au premier abord. Sans doute des congestions rénales aiguës surviennent dans beaucoup de maladies générales graves telles que la variole, la scarlatine, la fièvre typhoïde, la diphthérie; sans doute également elles s'observent comme première manifestation des néphrites spontanées ou expérimentales, mais en pareilles circonstances leur durée est tout à fait éphémère.

La phase congestive des néphrites proprement dites, et en particulier des néphrites expérimentales dont on peut régler l'action dans une certaine mesure, est une des plus faciles à observer, mais il est rare qu'elle ne soit pas mélangée à des lésions d'ordre inflammatoire. Cette remarque s'applique à plus forte raison aux congestions rénales des maladies épidémiques qui sont presque toujours des congestions bâtardes dans lesquelles il faut savoir discerner des lésions congestives, des lésions inflammatoires et même des lésions dégénératives.

L'élément congestif n'est bien souvent qu'un élément accessoire, la maladie générale qui produit la congestion, déterminant, suivant son importance, suivant qu'elle est plus ou moins toxique, des lésions d'un tout autre ordre (tuméfaction, trouble ou nécrose des épithéliums, dégénérescence graisseuse aiguë, raptus sanguins hémorrhagiques), qui doivent être rangées parmi les lésions purement dégénératives ou destructives.

C'est donc exceptionnellement que les maladies infectieuses fournissent l'occasion d'étudier la congestion rénale débarrassée de tout élément étranger.

D'autre part, il existe beaucoup de maladies ou d'intoxications qui amènent dans le rein des congestions d'une violence extrême, mais passagères, et dont les malades ne meurent pas. Il nous suffira de signaler l'impaludisme et l'intoxication par la poudre de cantharide. La congestion, dans ces deux cas, se termine quelquefois par hématurie, et néanmoins bientôt tout rentre dans l'ordre. Dans la goutte, dans le diabète, pareilles complications se produisent d'une façon accidentelle.

C'est donc surtout dans ces dernières conditions, que l'on pourra le plus avantageusement étudier la congestion rénale aiguë, si une complication inattendue amène l'issue fatale; c'est précisément ce que l'on observe dans les accès pernicieux de la fièvre intermittente, c'est ce qui se produit aussi dans le diabète qui se termine par des accidents cérébraux et dans certains traumatismes du crâne qui s'accompagnent de congestions viscérales généralisées. On étudiera aussi avec avantage la congestion rénale dans les premières heures qui suivront l'empoisonnement expérimental par la cantharidine injectée à dose minime.

Les résulats fournis par cette étude permettront alors de comprendre les congestions rénales accidentelles qui peuvent survenir dans le cours ou à la dernière période des néphrites chroniques.

La congestion rénale se traduit à l'œil nu par la rougeur de la surface du rein et de son tissu examiné sur une coupe au niveau de la substance corticale et de la substance médullaire. Celle-ci, pâle à l'état normal, est uniformément rouge, et l'abondance du sang est telle, qu'il s'écoule des vaisseaux au moment de la section de l'organe. En examinant attentivement à l'œil nu ou à la loupe une section longitudinale du rein, on détermine très aisément la position des vaisseaux de la substance intermédiaire qui sont gorgés de liquide et des glomérules de Malpighi qui font une saillie appréciable sous forme de petits grains rouges turgides. La substance corticale et la substance médullaire sont sillonnées par des stries plus foncées que la substance rouge sombre sur laquelle elles se détachent; ces stries correspondent aux vaisseaux droits et aux artères glomérulaires énormément distendues.

Les reins congestionnés sont presque toujours augmentés de volume. La capsule elle-même est distendue et, immédiatement au-dessous d'elle, on aperçoit les étoiles de Verheyen dilatées. L'augmentation de volume n'est pas constante, mais elle peut varier du simple au double.

A l'examen microscopique des coupes durcies, on peut voir des globules rouges en quantité plus ou moins grande dans la capsule des glomérules et dans la lumière des tubes urinifères. Le sang se retrouve en nature, ou sous forme d'hémoglobine dissoute ou pigmentaire, dans les urines et dans les exsudations contenues dans les tubes; il teint en jaune les cylindres hyalins; des granulations de pigment se montrent par places dans les cellules des tubes contournés et dans les tubes.

Les glomérules eux-mêmes offrent les modifications que nous avons signalées plus haut à propos de la congestion glomérulaire, et les capillaires intertubulaires montrent, sur une section, leur lumière uniformément occupée par des globules rouges. En comparant à un faible grossissement, une coupe transversale faite à la partie moyenne de la pyramide sur un rein normal et sur un rein congestionné, on juge immédiatement de la différence : elle ne porte absolument que sur les petits vaisseaux, dont le calibre est manifestement accru.

Parmi les congestions des maladies générales, nous signalerons particulièrement celles qui accompagnent les accès graves des fièvres intermittentes. Kelsch et Kiener [1] ont eu

1. Kelsch et Kiener, Sur les altérations paludéennes du rein. *Archives de physiologie*, février 1882.

l'occasion de les étudier fréquemment, et c'est d'après eux que nous donnons les détails qui suivent.

Ces auteurs décrivent la congestion qui accompagne les maladies paludéennes sous la dénomination de *congestion hématurique ou hémoglobinurique.* Ils ont eu soin de choisir pour cette étude des individus sans antécédents paludéens ou n'ayant eu que de légères atteintes de fièvre intermittente ; dans tous les cas les malades avaient succombé rapidement à un accès pernicieux. La mort était survenue assez rapidement pour que l'on ait eu à peine le temps d'examiner l'urine, qui était albumineuse et d'une couleur brun sombre grâce à la présence de l'hémoglobine dissoute. Elle déposait un sédiment brunâtre contenant des cylindres hyalins, des globules blancs ou rouges et des moules formés d'une matière granuleuse brune; ou bien cette urine était rutilante, ce qui était dû à la présence d'une grande quantité d'hématies. A l'autopsie, on trouvait le rein fortement hypérémié et augmenté de volume.

A l'examen histologique, les cellules du rein obtenues par le raclage de la substance corticale, avant l'action de tout réactif, paraissent granuleuses; leur protoplasma est teint uniformément en brun noir ou contient de très fines granulations pigmentaires.

Sur les coupes obtenues après l'action durcissante de la liqueur de Müller, on trouve, dans la plupart des tubes, les épithéliums déjà modifiés, présentant un contour inégal, frangé et déchiqueté. De place en place, les cellules épithéliales des tubuli contorti sont gonflées, granuleuses et sombres à leur base, et elles se terminent du côté de la lumière du tube par un renflement hémisphérique incolore, translucide. Ce sont des cellules vésiculeuses, toutes prêtes à verser leur contenu liquide dans la lumière du tube.

Dans l'espace limité par les cellules épithéliales s'accumulent des éléments sphériques translucides ou des blocs de matière granuleuse ayant le même aspect que le protoplasma des cellules épithéliales, des globules rouges et des noyaux de cellules.

Ces divers produits ne tardent pas à se fusionner et constituent des moules cylindriques hyalins granuleux ou pigmentaires.

Suivant la proportion de la matière hyaline ou de la matière pigmentaire, ces moules sont hyalins, homogènes, pâles, translucides et semblables à une solution de gomme arabique, ou bien granuleux, opaques, brunâtres. Ces moules ou cylindres entraînent avec eux des globules rouges, des leucocytes ou des cellules épithéliales : on les retrouve dans les tubes droits et collecteurs dont l'épithélium est généralement conservé.

Les vaisseaux des glomérules de Malpighi présentent des dilatations partielles ou générales, leurs cellules endothéliales sont pigmentées quand il y a hémoglobinurie, mais on y trouve peu de globules blancs chargés de pigment noir, tandis qu'ils sont en quantité considérable dans les principaux viscères, rate, foie, cerveau, et dans les séreuses, méninges et péritoine.

Les globules pigmentés ne paraissent pas pouvoir sortir facilement par diapédèse.

Entre le bouquet glomérulaire et la capsule, on trouve un exsudat muqueux sous forme de globules extrêmement nombreux, que les auteurs précités considèrent comme une sécrétion de l'épithélium de revêtement de la capsule de Bowmann. Ils admettent d'ailleurs également que les cellules des tubes droits et collecteurs sécrètent des globes muqueux.

La description précédente, qui reproduit les principaux faits observés par Kelsch et Kiener, montre quelle intensité l'hypérémie rénale peut acquérir; mais déjà, dans cette hypérémie, il existe des lésions qui permettent de la distinguer des hypérémies et des congestions simples. En effet, les altérations du sang sont considérables, beaucoup de globules sont détruits et la dissolution des globules rouges donne lieu au passage de l'hémoglobine en nature. Celle-ci se dépose alors dans les cellules sous forme de granules pigmentaires amorphes, ou elle teint en jaune brunâtre les différentes substances avec lesquelles elle se trouve en contact prolongé.

On remarquera également que les cellules des tubuli contorti sont déjà altérées ; quelques-unes mêmes « présentaient des noyaux en *bissac* et en voie de division » (Kelsch et Kiener).

Suivant les maladies, on trouverait dans les congestions rénales certaines différences de détail assez intéressantes, qu'il nous est impossible de passer ici en revue. Il suffit d'avoir montré par un exemple ce qui sépare la congestion simple de certaines congestions symptomatiques des maladies infectieuses.

Comme nous le disions plus haut, la congestion rénale des accès pernicieux des fièvres intermittentes doit sa physionomie propre à l'altération profonde du liquide sanguin, et à ce fait qu'il existe dans le sang lui-même une grande quantité d'hémoglobine dissoute.

Aussi l'expression de congestion hématurique ou hémoglobinurique choisie par Kelsch et Kiener pour la caractériser nous semble excellente et doit être conservée.

L'hémoglobinurie symptomatique de l'impaludisme reconnaît donc comme cause immédiate une destruction des globules sanguins, et c'est en grande partie à l'élimination de l'hémoglobine que sont dus les accidents observés du côté du rein.

A cet égard, il est intéressant de rapprocher les résultats qui ont été obtenus par l'expérimentation.

Marchand et Lebedeff [1] sont arrivés à produire l'hémoglobinurie artificielle par différents procédés. Ils injectaient dans les veines des animaux mis en expérience le sang d'un animal d'espèce différente ou du sang dissous dans l'eau, ou bien encore un mélange d'iode et de glycérine. L'hémoglobinurie peut être encore obtenue en pratiquant des brûlures étendues à la surface de la peau, en empoisonnant les animaux avec des champignons vénéneux ou en leur administrant des doses progressives de chlorate de soude pendant plusieurs jours. Lebedeff est arrivé à donner cette substance à doses progressives, de façon à en faire absorber 60 grammes en l'espace de neuf jours. Ce sel amène d'abord de la polyurie, puis de l'hémoglobinurie et enfin la mort de l'animal.

D'après la description et les dessins de Lebedeff, le passage de l'hémoglobine dans la lumière des tubes urinifères amène dans le rein des modifications très importantes que nous résumons : les anses capillaires des glomérules sont remplies de sang, la lésion de la capsule des glomérules se borne à une petite quantité d'exsudat homogène ou granuleux disposé en forme de croissant entre la capsule et le bouquet glomérulaire. Le revêtement épithélial de la capsule est hypertrophié et en partie desquamé.

1. Lebedeff, in *Virchow's Archiv.*, t. XCI, p. 267, 1883.

Au niveau des tubes contournés, les cellules striées se présentent souvent creusées de vacuoles. Elles montrent, à leur surface libre, des gouttelettes homogènes sécrétées par elles qui s'en détachent pour devenir libres dans la lumière des tubes.

L'exsudat contenu dans les tubes est formé de gouttelettes homogènes ou d'un réticulum englobant des blocs hyalins. Dans les canalicules de Henle et dans les canaux droits on trouve des cylindres hyalins ; dans les tubes collecteurs, ces cylindres sont souvent granuleux. Le nombre des cylindres est en raison directe de la durée de l'intoxication et du degré de la lésion des cellules.

On produit aussi de l'hémoglobinurie par l'injection de toluylendiamine, substance qui détermine en même temps, chez le chien, de l'ictère [1].

Les altérations indiquées dans ces faits d'hémoglobinurie artificielle sont certainement comparables à celles des congestions rénales communes et des congestions d'origine paludéenne observées chez l'homme. Déjà, cependant, les lésions des cellules prennent une certaine importance ; il est probable d'ailleurs que certaines des substances injectées par Lebedeff doivent produire à la longue tout autre chose qu'une dissolution du sang, et agir directement sur le parenchyme rénal. La glycérine iodée et le chlorate de soude ne doivent pas être absous, avant démonstration complète, de toute action irritante. Néanmoins ces expériences sont très instructives et devaient être signalées.

L'hémorrhagie rénale ou hématurie est une terminaison ou un accident possible de la congestion rénale arrivée à un certain degré. On ne trouve pas dans l'urine, comme précédemment, d'hémoglobine dissoute ou sous forme de granulations amorphes, mais un grand nombre de globules sanguins parfaitement reconnaissables à leur forme et à leurs réactions spéciales. On peut, en même temps qu'eux, trouver dans l'urine

1. AFANASSIEW, Uber Icterus und Hoëmoglobinurie, etc. in *Zeitschrift für Klinische Medicin*, t. VI, fasc. 4, 1883.

On trouvera également dans les Comptes rendus de la Société de médecine interne de Berlin (*Semaine Médicale*, 1883), une discussion sur l'hémoglobinurie et l'hémoglobinhémie à laquelle ont pris part Litten, Liebreich, etc.

de véritables cylindres ou filaments fibrineux formés de fibrine pure englobant des cellules lymphatiques.

Sur les coupes du rein, on observe des tubes dilatés dans une grande partie de leur étendue par du sang en nature. L'hémorragie peut être assez abondante dans les tubes pour déterminer une pression excentrique qui aplatisse les épithéliums contre leur paroi.

Parrot a décrit dans les *Archives de physiologie* [1], sous le nom de *Tubulhématie rénale chez les nouveaux-nés*, deux faits anatomo-pathologiques dans lesquels il a trouvé les tubes de la substance médullaire remplis par des globules sanguins disposés en colonnes creuses à leur partie centrale. Il considère cette altération comme absolument particulière et émet des doutes sur sa nature et sur sa pathogénie. Après la lecture des deux observations qu'il donne et l'examen des planches qu'il joint à son mémoire, on ne peut rester dans le doute, on est certainement en présence d'une hémorrhagie rénale tout à fait analogue à celles que nous venons d'indiquer. Nous ne pensons pas qu'il faille attacher d'importance à cette disposition particulière des globules sanguins dans les tubes; c'est là un simple détail d'arrangement des hématies; quant à la maladie causale, elle fut absolument méconnue; dans ces deux cas, les enfants avaient présenté une coloration bronzée de la peau, des accidents encéphalopathiques qui avaient amené la mort. Parrot suppose qu'il avait affaire à une dyscrasie primitive du sang (aglobulie et probablement aussi altération des globules rouges).

b. — *Congestion rénale chronique* (rein cardiaque).

La congestion passive prolongée du rein, sous l'influence des maladies du cœur mal compensées, provoque généralement, dans le parenchyme, des lésions plus profondes que la congestion simple. Dans ces dernières années, cette question a été, à différentes reprises, étudiée par les histologistes et les avis se sont partagés : les uns ne voulant voir dans les lésions rénales consécutives aux maladies du cœur autre chose qu'une congestion chronique simple, d'autres prétendant que la lésion rénale, en

1. *Archives de physiologie*, 1873.

pareil cas, était une néphrite diffuse ou encore une néphrite interstitielle. Pour éclairer la pathogénie de cette altération, les expérimentateurs ont étudié l'influence de la ligature totale ou de la ligature incomplète de la veine émulgente sur la circulation rénale. Nous aurons à signaler la plupart de ces travaux, qui ont d'ailleurs jeté une certaine lumière sur cette intéressante question.

Et d'abord, rappelons les caractères anatomo-pathologiques et histologiques de la congestion rénale due aux maladies du cœur.

Les reins sont habituellement très hypérémiés dans les maladies du cœur, il faut ajouter dans les maladies du cœur non compensées, arrivées à la période d'asystolie ou accompagnées de loin en loin de crises asystoliques. Du moment où le cœur droit est insuffisant à sa tâche, que le cœur gauche ou le poumon aient été le point de départ de cette insuffisance, les lésions observées du côté du rein sont absolument identiques, et il est impossible, dans une description anatomo-pathologique, de les séparer. Donc, au point de vue pathogénique, l'hypérémie passive du rein chez l'homme reconnaît toujours un obstacle à la circulation du sang dans la veine cave inférieure. Ce sont là des faits établis depuis longtemps, mais utiles à rappeler parce qu'ils expliquent la physionomie toute spéciale de cette altération dont on a discuté dans ces derniers temps la nature, et sur laquelle on était loin d'être d'accord. Nous croyons qu'il est possible de faire cesser ce malentendu en étudiant attentivement les modifications dont les reins sont le siège.

Les reins sont, en même temps qu'hypérémiés, augmentés de volume, tout au moins dans la première période. Leur capsule se détache facilement. Leur surface est lisse, très rouge, et laisse voir les étoiles veineuses de Verheyen remplies de sang. Sur une surface de section passant par leur grand diamètre, on voit la substance corticale et la substance des pyramides couvertes de sang veineux; après le lavage, la substance des pyramides paraît plus foncée que la substance corticale. Dans celle-ci, néanmoins, on aperçoit de très petits points rouges dus au remplissage des bouquets vasculaires des glomérules. Ces derniers organes se présentent souvent comme une ecchymose brunâtre, punctiforme, lorsqu'une hémorrhagie s'est faite dans la capsule de Bowmann. Quelquefois on aperçoit à l'œil nu des lignes rouges sinueuses qu'on pourrait prendre au premier abord pour des capillaires dilatés, et qui ne sont autres que des canalicules urinaires remplis de sang, ainsi que le montre l'examen microscopique.

A un degré plus avancé, lorsque les malades ont présenté les signes de la cachexie cardiaque lente et prolongée, l'organe est généralement induré, plus résistant qu'à l'état normal, et, lorsqu'on essaye d'enfoncer son tissu avec le bord tranchant de l'ongle, on n'y arrive qu'avec une certaine difficulté. Il présente même quelquefois des mamelons à large base, la capsule se détache moins facilement, le couteau détermine dans l'organe des coupes d'une grande netteté, ce qui est dû à la plus grande fermeté du parenchyme. Cette variété de rein cardiaque est celle qui a été le plus longuement discutée : les caractères macroscopiques font soupçonner une augmentation du tissu conjonctif; l'examen microscopique confirme cette première impression. Doit-on appliquer à cette lésion la dénomination de néphrite interstitielle ? C'est ce que nous verrons bientôt.

Si l'on examine au microscope, à un faible grossissement, des coupes faites à l'état frais, c'est-à-dire sans avoir fait agir aucun réactif, on ne voit, dans la plupart des tubes contournés de la substance corticale, aucune lésion; on constate seulement l'état des vaisseaux capillaires glomérulaires et intercanaliculaires qui sont distendus et remplis de sang.

Mais, cependant, il existe de loin en loin des groupes de canalicules ou des canalicules isolés qui sont opaques à la lumière transmise; là, en employant un plus fort grossissement, on découvrira une dégénérescence granulo-graisseuse des cellules. Ailleurs, quelques tubes présenteront dans leurs cellules épithéliales des granulations pigmentaires jaunâtres ou brunes provenant de la matière colorante du sang.

Quelquefois, on aura affaire à des apoplexies glomérulaires; entre le bouquet du glomérule et la capsule, on trouvera des globules rouges en quantité plus ou moins grande, ou une substance hyaline, colloïde, colorée en jaune brun par le sang; quelques-uns de ces glomérules pourront être transformés en petits kystes, par le refoulement et l'atrophie du bouquet glomérulaire déterminés par cet exsudat.

Lorsque les tubes urinifères sont remplis par du sang en nature, par de nombreux globules rouges, les cellules épithéliales sont comprimées, aplaties, refoulées contre la paroi hyaline du tube par l'épanchement sanguin.

Au niveau de la pyramide, c'est très fréquemment la disposition inverse qui s'observe, tous les vaisseaux capillaires étant distendus à l'excès, et les tubes comprimés sur tous les points de leur circonférence [1].

La congestion rénale chronique, lente et très prolongée, amène du côté du parenchyme des lésions que nous avons déjà indiquées dans nos généralités sur les modifications des cellules, et dont les plus ordinaires sont les suivantes : le bord des cellules épithéliales des tubes contournés est abrasé, leur hauteur moindre qu'à l'état normal et le bord libre fréquemment limité par la cuticule striée que nous avons figurée (voyez *fig.* 1, *pl.* I). La bordure des cellules est alors homogène, transparente, striée de lignes parallèles entre elles, et perpendiculaires au bord des cellules, de telle sorte que leur bord libre ressemble beaucoup au bord strié des cellules de l'épithélium cylindrique de l'intestin. Ce sont là des modifications du revêtement cellulaire très nettes, mais qui n'ont pas une grande importance au point de vue du fonctionnement des cellules, car elles paraissent normales dans le reste de leur étendue.

La lumière des tubes est à peine élargie ; elle est libre, ou contient quelques exsudations transparentes et hyalines, exsudations plus sombres et plus compactes à la suite des poussées congestives ou lorsqu'il s'est produit une hémorrhagie partielle ou générale au niveau des glomérules.

La lésion du tissu conjonctif consiste dans un léger épaississement des cloisons qui séparent les tubes ou qui entourent les capsules des glomérules, et dans une augmentation des cellules plates ou fusiformes ; on trouve également de place en place quelques cellules rondes dans ce tissu. Pour constater ces lésions, il est nécessaire d'examiner des coupes très minces et perpendiculaires à la direction des irradiations médullaires. On juge mieux ainsi d'un léger épaississement des cloisons intertubulaires.

1. On sait que Ludwig a démontré expérimentalement la possibilité de l'anurie à la suite d'un obstacle à la circulation veineuse.

Dans les premiers degrés de cette cirrhose rénale, les faisceaux de tissu conjonctif sont assez uniformément augmentés de volume en quelque endroit qu'on les examine; plus tard, dans les périodes avancées du rein cardiaque, le tissu conjonctif néoformé est distribué plus irrégulièrement, et forme, dans certains points, des plaques assez épaisses.

Mais il ne faut pas oublier que, dans la très grande majorité des cas, le rein cardiaque correspond à la congestion chronique décrite plus haut, sans que le tissu conjonctif acquière un développement très appréciable.

Quand la cirrhose prend un développement plus considérable, elle a certains lieux d'élection : dans la substance corticale, c'est principalement la région immédiatement sous-jacente à la capsule et surtout au voisinage des étoiles de Verheyen; dans la substance tubuleuse elle existe surtout dans la pyramide, entre les gros tubes collecteurs.

Si aucune autre cause que la maladie cardiaque n'a porté sur le rein, les artères sont absolument saines : du moins l'endartère n'est pas épaissie. Les artérioles qui passent au niveau ou au milieu d'une plaque de sclérose présentent un léger épaississement de leur tunique adventice, leur calibre étant d'ailleurs normal. Les glomérules sont normaux, très rarement sclérosés, presque toujours congestionnés, ou tout au moins dilatés. Sur une coupe passant par leur grand axe, on voit leurs anses béantes remplies de globules sanguins ou complètement vides si le rasoir a chassé les hématies.

Le tissu fibreux s'édifie lentement dans la congestion rénale chronique d'origine cardiaque; il présente dans presque tous les points l'état adulte, mais il peut offrir par place un état inférieur, c'est-à-dire la disposition du tissu conjonctif muqueux. Rien ne permet d'affirmer que le tissu conjonctif, avant d'arriver à l'état adulte, passe nécessairement par l'état muqueux, mais c'est une forme relativement fréquente dans les congestions ou œdèmes chroniques du rein[1].

Ajoutons enfin que le système artériel ne présente de lésions marquées, que s'il y a coexistence d'athérome ou production

1. M. Cuffer a soutenu dans un mémoire intitulé : *Recherches sur la néphrite interstitielle cardiaque ou rein cardiaque*, 1878, que l'œdème lymphatique joue un rôle aussi important que l'œdème veineux.

d'embolies, bientôt suivies de l'apparition d'infarctus rénaux.

L'évolution des lésions rénales, dans la congestion chronique, nous semble, d'après ce qui précède, assez facile à établir, et nous ne croyons pas qu'il soit utile d'invoquer, pour expliquer leur enchaînement, l'existence d'une néphrite interstitielle.

Nous avons fait suffisamment remarquer que la description précédente ne s'applique qu'à la stase chronique des affections cardiaques, conséquence habituelle de l'asystolie. Limitée à ce cas particulier, cette description peut être considérée comme l'expression exacte des faits; elle cesse de l'être si l'on veut ranger sous la dénomination de rein cardiaque toutes les lésions rénales qui accompagnent les maladies du cœur en général, celles de l'orifice aortique avec athérome généralisé, ou encore les lésions du cœur étendues à l'endocarde et bientôt suivies d'embolies multiples.

Qu'y a-t-il, au contraire, de moins complexe que l'ensemble des lésions que nous venons d'étudier? La topographie des veines rénales explique et le siège maximum de la congestion rénale, et la symptomatologie observée pendant la vie.

La congestion prolongée, la stase veineuse permanente, sont les termes qui dominent pendant tout le temps la scène pathologique; les modifications qui surviennent dans le rein sont immédiatement liées à cette congestion chronique, elles en sont la conséquence obligée.

On voit apparaître simultanément l'albumine en plus ou moins grande quantité dans l'urine, et les hématuries paroxystiques. Si l'on observe un malade en pleine crise d'asystolie, ce sont là des phénomènes habituels; si l'attaque se calme, l'albumine diminue, en même temps que le sang disparaît.

Au contraire, si l'état congestif coïncide avec une asystolie terminale et persistante, l'urine devient de plus en plus foncée et peut contenir une grande quantité de cylindres chargés de granulations pigmentaires dérivées de l'hémoglobine du sang. Enfin survient l'anurie. L'épaississement de la trame du rein reconnaît la même cause, c'est-à-dire la stase veineuse prolongée, et cette lésion est de même ordre que celle que l'on observe dans le foie autour des veines sus-hépatiques et dans le poumon aux deux bases, si le malade a vécu un temps assez long.

Les altérations épithéliales sont également le fait d'une imbibition du protoplasma par le sérum sanguin qui transsude en nature à travers le revêtement des tubes et détermine des troubles physiologiques considérables. Les cellules ne meurent pas, au moins d'une façon constante, malgré ce qu'en dit Hortolès ; elles présentent un noyau qui se colore facilement par le carmin, mais elles offrent quelquefois un sommet abrasé et, dans les congestions les plus intenses, elles contiennent un grand nombre de granulations pigmentaires jaunâtres.

Ce trouble de nutrition est ordinairement accompagné de la présence de substances exsudées dans la lumière des canalicules, substances qui constituent les cylindres hématiques, ou hyalins purs.

Il est bien rare que ce degré d'altération soit dépassé, et ce n'est que de place en place que l'on rencontre des cellules dont le segment inférieur contient des granulations graisseuses en assez grand nombre.

En résumé, les lésions du rein, dans les maladies du cœur compliquées d'asystolie, sont d'ordre relativement simple, et il semble que l'accord soit aujourd'hui près de se faire. La cause immédiate de ces lésions, c'est une stase veineuse passive, presque exclusivement mécanique. Le sang, moins oxygéné, restant en contact plus ou moins prolongé avec les éléments du rein, amène la série des altérations que nous avons énumérées. Ces altérations sont souvent minimes, quelquefois plus marquées, mais ne peuvent être confondues avec celles qu'on observe dans les néphrites. En tout cas, il semble impossible de ranger cette affection, même dans ses degrés les plus avancés, dans le cadre de la néphrite interstitielle. D'ailleurs, la congestion rénale chronique des maladies du cœur constitue simplement une des lésions de l'asystolie.

Il serait aussi téméraire de placer le rein cardiaque à côté de la néphrite interstitielle que le foie cardiaque à côté de la cirrhose vraie. La pathogénie des deux affections est bien différente.

Dans les néphrites diffuses portant sur le parenchyme tout entier, et dans toute la série des néphrites interstitielles, il est des lésions qui sont la règle, ce sont les lésions artérielles et les lésions glomérulaires ; dans les maladies du cœur, ces lésions manquent. Au niveau des glomérules il n'existe que de la congestion ; sur leur trajet les artères présentent un calibre normal.

Nous restons aujourd'hui fidèles aux conclusions adoptées par Traube, en 1859, par Kelsch, en 1874, à savoir que le rein cardiaque, au point de vue anatomo-pathologique et histologique, constitue une lésion *sui generis* et qu'il ne doit rentrer en aucune façon dans le cadre, soit des néphrites interstitielles, soit des néphrites parenchymateuses, malgré l'opinion contraire de Rosenstein et de Bamberger.

Cette conclusion étant posée et la pathogénie des lésions du rein dans le cours des maladies du cœur étant admise telle que nous l'avons exposée tout à l'heure, peu importe la dénomination que l'on conservera pour caractériser cette lésion : congestion rénale chronique, stase veineuse passive, rein cardiaque œdémateux (Hortolès).

Toutes ces expressions sont équivalentes et se rapportent au même complexus clinique et anatomo-pathologique.

Il n'est pas superflu, en terminant ce chapitre, de comparer aux lésions précédentes les résultats obtenus par la pathologie expérimentale, et en particulier par la ligature temporaire ou définitive, progressive ou complète de la veine émulgente.

c. — *Effets de la ligature complète de la veine rénale.*

Lorsqu'on lie la veine rénale sur un lapin vivant (Cornil), on voit immédiatement le rein se gonfler, se tendre et rougir. Si l'on enlève ce rein une ou deux minutes après la ligature, et si l'on en fait durcir un fragment dans l'acide osmique, on verra, sur des coupes de la substance corticale, que tous les capillaires sont gorgés de sang. Dans la capsule des glomérules il existe souvent un liquide coagulé par l'acide osmique, contenant des globules rouges et situé entre le bouquet vasculaire et la capsule. La lumière d'un certain nombre de tubes contournés contient le même liquide et les mêmes globules.

Le plasma sanguin et les globules rouges, mêlés à l'urine dans la lumière des canaux urinifères, constituent des coagulations qui forment, dans un point situé plus bas, les cylindres hyalins.

Des modifications analogues s'observent dans le cas de

thrombose des veines rénales, à la seule condition que cette thrombose se soit produite rapidement. Parrot et Hutinel l'ont décrite chez les enfants morts d'athrepsie [1].

« Généralement, la thrombose est bilatérale, dans les deux tiers des cas (Parrot), mais il est rare que les deux organes soient atteints au même degré. Le rein a subi une augmentation de volume en général très notable ; il est dur et comme élastique, les bosselures normales sont beaucoup plus saillantes ; la capsule fibreuse est tendue, et, dans quelques cas, il semble que par le fait de la distension, elle soit prête à se rompre.

« Le poids du viscère est augmenté, comme on le constate aisément quand l'un des deux reins est seul atteint.

« Certains points de la périphérie ont une coloration lie de vin foncée. Ces taches deviennent beaucoup plus évidentes après l'ablation de la capsule, et l'on voit alors que, tantôt elles sont circonscrites, n'ayant que 10 ou 15 millimètres de diamètre, et que, d'autres fois, elles couvrent une grande étendue, sans avoir partout la même intensité de coloration.

« Des coupes pratiquées dans différentes directions, mais surtout parallèlement au grand axe, sont indispensables pour déceler les particularités les plus intéressantes. On voit ainsi que certaines pyramides, dont le volume est considérablement augmenté, ont une teinte lie de vin presque noire, non uniforme. C'est à la base et au voisinage de la couche corticale qu'elle est le plus foncée. De ces parties, elle va décroissant jusqu'à la papille qui, d'ordinaire, n'est que légèrement violacée.

« La substance corticale, dans son ensemble, a une coloration qui varie du gris au jaune feuille morte. Au niveau des pyramides, fortement teintées, elle est sillonnée par des stries violettes qui, en se multipliant, produisent les taches sous-capsulaires, etc.

« L'examen histologique des reins fait voir que, dans la moitié des cas, les tubes des deux substances sont stéatosés à un faible degré. La lésion est égale des deux côtés même lorsque la thrombose n'est pas bilatérale; cependant dans un cas où celle-ci, portant sur le rein gauche seulement, avait déterminé une augmentation considérable de son volume, les tubes

1. Parrot, *l'Athrepsie*, 1877.

de Bellini ne contenaient pas de graisse, tandis qu'il y en avait de nombreuses granulations dans ceux du rein droit, où la circulation s'accomplissait normalement.

« L'hémorrhagie interstitielle du rein et l'hémorrhagie des capsules surrénales sont des complications possibles de la thrombose veineuse. »

La plus grande ressemblance existe entre ces lésions signalées par Parrot et celles que détermine la ligature expérimentale et complète de la veine rénale. Il est à remarquer que Parrot, dans sa description, ne signale pas la production d'hémorrhagies dans l'intérieur des tubes à la suite de la thrombose rénale. Il s'est servi de ce signe négatif pour établir une différence fondamentale entre les lésions de la thrombose rénale et celles qu'il a désignées sous la rubrique de *tubulhématie.* Mais les faits observés depuis le travail de Parrot ne permettent pas de maintenir l'expression de tubulhématie : on ne doit pas la considérer comme une lésion *sui generis;* tout au contraire, l'hémorrhagie à l'intérieur des tubes du rein est un phénomène assez ordinaire.

L'obstruction complète et rapide de la veine émulgente, qu'elle soit due à une ligature ou à une coagulation intraveineuse, entraîne donc à sa suite toute une série d'altérations absolument distinctes de celles que nous observons dans la congestion rénale chronique.

De plus, si au lieu de sacrifier l'animal, et d'enlever le rein quelques minutes après la ligature de la veine, on recoud la plaie, et si on examine le rein quelques jours ou quelques semaines après l'opération, ainsi que l'ont fait Buchwald et Litten[1], voici ce que l'on observe : la circulation artérielle se supprime dans certaines parties du rein, dans d'autres points il existe de petits foyers hémorrhagiques qui dissocient les tubes.

Au bout de quelques jours, le volume du rein est moins considérable, cette diminution de volume s'accuse de plus en plus, il en résulte qu'au bout de quatre ou cinq semaines on trouve l'organe pâle, ratatiné, considérablement atrophié. Certaines parties de la substance corticale (la zone moyenne) présentent

1. Buchwald et Litten, Ueber die Structurveranderungen der Niere nach Unterbindung ihre Vene. *Virchow's Archiv.*, t. LXVI.

une calcification assez avancée, même chez le lapin. Arrivées à ce degré, les altérations rénales se rapprochent beaucoup de celles que l'on observe à la suite de la ligature de l'artère, par exemple. La conclusion de ces faits, c'est que la stase complète, dans le système veineux du rein, aboutit à la destruction presque absolue du parenchyme, par suite d'une nutrition insuffisante et d'un arrêt dans les échanges organiques.

Il va de soi, d'ailleurs que ces conditions particulières ne peuvent être comparées à celles qui déterminent les lésions du rein cardiaque. Les altérations du rein, consécutives à la ligature complète de l'artère ou de la veine, sont des lésions purement nécrosiques.

d. — *Effets de la ligature incomplète de la veine rénale.*

Robinson [1], Weissgerber et Perls [2], Posner [3], Voorhœve [4], François [5], Germont [6], ont procédé autrement; ils ont essayé de diminuer simplement l'écoulement du sang veineux, au lieu de le supprimer d'une façon complète. M. Germont est arrivé à des résultats assez instructifs que nous allons passer en revue.

Dans une première expérience, il jette un fil de soie sur la veine rénale gauche d'un lapin, sans excercer aucune striction, espérant que le fil de soie déterminera par sa présence un peu de phlébite et un rétrécissement secondaire du calibre de la veine; quatre jours après, le lapin est tué par strangulation. A l'autopsie, on trouve la veine rénale rétrécie mais perméable, le rein est volumineux et sa couleur d'un rouge foncé. Une section allant de l'écorce au hile montre que la congestion, quoique générale, est surtout intense au niveau de la substance intermédiaire.

La lésion fondamentale consiste en une congestion extrême

1. Robinson, *Medico-chirurgical Transactions*, t. XXVI, 1843. Cité par Germont.
2. Weissgerber und Perls, Beitrage zur Kenntniss des Entstehung des sogenannte Fibrincylinder. *Arch. f. exp. Path. und Pharmak.*, 1876, t. VI.
3. Posner, *Virchow's Archiv.*, 1880, loc. cit.
4. Voorhoeve, *Virchow's Archiv.*, 1880, loc. cit.
5. François, *Contribution à l'étude du rein cardiaque et de l'œdème rénal.* Thèse, Montpellier, 1881.
6. Germont. *Contribution à l'étude expérimentale des néphrites.* Thèse, Paris, 1883.

et généralisée des capillaires et des veines et en une accumulation de cylindres dans les tubes urinifères. Le bouquet glomérulaire est peu ou point congestionné; entre lui et la capsule, il n'existe le plus souvent aucun exsudat mais seulement quelques rares globules blancs.

Les cellules épithéliales qui tapissent la capsule sont tuméfiées, mais il n'existe nulle part de desquamation. La capsule elle-même est environnée (et le fait est constant) d'une collerette de globules rouges disposés sur une, deux ou trois rangées; elle n'est pas épaissie. Les canalicules urinifères sont en général dilatés par des cylindres qui aplatissent les cellules contre leur paroi. Le degré de la dilatation est très variable : ici la lumière du tube très élargie est arrondie; là, au contraire, elle a un aspect étoilé; ce n'est que par places qu'on observe des tubes ne contenant pas d'exsudat dans leur intérieur.

Les cellules sont uniformément pâles et l'on ne peut saisir, comme à l'état normal, de différence entre la partie basale et la partie libre. Le noyau est toujours visible, volumineux et arrondi; il participe rarement à l'aplatissement général de la cellule. Dans les tubes qui ne contiennent aucun cylindre, ou qui en renferment un petit nombre, et ce sont le plus souvent des tubes contournés, les cellules présentent en général une dégénérescence graisseuse que met bien en relief l'acide osmique; ce dépôt de graisse se fait surtout au niveau de la partie basale de la cellule. On trouve très rarement des granulations graisseuses dans les tubes distendus par de gros cylindres; dans ce cas les cylindres eux-mêmes sont graisseux.

Les cylindres se présentent également sous différents aspects. La plupart, colorés en brun par l'acide osmique, sont hyalins ou très finement granuleux. Leur périphérie se moule sur les cellules environnantes, de telle sorte que les plus volumineux sont à peu près régulièrement arrondis tandis que les plus petits présentent sur leur surface des dépressions et des crêtes répondant à l'empreinte des cellules. Ils emprisonnent par place des globules rouges et des leucocytes. Dans ces expériences, M. Germont n'a rencontré nulle part de boules claires.

Un petit nombre de cylindres ayant la même apparence fondamentale que les précédents, sont remplis de très fines granulations graisseuses; d'autres cylindres, également en petit nombre et paraissant occuper de préférence les tubes droits, ne sont pas colorés par l'acide osmique; ils sont pâles et sans granulations.

Enfin, il en est qui sont formés presque exclusivement de globules sanguins altérés (globules rouges et globules blancs).

Les artérioles sont vides de sang, les veines, au contraire, et les capillaires en sont gorgés. Les globules du sang sortis des vaisseaux par diapédèse infiltrent les espaces intertubulaires; çà et là, on voit même de petits foyers hémorrhagiques. Chaque tube, surtout dans les rayons médullaires ou dans la substance intermédiaire, est environné d'une collerette de globules rouges disposés sur une, deux et trois rangées ou plus, disposition que nous avons déjà notée autour des capsules de Bowmann. Sur certains tubes les globules rouges ont pénétré entre la paroi propre et le revêtement épithélial.

A ce degré les lésions sont purement passives. Le tissu conjonctif interstitiel n'offre aucun signe de prolifération; les tubes urinifères sont simplement écartés les uns des autres par l'exsudat.

Quant aux épithéliums, ils sont aplatis, déformés, et c'est à peine s'ils trahissent un commencement de réaction. Ce n'est point d'eux que proviennent les cylindres, du moins ceux que l'acide colore en brun, car çà et là on peut retrouver le même exsudat dans la cavité de la capsule de Bowmann.

Les cylindres sont évidemment un produit de transsudation, ou d'exsudation et non de sécrétion cellulaire [1].

Au bout de quelques jours, les globules sanguins sont résorbés ou éliminés; dès la seconde semaine le rein est revenu à son volume normal. Si on laisse survivre l'animal pendant un mois l'ensemble des lésions est tout différent.

Voici la relation des altérations subies par le rein gauche à la suite de la ligature incomplète de la veine rénale du même côté, faite par le même auteur, l'animal ayant été sacrifié

1. Dans le fait actuel, il n'y a aucun doute que l'opinion exprimée par M. Germont ne soit exacte, c'est d'ailleurs une opinion acceptée d'une façon presque unanime, et si l'on se reporte au chapitre que nous avons consacré à la formation des cylindres, on verra que nous considérons la transsudation sanguine comme un phénomène antérieur à la formation des coagulums et des cylindres.

vingt-huit jours après la ligature : Le rein droit est un peu plus volumineux qu'à l'état normal, ce qui indique un commencement d'hypertrophie compensatrice. Le rein gauche, d'un gris pâle, uniforme à sa surface, est enveloppé dans une atmosphère graisseuse assez riche ; il est dur, se laisse couper difficilement et la surface de section se bombe comme si le rein était étouffé dans la capsule; celle-ci est épaissie et la décortication est impossible. La surface du rein est lisse et l'on ne voit pas de kystes à l'œil nu. L'anémie de la surface se retrouve sur la section, et c'est à peine si la substance intermédiaire est plus rouge que le reste de l'organe. La pyramide est parcourue par de fines stries jaunâtres jusqu'au sommet de la papille. Le cœur est sain ainsi que le péricarde.

La veine rénale est presque complètement oblitérée ; elle laisse passer cependant un petit filet de sang, mais elle est entourée de veinules collatérales dilatées par le sang.

Les glomérules, moins volumineux qu'à l'état normal, n'offrent d'ailleurs aucune altération appréciable. La capsule est très épaissie, infiltrée de noyaux et ses cellules de revêtement ont proliféré. Entre la capsule et le glomérule, il existe parfois un exsudat granuleux; mais, en général, la cavité capsulaire est libre. Les tubes urinifères sont uniformément atrophiés et les tubes contournés ne se distinguent des tubes droits que par leur situation ; toutes les cellules ont subi la régression nucléaire et les tubes sont tapissés de cellules très petites, pavimenteuses, n'ayant qu'une mince couche de protoplasma autour du noyau. Sur une coupe, cependant, on rencontre par places quelques rares tubes contournés dont les cellules, à protoplasma plus riche, se colorent en jaune par l'acide picrique, et témoignent ainsi d'une structure plus différenciée et plus voisine de l'état normal. Il n'y avait pas de dégénérescence graisseuse, fait qui est loin d'être constant dans la néphrite cardiaque.

La plupart des tubes sont revenus sur eux-mêmes, et leur lumière est purement virtuelle ; quelques-uns sont, au contraire, dilatés (tubes droits des rayons médullaires) et se trouvent précisément dans le voisinage des tubes contournés les moins altérés. Dans quelques-uns, on trouve des cylindres hyalins extrêmement grêles.

Le tissu conjonctif interstitiel est très épaissi, il se présente sous la forme du tissu fasciculé adulte, contenant des cellules plates dont le noyau se colore fortement par le carmin. La paroi propre des tubes, également très épaissie, se confond avec le tissu conjonctif ambiant. La sclérose est telle, que, sur une coupe, la distance qui sépare deux tubes voisins est presque aussi grande que le diamètre des tubes eux-mêmes.

Une coupe longitudinale de la pyramide montre que les rayons jaunes, visibles à l'œil nu et qui farcissaient le tissu, sont formés de débris granulo-graisseux provenant probablement des cylindres chassés des conduits supérieurs.

Les artérioles sont comprises dans le domaine de la sclérose, leur tunique externe est deux ou trois fois plus épaisse qu'à l'état sain, mais l'endartère est normale; elles sont en général vides de sang.

Les veines élargies ont, au contraire, été épargnées d'une manière absolue par la sclérose.

Ces faits de compression lente ou de ligature incomplète de la veine rénale, se rapprochent beaucoup, ainsi qu'on peut en juger d'après les deux expériences de M. Germont, de ce que l'on observe chez l'homme lorsqu'il y a un obstacle à la circulation dans la veine rénale. D'une façon générale cependant, dans ces expériences, les lésions sont plus accentuées, et cela se conçoit, puisqu'il survient assez rapidement une oblitération plus ou moins complète du calibre de la veine. Il faudrait, pour réaliser autant que possible les conditions de la congestion chronique des maladies du cœur, faire porter la pression sur le système tout entier de la veine cave inférieure, et pratiquer la ligature sur le trajet de ce vaisseau, aussi haut que possible. La stase rénale serait alors moins rapide, tempérée, pour ainsi dire, puisque l'excès de pression porterait à la fois sur les veines du rein, du foie et sur le système veineux abdominal tout entier.

Chez l'homme, il existe, en même temps qu'un excès de tension dans tout le système veineux, une diminution de pression correspondante dans le système artériel, conditions morbides que l'on ne peut réaliser expérimentalement à moins de produire artificiellement une insuffisance tricuspide.

Malgré ces desiderata, comme dans les deux séries de faits

pathologiques et expérimentaux il s'agit surtout de lésions dues à des troubles d'ordre mécanique, la comparaison est permise. Leur étude comparée montre le même ensemble d'altérations et la pathologie expérimentale vient fournir un nouvel appui à la pathogénie que nous avons proposée pour expliquer les faits observés chez l'homme.

Dans l'expérience que nous venons de citer en dernier lieu, l'animal a été sacrifié au bout de vingt-neuf jours. Si l'expérience avait été poursuivie plus longtemps, aurait-on obtenu une atrophie rénale? C'est là un point intéressant à résoudre, sans doute, mais qui n'aura pas, s'il est démontré expérimentalement, une application immédiate à la pathologie humaine. Nous savons, en effet, que la congestion rénale chronique ne représente qu'une faible partie des lésions asystoliques, et il n'y a, pour ainsi dire, pas d'exemple que dans les affections cardiaques non compensées, les malades meurent par le rein ou par le foie. Ils meurent presque toujours par le poumon ou le cœur, quelquefois par le cerveau. Les lésions rénales importantes, sans contredit, sont néanmoins sur le second rang, tandis que, dans les faits tirés de la pathologie expérimentale, elles occupent le premier rang.

Pour terminer cette discussion, nous pouvons dire que si l'on démontre un jour que la congestion rénale chronique par rétrécissement progressif de la veine émulgente, amène d'abord une dégénérescence des épithéliums suivie du collapsus des tubes et ultérieurement une cirrhose rénale diffuse, avec atrophie consécutive, on ne modifiera en rien nos idées sur la nature et la pathogénie du rein cardiaque chez l'homme. Ce qui différenciera toujours les lésions du rein, dans les maladies du cœur, de ce qu'elles sont dans les expériences, c'est que dans le premier cas, il y a ralentissement du cours du sang ou stase, mais nullement oblitération progressive de la veine.

L'anatomie, la physiologie et l'histologie pathologiques du rein cardiaque nous semblent établies aujourd'hui sur des bases assez solides pour en faire un type bien défini.

CHAPITRE II

DES INFARCTUS DU REIN

L'étude des infarctus du rein se rattache si l'on veut à celle du rein cardiaque, mais elle n'en est pas une dépendance absolue puisqu'un grand nombre de maladies de cœur évoluent sans jamais présenter cette complication. Si l'on peut considérer les altérations du rein dans les maladies du cœur comme le résultat d'un trouble fonctionnel et d'une rupture d'équilibre entre la circulation artérielle et veineuse, on ne doit regarder l'infarctus du rein que comme un accident. La stase veineuse chronique d'origine cardiaque est sujette à des variations, à des oscillations, à des rémissions caractéristiques ; l'infarctus rénal, une fois constitué, évolue fatalement jusqu'à sa transformation fibreuse, et l'on peut dire qu'il est condamné dès le début à cette transformation.

Enfin, si l'on peut admettre que le rein cardiaque soit sous la dépendance d'une lésion mécanique, on peut dire que l'infarctus du rein ne reconnaît jamais d'autre origine.

Les infarctus sont, en effet, la conséquence d'une embolie qui s'est arrêtée dans une branche de l'artère rénale de petit ou de moyen volume. Ces embolies viennent du cœur, de l'aorte, ou de l'artère rénale et ne sont autres qu'un fragment de fibrine avec ou sans débris de l'endocarde ou de l'endartère affectés d'endocardite ou d'endartérite. Le cours du sang est suspendu dans toutes les portions du rein auxquelles se rend l'artère oblitérée.

Il résulte de cette origine et de cette production toute mécanique des infarctus que la pathologie expérimentale est à même de reproduire les faits pathologiques : il suffira de faire pénétrer dans l'artère rénale un corps étranger inerte de très petit volume et qui n'amène qu'une oblitération artérielle sans avoir de propriétés pyogènes ou septiques.

Nous étudierons successivement les infarctus du rein, tels qu'on les observe chez l'homme, puis les résultats fournis par la pathologie expérimentale; comme annexe de ce chapitre, nous indiquerons les modifications déterminées dans le rein consécutivement à la ligature complète ou incomplète, temporaire ou permanente de l'artère rénale.

a. — *Des infarctus du rein chez l'homme.*

Les infarctus du rein se présentent généralement à l'autopsie sous la forme de taches grisâtres de dimensions variables et ordinairement lisses. Leur aspect varie d'ailleurs suivant la période à laquelle on les observe; les infarctus récents présentent quelquefois une zone congestive à la périphérie, mais le fait n'est pas constant. Certains auteurs ont même prétendu dans ces derniers temps que l'infarctus blanc, anémique dès le début, était fréquent, et l'infarctus hémorrhagique assez rare. Le rein ferait en cela exception, la plupart des autres organes étant presque toujours le siège d'infarctus hémorrhagiques. Ces particularités anatomo-pathologiques trouvent leur explication dans certaines conditions organiques spéciales au rein que nous indiquerons à propos de la pathogénie des infarctus.

Le plus fréquemment, nous observons les infarctus du rein à une époque assez reculée; rarement nous assistons à la production d'un infarctus récent. Les infarctus anciens sont toujours pâles au niveau de la capsule, quelques-uns sont gros comme des lentilles, d'autres prennent un tiers, un quart de pyramide, quelquefois une pyramide tout entière, ou deux pyramides contiguës, suivant l'importance du vaisseau oblitéré.

La partie la plus large de l'infarctus correspond à la périphérie, c'est-à-dire à la capsule du rein; le sommet se trouve soit dans la substance corticale, soit dans la substance intermédiaire, soit dans la pyramide; il est d'autant plus éloigné de la superficie du rein que l'infarctus est plus gros.

La base de l'infarctus est tantôt lisse, tantôt, et le plus souvent, elle est déprimée dans les infarctus anciens : cette dernière disposition est la règle; en même temps la capsule du rein est plissée et indurée à ce niveau. Il existe, en un mot, une véritable cicatrice sous-capsulaire. Si les infarctus sont petits, on trouve plusieurs de ces cicatrices disséminées à la surface du rein; les infarctus volumineux sont, au contraire, presque toujours isolés.

A cause de leur coloration, ils sont faciles à étudier et leur disposition sur une coupe est des plus nettes. Ils affectent comme dans la rate la disposition pyramidale ou conique et leurs bords tranchent nettement sur les parties voisines.

Exceptionnellement les infarctus se terminent par suppuration ou par gangrène; mais le fait peut se produire. Ils se terminent par suppuration, lorsque l'embolie présente des propriétés septiques, ce qui se rencontre dans certains faits d'endocardite ulcéreuse, maladie considérée aujourd'hui comme essentiellement infectieuse due à des micro-organismes. La même issue peut survenir dans l'infection purulente, mais ici, la suppuration prend immédiatement la première place; néanmoins, à cause de la disposition des artères du rein, les abcès sont presque toujours coniques ou pyramidaux dès le début.

Les infarctus se terminent par gangrène, dit M. Vulpian[1], lorsque la circulation s'arrête dans les vaisseaux qui alimentent les parties contiguës à un infarctus, de telle sorte que celui-ci ne peut plus recevoir de matériaux nutritifs par imbibition.

Lorsqu'on examine, à l'œil nu, un infarctus des reins, en pleine période de réparation, il arrive que la périphérie paraît sensiblement plus foncée et comme congestionnée; mais cette disposition peut manquer, même si l'examen microscopique démontre que les parties circumvoisines sont le siège d'une circulation très active. La capsule du rein est généralement adhérente au niveau des infarctus moyens; elle prend dans certaines circonstances un développement considérable, ainsi que nous l'avons vu dans un fait où l'embolie avait déterminé un arrêt de la circulation dans deux pyramides contiguës. Cet épaississement de la capsule peut atteindre un demi-centimètre à deux tiers de centimètre au niveau du point malade, alors qu'au niveau des parties saines la capsule est à peu près normale.

Cet épaississement est d'autant plus marqué que la partie

1. Vulpian, *Études sur la pathologie expérimentale des concrétions sanguines de l'appareil circulatoire*. Journal *l'Ecole de médecine*, 1875.

nécrosée est plus volumineuse, le développement de la capsule est en rapport direct avec les phénomènes de réparation et de résorption moléculaire dont la partie embolisée doit être le siège.

Si l'infarctus a été hémorrhagique dès le début, il est d'abord rouge brun, puis il passe successivement par les teintes orangée, jaunâtre, blanc opaque et blanc grisâtre; si l'infarctus est anémique d'emblée, il reste blanc pendant une grande partie de son évolution, et devient par la suite légèrement grisâtre et d'une consistance assez ferme lorsque sa métamorphose est complète.

Quand on examine au microscope des coupes faites au niveau d'un infarctus en voie de transformation fibreuse, on reconnaît que les capillaires sont remplies par du sang en régression, par des granulations provenant de la destruction de la fibrine et des globules sanguins, par des granulations protéiques, graisseuses et pigmentaires. Ces dernières, dues à la destruction des globules sanguins, sont brunâtres ou rouges. Si les coupes ont été faites sur des parties fixées par l'acide osmique, on voit des détails fort intéressants et variables suivant les points qu'on examine. Ici on trouve des tubes dont le revêtement est formé d'une masse granuleuse comme émulsionnée et sans aucun noyau dans son intérieur; elle résulte évidemment d'une désintégration du protoplasma des cellules, et elle est en voie de résorption. En effet, les capillaires qui entourent ces tubes sont dilatés et remplis d'une grande quantité de granulations incrustées dans les cellules lymphatiques ou complètement libres dans le plasma.

Cette disposition est assez nette pour que, vus à un faible grossissement, les tubes présentent une teinte grise uniforme, centrale, et une zone périphérique granuleuse et noire. Cette zone périphérique s'insinue eutre les tubes et dessine le trajet des capillaires.

Là, au contraire, la dégénérescence graisseuse est plus marquée dans les tubes dont les cellules présentent encore une certaine consistance, et les capillaires sont à peu près libres. Il est d'autres points où le noyau est à peine visible et représenté par un contour très fin et très pâle, ou bien il est complètement détruit et divisé en petits blocs irréguliers situés à peu de distance les uns des autres.

Enfin, dans les parties fibreuses, il existe des tubes dont les parois sont accolées l'une à l'autre, et dans l'intérieur desquels il n'existe plus de cellules ; l'affaissement et le collapsus sont les derniers termes de cette évolution régressive et bientôt les capillaires qui ont présidé au phénomène de la résorption moléculaire disparaissent eux-mêmes, laissant la place au tissu fibreux épaissi qui se substitue peu à peu aux éléments actifs de la glande. Ce tissu fibreux est très dense, il est aussi rétractile que le tissu fibreux des cicatrices et c'est à cette propriété de rétraction qu'il faut attribuer les dépressions étoilées ou frangées que l'on observe à la surface du rein.

Il paraît probable que le travail d'élimination des parties mortifiées ne s'effectue pas seulement par l'intermédiaire de la circulation sanguine et de la circulation lymphatique, mais que les tubes urinifères peuvent concourir aussi au même résultat. On trouve, en effet, dans les tubes, des masses granuleuses et graisseuses qui sont éliminées par les urines. Ce mode de résorption est, cela va sans dire, extrêmement lent.

Quel que soit le volume de l'infarctus, les altérations histologiques ne varient guère; cependant, dans les infarctus un peu volumineux, on constate quelques détails anatomo-pathologiques nouveaux, mais de moindre importance.

Ainsi, les parties affaissées, dans les infarctus de grande dimension, sont plus nettes, les parois amorphes des tubes se rapprochent les unes des autres et apparaissent comme des trousseaux fibreux fréquemment anastomosés et limitant des fentes très étroites ou des mailles losangiques. Les mailles sont à peu près vides ou contiennent un liquide tenant en suspension quelques rares granulations graisseuses. Dans d'autres parties, le système capillaire est distendu à l'excès; en même temps les anses vasculaires des glomérules sont turgides et immédiatement appliquées à la paroi. Par places, il existe des hémorrhagies interstitielles.

Enfin, dans les infarctus volumineux, on voit encore assez souvent la capsule adhérente à la surface du rein, être le siège d'une circulation et d'une irritation très actives. Des vaisseaux dilatés et tortueux pénètrent perpendiculairement de la capsule dans la substance corticale, dont les couches les plus superficielles sont d'abord envahies par la transformation fibreuse : ces vaisseaux servent à l'élimination des parties désintégrées. Le centre de l'infarctus subit, pendant un temps assez long, toutes les phases de la régression cellulaire, et il n'est éliminé que longtemps après les parties les plus superficielles.

La capsule épaissie est souvent doublée d'une couche de tissu cellulo-adipeux qui comble la perte de substance du rein. Plus tard, lorsque la cicatrisation est complète, on trouve encore, dans les parties de la substance corticale qui ont été le siège des infarctus, des vestiges de la structure du rein; c'est-à-dire des glomérules atrophiés, fibreux, réduits à un petit nodule de tissu conjonctif.

Les grosses artères présentent, au début, un coagulum fibrineux adhérent à leur membrane interne dans une grande étendue; plus tard, une endartérite progressive, oblitérante, à mesure que la fibrine se résorbe et que le travail de cicatrisation touche à son terme.

L'ensemble des phénomènes que nous venons de passer en revue, consécutif à l'arrêt complet de la circulation dans un lobule limité du rein, se rapporte à un processus nécrobiotique, sans putréfaction, à une dégénérescence des cellules, suivie de leur résorption, et à une inflammation chronique avec rétraction fibreuse du tissu. Ce phénomène pathologique est très voisin de celui que l'on observe à la peau sous le nom de gangrène sèche.

L'examen microscopique des infarctus, dans les phases secondaires de leur évolution, ne laisse aucun doute sur la portée du processus pathologique directement observé. La mortification est la conséquence immédiate de l'arrêt de la circulation dans l'artère rénale ou une de ses branches. Si l'accord est fait sur ce point, il ne l'est pas touchant les phénomènes qui accompagnent les premières phases de la formation de l'infarctus. Autrefois on considérait, en s'appuyant sur les expériences de Cohnheim, que l'infarctus du rein était d'un rouge foncé intense au début, et qu'en somme il était toujours primitivement hémorrhagique. De nouveaux faits, et en particulier ceux fournis par la pathologie expérimentale, semblent démontrer au contraire, que, beaucoup plus souvent, l'infarctus du rein est anémique à son début. C'est à cette conclusion que M. Germont est arrivé dans sa thèse inaugurale.

Il convient donc d'examiner rapidement pour quelles raisons l'infarctus du rein diffère des infarctus des autres organes, et pourquoi ceux-ci sont presque toujours hémorrhagiques dès le début.

Pour répondre à la dernière question, il suffit de se rappeller les expériences fondamentales de Cohnheim : elles consistent dans la ligature de l'artère principale de la langue de la grenouille. Le premier résultat de cette ligature, c'est l'anémie de toute la partie de l'organe arrosée par cette artère. Mais, peu de temps après, le courant veineux rétrograde, détermine une congestion passive dans toute la partie anémiée et sous l'influence de cette stase sanguine, les vaisseaux se désorganisent, leur paroi cède et les globules du sang (blancs et rouges) se répandent dans tout le territoire correspondant à la ligature : l'infarctus hémorrhagique est constitué. Il en est de même dans beaucoup d'autres organes, dans la rate par exemple.

Dans la langue de la grenouille, la pression veineuse est positive, il en est de même dans les veines de la rate parce que le sang des veines spléniques doit traverser le système capillaire du foie; mais dans le rein, comme dans la veine cave inférieure, la pression veineuse est négative.

Il faut probablement ajouter à cette influence de la pression veineuse celle qui appartient aux vaso-moteurs. M. Vulpian[1] fait remarquer en effet que la ligature de l'artère splénique isolée de ses nerfs, ne détermine pas de gonflement de la rate. Si au contraire l'isolement n'est pas complet, si quelques filets nerveux sont liés en même temps que l'artère, il y a formation d'îlots de tuméfaction congestive dans les points correspondants à la distribution des filets qui sont liés.

De même pour le rein, si au lieu de lier une des branches de l'artère rénale, on lie le tronc sans isoler les nerfs, et si l'on observe une hypérémie consécutive intense, ne sera-t-on pas en droit de la mettre au moins en grande partie sous la dépendance d'un trouble de l'innervation vaso-motrice?

Quel que soit le rôle de la tension veineuse et des nerfs vaso-moteurs dans ces phénomènes pathologiques, il convient de s'incliner devant les faits, et ceux-ci démontrent l'existence

1. VULPIAN, journal *l'Ecole de médecine*, 1875.

incontestable des infarctus rénaux anémiques dès leur première période.

D'après M. Germont, Beckmann, en 1860, faisait remarquer qu'on n'avait constaté presque jamais la période hémorrhagique de l'infarctus du rein ; que presque toujours cet infarctus se présentait comme un coin fibrineux décoloré, et que, dès le début, l'infarctus apparaissait comme une région anémique du tissu rénal, limitée bientôt par l'ourlet rouge de la fluxion collatérale.

Talma [1] insiste à son tour sur la confusion qui a été faite à plusieurs reprises entre les infarctus dits hémorrhagiques et les petites hémorrhagies que l'on rencontre parfois sur des reins pâles.

Prévost et Cotard [2] avaient également observé dans leurs recherches sur le ramollissement du cerveau, que les infarctus du rein, produits accidentellement dans leurs expériences, étaient primitivement anémiques, contrairement à ce qui a lieu pour la rate.

M. Vulpian professait, en 1875, que dans la plupart des organes, l'infarctus récent est congestionné, plus ou moins rouge sombre, que dans quelques organes, dans le rein surtout, la couleur de l'infarctus récent est pâle.

Dans la série des expériences qu'il a entreprises, M. Germont, en injectant directement dans l'artère rénale de la poudre de lycopode délayée dans l'eau, a toujours vu se produire des taches blanches, isolées, à contours irréguliers, persistantes, dont il a constaté les caractères à l'autopsie.

Lorsque l'animal était sacrifié au bout de un, deux ou plusieurs jours, les lésions histologiques correspondaient toujours aux taches blanches : mais il ne nie pas la possibilité des infarctus hémorrhagiques. On conçoit en effet que, si une embolie rénale se produit dans le cours d'une affection cardiaque compliquée d'asystolie, l'infarctus puisse être hémorrhagique, car dans ces circonstances la pression veineuse peut devenir positive. Mais, d'autre part, il existe des conditions locales qui nous sont mal connues : les vaso-moteurs ont-ils alors un rôle actif? c'est ce qu'il est impossible de déterminer. Enfin nous avons vu plus haut que dans un infarctus volumineux, on pou-

1. Talma, *Zeitschrift für klinische medicin.*
2. Prévost et Cotard, 1866. *Comptes rendus de la Société de biologie.*

vait observer des points hémorrhagiques, mais ceux-ci sont relativement rares et doivent être considérés comme un accident dans l'évolution régressive de certaines parties correspondant à l'embolus.

Nous ne devons donc pas nier d'une façon absolue l'existence des infarctus hémorrhagiques dans le rein, comme l'ont fait Klebs et Talma, pas plus que leur terminaison par calcification complète même chez l'homme, ainsi que l'ont prouvé, pièces en main, MM. Prévost et Cotard en 1866 à la Société de biologie.

b. — *Effets du rétrécissement ou de la ligature de l'artère rénale.*

Le rétrécissement pur et simple de l'artère rénale n'a fourni que des résultats peu importants et contradictoires. Von Platen[1] et Zielonko[2], dans deux mémoires différents, ont indiqué que la diminution d'afflux du sang artériel dans le rein par suite du rétrécissement direct de l'artère rénale (von Platen), ou du rétrécissement de l'aorte au-dessus de l'origine des artères rénales (Zielonko), amenait une dégénérescence graisseuse de l'organe.

M. Germont[3] a répété ces expériences, et dans un cas, après un mois de durée, il n'est arrivé à obtenir qu'une anémie assez prononcée avec conservation du volume et du poids normal de l'organe.

Il n'existait nulle part de lésions appréciables à l'examen microscopique.

L'auteur fait remarquer combien un pareil procédé de recherche est défectueux, puisque l'on ne sait pas exactement dans chaque expérience quel degré de rétrécissement on produit.

Ce qui paraît probable et ce qu'il faut retenir, c'est que si l'on prend, comme M. Germont, toutes les précautions antiseptiques nécessaires, on n'obtient qu'une anémie plus ou moins prononcée de l'organe, même après un laps de temps assez considérable.

1. Von Platen, Experimentelles über fettige Degeneration der Nierenepithelien. *Virchow's Archiv.*, t. LXI, 1877.

2. Zielonko, Uber den Zusammenhang der Veranderung der Aorte und Erkrankung des Nierenparenchyms. *Virchow's Archiv.*, 1874.

3. Germont. Thèse citée.

Si le lien est un peu trop serré, ou s'il survient une inflammation de l'artère (inflammation franche ou inflammation septique), les phénomènes prendront immédiatement une physionomie tout autre. En supposant le cas le plus simple, celui où l'endartère s'enflamme et s'épaissit, les conditions de l'expérience se trouvent de jour en jour changées et l'on se rapproche de plus en plus des conditions de l'oblitération complète.

Litten[1], Grawitz et Israel[2] procédaient autrement : le premier en liant l'artère rénale pendant un temps donné, les seconds en déterminant simplement une pression au moyen d'une pince. La circulation était rétablie dans tous les cas en enlevant la ligature ou les pinces.

M. Germont a répété les expériences de Litten et voici ce qu'il a observé :

« Si l'on examine le rein immédiatement après une ligature de deux heures, on n'observe pas d'autres lésions qu'une injection considérable des gros vaisseaux et des capillaires, une diapédèse des globules rouges, et parfois des cylindres formés de globules sanguins dans les tubes droits.

« Les épithéliums paraissent intacts.

« Si l'on attend vingt-quatre heures, après une ligature de deux heures de durée, il existe déjà des lésions profondes de l'épithélium des canalicules urinifères. Dans la substance corticale et dans la substance intermédiaire, les épithéliums sont gonflés, hyalins et en partie fusionnés ; le noyau a disparu ou s'est divisé en fragments qui se laissent encore colorer par les procédés ordinaires.

« Par places, les épithéliums altérés contiennent des granulations très réfringentes qui se dissolvent par les acides. Les épithéliums ainsi altérés se présentent sous la forme de cylindres creux dont la lumière est occupée par un réseau fibrineux à mailles très serrées. C'est là la nécrose de coagulation des auteurs allemands.

« Ces lésions sont cantonnées dans les tubes contournés et dans les tubes droits de la substance intermédiaire, c'est à

1. Litten, Untersuchugen uber den hæmorrhagischen Infarct. *Zeitsch. f. cl. med.*

2. Grawitz et Israel, *Virchow's Archiv.*, 1879. Experimentelle Untersuchungen uber den Zusammenhang zwischen Nierenerkrankung und Herzhypertrophie.

peine si l'on voit quelques épithéliums nécrosés dans les tubes collecteurs de la papille.

« Là, les cellules de revêtement sont intactes, bien que la lumière des tubes soit remplie par des cylindres hyalins et très peu réfringents.

« Le tissu conjonctif interstitiel et les glomérules ne laissent voir aucune altération. Il en est de même des vaisseaux, qui sont d'ailleurs parfaitement perméables, comme le montrent les injections.

« Si l'on ne sacrifie les animaux que plusieurs jours après la ligature temporaire de l'artère, on voit que les lésions s'accentuent progressivement, jusqu'à ce que l'organe subisse une métamorphose régressive, c'est-à-dire une atrophie avec ratatinements circonscrits.

« Une des modifications les plus importantes que subissent les parties atteintes de nécrose, c'est la *calcification.*

« Nous avons vu qu'au bout de vingt-quatre heures, certains épithéliums nécrosés contenaient des granulations brillantes fortement réfringentes et qui disparaissaient en présence des acides. Dans les jours suivants, ces granulations augmentent de nombre, deviennent plus volumineuses, et finalement envahissent la totalité des tubes nécrosés. Dix jours après l'opération, les reins prennent à l'œil nu un aspect gris-blanc et sont assez durs pour ébrécher le rasoir. Mais la pétrification ne s'étend jamais à la papille.

« Il n'est pas douteux qu'il s'agit là d'un dépôt de sels de chaux, de carbonate ou de phosphate de chaux. En effet l'acide nitrique les fait disparaître en partie avec production de gaz; l'acide chlorhydrique les dissout complètement, et si l'on se sert d'acide sulfurique, on voit se former presque aussitôt d'innombrables cristaux aciculaires de sulfate de chaux (Prévost et Cotard, Vulpian).

« Ces dépôts calcaires n'existent que dans les parties qui ont été nécrosées; on ne les retrouve ni dans les vaisseaux, ni dans les glomérules, ni dans la papille. »

Les artères d'un calibre supérieur ne s'oblitèrent qu'après le ratatinement atrophique du rein; quelques tubes échappent à la mortification, mais c'est l'exception.

M. Germont conclut que les altérations qui se produisent

dans le rein à la suite de l'oblitération *temporaire* de l'artère rénale sont le résultat de deux facteurs : 1° l'ischémie ; 2° le rétablissement d'une circulation à peu près normale.

Si cette circulation n'est pas rétablie et qu'on laisse la ligature en place pendant plusieurs heures, la mortification s'étend aux vaisseaux et aux glomérules. Cependant, si l'on examine, dit l'auteur précédent, un rein dont l'artère est liée depuis vingt-quatre heures, on ne constate aucune altération appréciable, car le rein se trouve dans les mêmes conditions que celui d'un animal mort depuis le même temps ; il ne s'est produit aucune modification secondaire nécrobiotique. Ces lésions se voient au contraire à la périphérie du territoire dépendant du vaisseau oblitéré, lorsqu'on a lié, non le tronc lui-même de l'artère rénale, mais une de ses branches ; dans la partie centrale de ce bloc anémié, on voit à peine d'altérations épithéliales et les noyaux se laissent colorer.

Nous ferons remarquer, en passant, qu'il n'est pas très exact de dire qu'après la ligature de l'artère rénale pendant vingt-quatre heures, le rein se trouve dans les mêmes conditions que celui d'un animal mort depuis le même temps, puisqu'il existe encore une circulation amoindrie, il est vrai, mais réelle cependant, ainsi que le démontrent certaines expériences. Cette circulation accessoire est faible ; elle se fait en partie par le réseau veineux, en partie par les anastomoses des artères supplémentaires, c'est-à-dire par les artères de la capsule provenant des lombaires (Ludwig) et par celles de l'uretère provenant des branches de la spermatique (Litten).

Quand on lie l'artère rénale, et que l'on examine directement le rein, on constate rapidement une hypérémie considérable (Cohnheim, Germont). Si, après avoir lié l'artère rénale, on lie également la veine rénale (Cohnheim, Litten), le rein devient néanmoins turgide et lourd, et il peut se faire des hémorrhagies à son intérieur. Le courant rétrograde ne provient donc pas de la veine rénale, mais des artères collatérales que nous venons de signaler.

Pour que tout mouvement rétrograde cesse, il faut, après avoir lié l'artère et la veine rénales, enlever la capsule du rein et lier l'uretère (Litten, Germont).

Que peut-on retenir de toutes ces expériences? D'abord qu'il suffit de suspendre la circulation pendant un temps assez court pour amener la nécrobiose des épithéliums; ensuite, que dans les cas de ligature complète de l'artère rénale, la circulation peut se rétablir dans certaines parties du rein, à savoir dans la pyramide et le cortex-corticis où couche la plus superficielle de la substance corticale. Mais si nous comparons ces faits à ceux que nous offre à étudier la pathologie humaine, nous voyons qu'ils en diffèrent notablement et qu'ils ne peuvent en aucune manière nous rendre compte de ce qui se passe dans la plupart des cas.

En effet l'embolie complète de l'artère rénale est un fait absolument exceptionnel, s'il existe. D'un autre côté, la circulation collatérale qui tend à s'établir en pareil cas ne peut servir qu'à limiter le travail de désorganisation et à développer autour de la partie centrale une sorte de membrane vasculaire destinée à la résorption des matériaux et des détritus cellulaires impropres à la nutrition. La circulation collatérale est assez faible, chez l'homme du moins, pour que des infarctus extrêmement petits se produisent immédiatement sous la capsule. Si cette circulation se développait rapidement, elle s'opposerait d'une manière efficace à la mortification du parenchyme; or il n'en est rien et les plus petits infarctus présentent les mêmes altérations, d'abord la régression cellulaire complète, ensuite l'affaissement et le collapsus des tubes, enfin la rétraction fibreuse.

Quant aux hypérémies énormes qui apparaissent au moment de la ligature de l'artère et de la veine rénale, elles s'expliquent par l'excès de pression qui se produit pendant les premières heures dans les artérioles lombaires et spermatiques.

Les lésions artérielles du rein se réduisent chez l'homme à deux espèces : 1° oblitération brusque, soudaine, avec production d'infarctus (nous avons étudié cette variété plus haut); 2° oblitération lente par endartérite. Dans ce cas les phénomènes pathologiques résultent d'un travail tellement lent que les expériences citées plus haut ne peuvent être d'aucun aide pour en comprendre l'évolution. Le trouble de nutrition qui résulte d'une oblitération artérielle consiste en une atrophie des éléments avec collapsus partiel. Il se mélange toujours à cet ordre de lésions, des altérations multiples, telles que le rétrécissement des tubes par des anneaux de sclérose, la dilatation des parties situées entre deux points rétrécis, les dilatations kystiques et très exceptionnellement de petits foyers de désintégration.

CHAPITRE III

DES NÉPHRITES

DIVISION DES NÉPHRITES

Nous nous sommes étendus dans les précédents chapitres sur des lésions assez faciles à analyser, et dont le mode de production était rendu plus démonstratif grâce à l'expérimentation faite sur les animaux.

Ici, nous nous trouvons au contraire en présence d'un des plus difficiles problèmes de l'anatomie pathologique. Définir la néphrite ou les néphrites paraît impossible aujourd'hui, et l'on a rangé sous cette dénomination des altérations bien dissemblables, il faut le reconnaître. Si l'on en excepte la dégénérescence graisseuse et les tumeurs, toutes les autres altérations du rein ont été rangées sous le vocable de néphrites, et l'on voit chaque jour employer couramment les expressions de néphrite suppurée, néphrite congestive, néphrite interstitielle, néphrite amyloïde. Pour ne parler que de ces quatre espèces, y a-t-il entre elles un lien quelconque, peut-on les comparer les unes aux autres? Nous ne le pensons pas. Déjà nous avons décrit à part la congestion rénale aiguë ou chronique que l'on peut distraire avantageusement du groupe des néphrites. On peut également retrancher complètement de ce groupe la néphrite amyloïde qui est une altération purement dégénérative, isolée ou associée à d'autres lésions du parenchyme. Quant à la néphrite suppurée, elle forme une espèce bien distincte et mérite une place à part.

Pour les autres altérations du rein, le terme générique de *néphrite* peut être conservé jusqu'à nouvel ordre, mais c'est là un terme d'attente et qui donne une idée bien imparfaite de la nature intime du processus pathologique. La nature inflammatoire de la néphrite interstitielle n'est rien moins que prouvée, et c'est bien arbitrairement que nous plaçons cette altération à la suite de lésions plus nettement irritatives. Nous verrons bientôt combien les auteurs sont divisés au sujet de la néphrite interstitielle, puisque quelques-uns n'en font même pas une altération rénale proprement dite.

En dehors de la néphrite suppurée, le seul groupe qui subsiste intact est celui des néphrites qui ont été dénommées *parenchymateuses.* Cette expression nous paraît également impropre et peut être avantageusement modifiée.

Dans ce court préambule à l'étude détaillée des néphrites, nous n'avons nullement l'intention de les envisager dans leurs rapports avec la maladie ou le mal de Bright, nous aurons occasion d'y revenir ; mais nous voulons essayer d'établir parmi les néphrites une classification plus rationnelle, en nous appuyant exclusivement sur des caractères anatomo-pathologiques.

Lorsqu'on étudie avec soin, à ce point de vue, les néphrites, on remarque que les lésions portent tantôt sur tous les éléments du rein, très inégalement sans doute, mais sur tous ; tantôt au contraire elles portent spécialement, et dès le début, sur un des éléments du rein à l'exclusion des autres. Dans le premier cas les altérations sont générales ou généralisées, totales, diffuses ; dans le second, elles sont locales ou localisées, partielles, systématiques. Chacun de ces groupes donnera donc lieu à deux classes bien tranchées de néphrites. Les premières seront les *néphrites diffuses,* les secondes les *néphrites systématiques.* Les néphrites diffuses peuvent se présenter à l'état aigu, à l'état subaigu ou à l'état chronique. Les néphrites systématiques, au moins celles que nous connaissons jusqu'à ce jour, sont subaiguës ou chroniques d'emblée, elles portent primitivement soit sur l'élément glandulaire, soit sur l'élément vasculaire de l'organe. Celles qui atteignent la portion glandulaire ont leur type le mieux défini dans la néphrite saturnine expérimentale ; celles qui se localisent sur les vaisseaux, correspondent à la néphrite interstitielle proprement dite, à la sclérose rénale d'origine artérielle. On peut se demander si ces deux espèces rentrent bien dans le cadre des néphrites ou si elles ne sont pas d'ordre tout différent; c'est là un point qui sera discuté plus loin. Quant aux néphrites diffuses dans leurs différents états, elles correspondent aux néphrites dites parenchymateuses ou épithéliales, néphrites superficielles et profondes.

Pour nous résumer, nous décrirons successivement :

I. — Les néphrites diffuses.

A. — *Aiguës.*

B. — *Subaiguës et chroniques.*

II. — Les néprites systématiques.

A. — *Glandulaires* (cirrhose épithéliale, cirrhose glandulaire).

B. — *Vasculaires* (sclérose ou cirrhose vasculaire).

Il est bien entendu que cette classification ne repose que sur des données anatomo-pathologiques, c'est-à-dire sur des faits directement observés. Lorsque nous comparerons entre elles les différentes néphrites, et que nous les étudierons à un point de vue plus général, nous verrons que cette classification est beaucoup plus rationnelle que celle qui prend comme point de départ la notion étiologique. Diviser les néphrites d'après leurs causes, c'est multiplier indéfiniment les espèces, et l'observation démontre que des maladies générales et constitutionnelles bien différentes entre elles peuvent déterminer dans le rein le même trouble réactionnel, c'est-à-dire la même néphrite. La division que nous proposons plus haut présente également l'avantage d'éviter les répétitions qui seraient la conséquence obligée d'une classification purement étiologique.

CHAPITRE IV

NÉPHRITE DIFFUSE AIGUË EXPÉRIMENTALE

NÉPHRITE CANTHARIDIENNE [1]

Lorsque l'on empoisonne un animal avec de la cantharidine ou de la poudre de cantharides, on détermine une néphrite albumineuse dont l'intensité varie avec la dose du poison et la durée, avec la continuité de l'action toxique. On peut donner les noms d'empoisonnement aigu à celui qui résulte de l'administration d'une seule dose assez élevée de poison, et d'empoisonnement subaigu ou chronique à celui qui succède à l'absorption de doses répétées.

a. — *Empoisonnement aigu par la cantharidine.*

Si l'on injecte sous la peau d'un lapin une solution de cantharidine contenant 0gr,005 à 0gr,01 de la substance toxique, on détermine le passage de l'albumine dans les urines une demi-heure environ après l'injection [2]. A ce moment, c'est-à-dire une demi-heure après l'injection, la substance corticale du rein est très manifestement altérée. A l'œil nu elle paraît conges-

1. Browicz, *Centralblatt f. d. med. Wiss.*, 1879. — Cornil, *Journal de l'anatomie de Robin*, 1880. — Aufrecht, *Centralblatt*, 1882. — Germont, *Thèse*, 1883. — Th. Dunin, *Virchow's Archiv.*, 1883. — Ida Eliaschoff, Uber die Wirkung des Cantharidin auf die Nieren, *Virchow's Archiv.*, 1883.

2. On se servira avec avantage d'une solution concentrée de cantharidine dans l'éther acétique. Le degré de solubilité est en rapport avec la température. A la température de 15 à 18° il suffit d'une injection de 4 centimètres cubes de la solution pour déterminer des accidents qui se terminent même quelquefois en deux ou trois heures, par la mort de l'animal. Il est bon d'être prévenu que la cantharidine n'a pas toujours une action aussi violente, et il est probable que les divers échantillons que l'on se procure dans le commerce ne sont pas comparables entre eux.

tionnée et tuméfiée. A l'examen microscopique, fait sur des coupes après le durcissement dans l'acide osmique, un certain nombre des glomérules présente un épanchement de liquide et de cellules lymphatiques entre le bouquet glomérulaire et la capsule (V. *pl.* XI, *fig.* 1 et *fig.* 2). Les cellules des tubes contournés, aussi bien que les cellules des branches montantes des tubes de Henle sont comme noyées dans un liquide contenant de fines granulations. Quarante minutes ou une heure après l'injection, les lésions de la substance corticale sont portées au plus haut degré.

Lorsqu'on examine alors les glomérules avec un grossissement de 100 diamètres, on observe une zone granuleuse plus ou moins large qui entoure le bouquet vasculaire et qui confine à la capsule.

Cette zone existe partout, excepté au niveau du hile du glomérule, parce qu'il n'y a pas d'espace libre entre la capsule et les vaisseaux afférents. Dans cette zone, on voit de nombreuses granulations, et une assez grande quantité de cellules rondes qui ne sont autres que des cellules lymphatiques dont le noyau volumineux, tuméfié, se colore nettement par le carmin.

Ces cellules lymphatiques sont volumineuses parce qu'elles baignent dans un liquide et elles présentent le même aspect que lorsqu'elles se sont gonflées dans l'eau. Elles sont beaucoup plus grosses que celles qui sont encore situées à l'intérieur des capillaires du glomérule.

Les granulations qui existent à côté d'elles proviennent évidemment du sang et leur reflet un peu jaunâtre fait penser qu'elles sont constituées par des granulations hématiques dues à la destruction des globules rouges, cependant c'est encore là un point sur l'interprétation duquel il convient de rester dans le doute. Quant à la provenance des cellules lymphatiques épanchées dans la cavité glomérulaire, il ne paraît pas douteux qu'elles ne soient dues à la diapédèse et qu'elles ne proviennent du sang contenu dans les vaisseaux du glomérule. Les cellules plates de la capsule n'ont aucune part, du moins au début du processus, à la formation des cellules rondes que l'on constate déjà, ainsi que nous le répétons, une demi-heure après l'injection sous-cutanée de cantharidine.

Mais dans d'autres glomérules, surtout une heure et demie ou deux heures après le début de l'empoisonnement, les cellules plates de la capsule sont tuméfiées, et beaucoup d'entre elles se détachent en devenant sphériques, et tombent dans la cavité du glomérule. Le paroi en est quelquefois complètement dépouillée ; certains de ces éléments présentent deux noyaux.

En même temps l'épithélium des tubes contournés est comme lavé, plus transparent qu'à l'état normal; la lumière de ces tubes est distendue et contient un liquide rempli de fines granulations. On y rencontre aussi quelques globules rouges et des cellules lymphatiques qui viennent en grande partie, sinon exclusivement, des glomérules.

Pendant une heure ou une heure et demie à partir du début de l'empoisonnement, la substance corticale, ou pour mieux dire les glomérules et les tubes contournés sont seuls altérés. Les voies d'excrétion de l'urine, les anses de Henle, mais principalement les tubes droits et collecteurs, sont absolument intacts. Dans la néphrite cantharidienne, comme dans beaucoup d'autres, c'est par le labyrinthe que commence l'altération, et c'est là qu'elle présente les phénomènes les plus importants.

Les lésions que nous venons d'énumérer se résument à ceci : congestion intense portant sur les glomérules, tension exagérée du sang dans les vaisseaux, passage à travers leurs parois des parties liquides du sérum entraînant avec lui des granulations, quelques globules rouges et blancs qui s'accumulent en assez grand nombre dans la cavité glomérulaire. Cet exsudat chemine ensuite à travers le système des tubes excréteurs.

Une heure, une heure et demie après le début de l'intoxication, l'épithélium des tubes droits commence à montrer des modifications importantes qui s'accomplissent très rapidement.

On sait que les tubes droits du lapin possèdent un épithélium cubique qui se rapproche de la forme cylindrique à mesure qu'on avance vers l'extrémité de la pyramide, et que l'épithélium des tubes collecteurs formés par la réunion des tubes droits offre la forme cylindrique la plus accusée.

Ces cellules cylindriques *a*, figure 3, planche XI, sont disposées en une couche unique, et elles laissent au milieu des tubes une large lumière libre.

Au lieu de cette disposition si régulière, les cellules de revê-

Explication de la planche XI.

NÉPHRITE CANTHARIDIENNE

Fig. 1. — *Congestion, diapédèse dans la cavité glomérulaire.*

a, membrane anhyste de la capsule du glomérule; *b*, *b*, cellules plates de l'endothélium de la capsule formant un revêtement à peu près complet; *v*, vaisseau du bouquet glomérulaire, contenant des globules blancs et des globules rouges *g*. Entre la capsule et le bouquet vasculaire, on voit un liquide granuleux *d* contenant en suspension une grande quantité de cellules rondes *c*,*c*. — 350 diamètres.

Fig. 2. — *Diapédèse dans la cavité glomérulaire.*

v, vaisseau du bouquet vasculaire; *c*, cellules rondes contenues dans le liquide granuleux situé entre le glomérule et la capsule *a*. — 250 diamètres.

Fig. 3. — Tube collecteur normal (près de la papille) chez le lapin.

a, cellules d'épithélium cylindrique disposées en palissade sur une section longitudinale; *b*, noyau des cellules; *g*, globules rouges contenus dans un vaisseau. — 200 diamètres.

Fig. 4. — Lésions de la pyramide, deux heures après le début.

a, revêtement d'un tube collecteur; *b*, *d*, cellules d'un tube collecteur devenues pavimenteuses et remplissant la lumière du tube; *v*, vaisseaux remplis de globules rouges; *o*,*o*, segments de tubes collecteurs; *c*, coupe d'un tube mince appartenant à une anse de Henle. — 180 diamètres.

Fig. 5. — Tube collecteur vu suivant sa longueur.

b, paroi propre du tube; *n*, cellules pavimenteuses aplaties par compression les unes contre les autres; *d*, cellules irrégulières à angles mousses et retournés; *a*, *a* protoplasma des cellules avec globules rouges adhérents *g*, *g'*; *c*, *c*, *f*, cellules en forme de coin, munies d'un noyau, intercalées entre les cellules pavimenteuses. — 350 diamètres.

Fig. 6. — Tube collecteur, deux heures après l'introduction du poison sous la peau.

b, *b*, paroi du tube; *a*, cellule pavimenteuse avec son noyau *n*; *c*, petite cellule intercalaire; *f*, *f'*, petites cellules de même nature, irrégulières, dont les faces sont moulées sur les cellules voisines; *d*, *d*, deux noyaux appartenant à des cellules de même ordre.

Fig. 7. — Trois petites cellules intercalaires isolées *a*, *a'*, *b* contenant toutes un noyau *n*. Ces petites cellules présentent trois ou quatre faces concaves moulées sur la convexité dès cellules voisines et séparées par des arêtes saillantes.

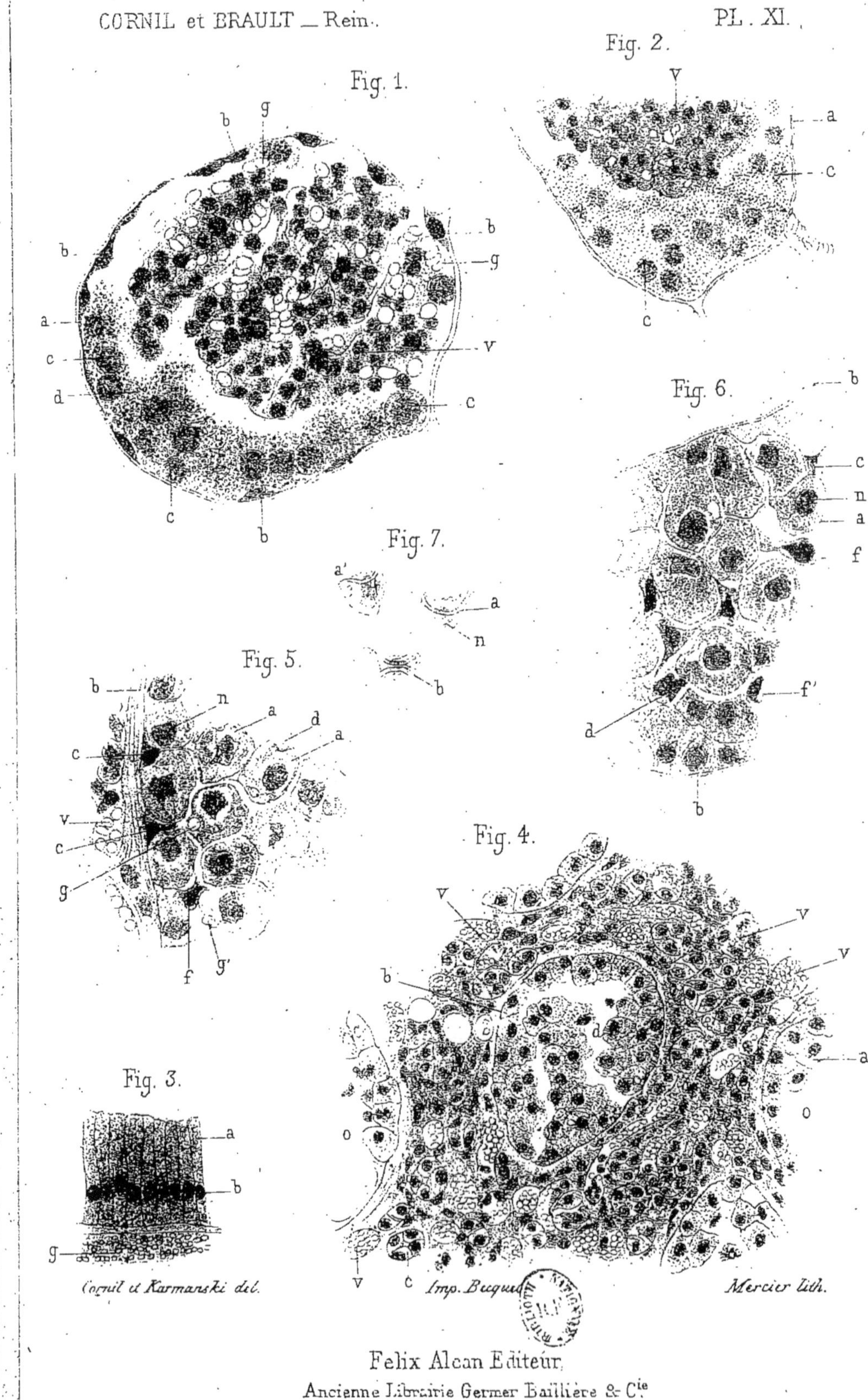
CORNIL et BRAULT — Rein.
PL. XI.
Fig. 1.
Fig. 2.
Fig. 3.
Fig. 4.
Fig. 5.
Fig. 6.
Fig. 7.
Cornil et Karmanski del.
Imp. Becquet
Mercier lith.
Felix Alcan Editeur
Ancienne Librairie Germer Baillière & Cie

tement des tubes collecteurs, examinés deux heures après le début de l'empoisonnement, sont absolument modifiées. Elles sont devenues polyédriques au lieu d'être cylindriques, *a*, *a*, figure 4, planche XI, et elles se sont aplaties par compression réciproque au lieu d'être allongées. Elles se sont multipliées au point de remplir toute la cavité des tubes. Les cellules, qui de cylindriques sont devenues polygonales, présentent des facettes moulées sur les cellules voisines. Leur protoplasma granuleux contient quelquefois des globules rouges *g*. Des globules rouges s'interposent assez souvent entre elles. Leur noyau, plus ou moins régulier, est discoïde ou sphéroïde, tandis que le noyau des cellules normales était ovoïde. Ces cellules sont adhérentes à la paroi du tube et entre elles, partout, excepté au centre du tube qu'elles remplissent. Elles sont habituellement libres au centre *d*, figure 4, planche XI. Dans les tubes droits et dans les tubes collecteurs, on peut voir, le long de la paroi, et appliquées contre elle, des cellules qui ont la forme d'un coin *c*, *c*, figure 5, planche XI, situées entre les cellules pavimenteuses, aplaties par leur base contre la paroi, et interposées entre deux cellules par leur extrémité. Elles possèdent un petit noyau rond, et elles se colorent fortement par le carmin. Leur extrémité pénètre entre deux cellules pavimenteuses beaucoup plus grandes qu'elles. Lorsqu'on réussit à isoler ces petites cellules après qu'elles ont été fixées dans leur forme par l'acide osmique, on voit qu'elles présentent des facettes concaves ou planes, et des crêtes d'empreinte. Les facettes se moulent sur les cellules voisines, et les crêtes sont la preuve de l'aplatissement de leur protoplasma par les cellules plus volumineuses qui les compriment.

Ces petites cellules, en forme de coin ou d'étoile, qui s'intercalent entre les grosses cellules polyédriques des tubes collecteurs enflammés, paraissent provenir d'une diapédèse des globules blancs du sang.

Elles sont, en effet, le plus souvent accolées contre la paroi propre des tubes; en dehors de la paroi il existe habituellement des globules blancs situés dans le tissu conjonctif. Ces cellules intercalaires ont d'ailleurs une forme différente des cellules pavimenteuses; elles sont beaucoup plus petites et ne paraissent nullement en provenir.

Les vaisseaux du rein, petites artérioles et veinules, étudiés soit à la base de la substance corticale, soit dans la substance tubuleuse, présentent presque toujours une rangée de cellules lymphatiques contre leur paroi interne. Sur les préparations obtenues après durcissement par l'acide osmique, ces cellules forment une couronne limitée en dedans par le coagulum noirci représentant le sérum et les globules. Ce coagulum envoie des prolongements entre les cellules, et dessine autant d'arceaux qu'il y a de cellules. Il ne présente cet aspect que parce qu'il est rétracté.

b. — *Empoisonnement lent par la cantharidine.*

Lorsqu'au lieu d'agir sur un rein par une intoxication cantharidienne rapidement mortelle, on emploie des doses insuffisantes pour causer la mort et répétées tous les deux ou trois jours, pendant un mois chez un chien, on détermine à chaque ingestion du poison une congestion rénale avec passage de globules rouges, d'albumine, et de cylindres hyalins dans les urines. Si l'on sacrifie au bout d'un mois l'animal ainsi empoisonné, on trouve dans le rein toutes les lésions de la néphrite albumineuse aiguë ou subaiguë telle qu'on l'observe chez l'homme.

Dans la substance corticale, les glomérules présentent, entre la capsule et le bouquet vasculaire, un exsudat réticulé contenant quelques globules rouges et de rares globules blancs. Les cellules endothéliales de la capsule sont tuméfiées et les anses glomérulaires adhèrent souvent les unes aux autres. Sur les préparations obtenues après l'action de l'acide osmique, on voit que les tubes contournés, très dilatés, contiennent, dans leur lumière agrandie quelques globules blancs, des boules claires ou granuleuses de volume variable, tantôt plus petites, tantôt plus volumineuses que les globules blancs.

Dans d'autres tubes, la lumière agrandie est remplie par un exsudat réticulé, dont les travées plus ou moins fines enserrent souvent des globules rouges, et convergent du bord libre des cellules épithéliales vers le centre du tube.

Les cellules épithéliales sont coiffées par cet exsudat. Ailleurs, le liquide contenu dans la lumière des tubes est coagulé par l'acide osmique et teinté d'une façon homogène; il montre dans son intérieur des boules claires ou grenues ou des globules sanguins. (V. *fig.* 10, 11, 12, 12 *bis*, 13, *pl.* XII.)

Les exsudats accumulés dans la lumière des tubes cheminent ensuite dans les branches de Henle et forment des cylindres par le procédé que nous avons indiqué plus haut dans un chapitre spécial.

Dans l'empoisonnement chronique par la cantharidine, les altérations des cellules sont assez communes ; elles se rencontrent avec les mêmes caractères que dans les néphrites albumineuses aiguës et subaiguës de l'homme, et elles expliquent l'abondance des exsudats trouvés dans les tubes urinifères de la substance corticale.

Dans la substance des pyramides, les anses de Henle et les tubes collecteurs montrent de nombreux cylindres hyalins.

En outre de ces modifications des cellules, accompagnées de sécrétions pathologiques et d'exsudations de substances protéiques, les cellules des tubes contournés offrent assez souvent des granulations graisseuses dans leur protoplasma.

Mais l'intoxication cantharidienne chronique ne borne pas son action au parenchyme cellulaire; elle détermine en même temps un trouble profond dans le tissu conjonctif du rein. On trouve le long des artérioles une quantité notable de petites cellules rondes indiquant un commencement de néphrite diffuse.

Tout récemment M. Aufrecht [1] a fait insérer dans le *Centralblatt* une note pour annoncer qu'il avait déterminé chez le lapin une néphrite interstitielle par l'empoisonnement chronique dû à la cantharidine. M. Aufrecht a employé des doses très minimes de cantharidine en injection sous-cutanée, 0gr,0025 par jour, pendant plusieurs semaines, et il a produit ainsi une néphrite interstitielle. Dans cette communication qui renferme peu de détails histologiques, M. Aufrecht annonce la publication ultérieure d'un travail complet sur ce point.

M. Aufrecht, d'après M. Germont [2], aurait pu reproduire également la néphrite parenchymateuse, la néphrite interstitielle diffuse et la rétraction du rein. M. Germont qui a repris ces

1. Aufrecht, Die Schrumpfniere nach Canthraridin. *Centralblatt f. d. med. Wiss.*, novembre 1882.

2. Germont. Thèse citée.

Explication de la planche XII.

NÉPHRITE CANTHARIDIENNE

Fig. 8. — Lésions du glomérule après vingt heures d'empoisonnement.
a, capsule; *v*, bouquet vasculaire du glomérule; *b*, cellules pariétales de la capsule; *d*, une de ces cellules montrant un groupe de trois noyaux; *c*, *c*, exsudat coagulé et noirci par l'acide osmique, qui coiffe les cellules et s'interpose entre elles par des prolongements; il s'insère par des filaments minces *m* sur les vaisseaux du bouquet glomérulaire. — 300 diamètres.

Fig. 9. — Lésions du glomérule deux heures après l'empoisonnement.
o, cavité de la capsule (les vaisseaux n'ont pas été dessinés); *a*, paroi de la capsule; *b*, cellules libres dans la cavité de la capsule; *b'*, deux noyaux accolés à la capsule de Bowmann et appartenant à ses cellules de revêtement.
m, tubes urinifères. — 300 diamètres.

Fig. 10. — Section d'un tube contourné dans un cas d'empoisonnement chronique.
a, protoplasma granuleux des cellules; *b*, granulations graisseuses colorées par l'acide osmique; *c*, noyaux des cellules; *e*, boules claires limitées par un exsudat réticulé, très fin, coagulable par l'acide osmique sous forme de fibrilles *f*. — 350 diamètres.

Fig. 11. — Segment d'un tube contourné dans le même cas.
a, protoplasma des cellules; *b*, granulations graisseuses. Les boules qui constituent l'exsudat sont claires, ou à contenu granuleux *m*; on trouve aussi dans l'exsudat des cellules lymphatiques et des globules rouges *g*. — 300 diamètres.

Fig. 12. — Segment d'un tube contourné dans l'empoisonnement chronique.
a, paroi propre du tube; *p*, protoplasma des cellules; *n*, noyau; *m*, *m*, boules claires qui coiffent les cellulles. — 300 diamètres.

Fig. 12 *bis*. — Segment d'un tube contourné (même provenance).
a, paroi propre du tube; *b*, protoplasma; *n*, noyau des cellules; *m*, grosse boule claire entourée de boules plus petites *n*, suspendues dans un exsudat granuleux. — 300 diamètres.

Fig. 13. — Détail des lésions cellulaires.
a, protoplasma; *n*, noyau des cellules; *m*, boule claire coiffant une cellule.

Fig. 14. — Cellules de la vessie chez le lapin (empoisonnement aigu).
a, cellule contenant huit noyaux; *m*, cellule contenant six noyaux; *b*, cellule très allongée contenant cinq noyaux; *n*, cellule plus petite contenant six noyaux; *c*, cellule à deux noyaux; *d*, *g*, cellules contenant un seul noyau. — 180 diamètres.

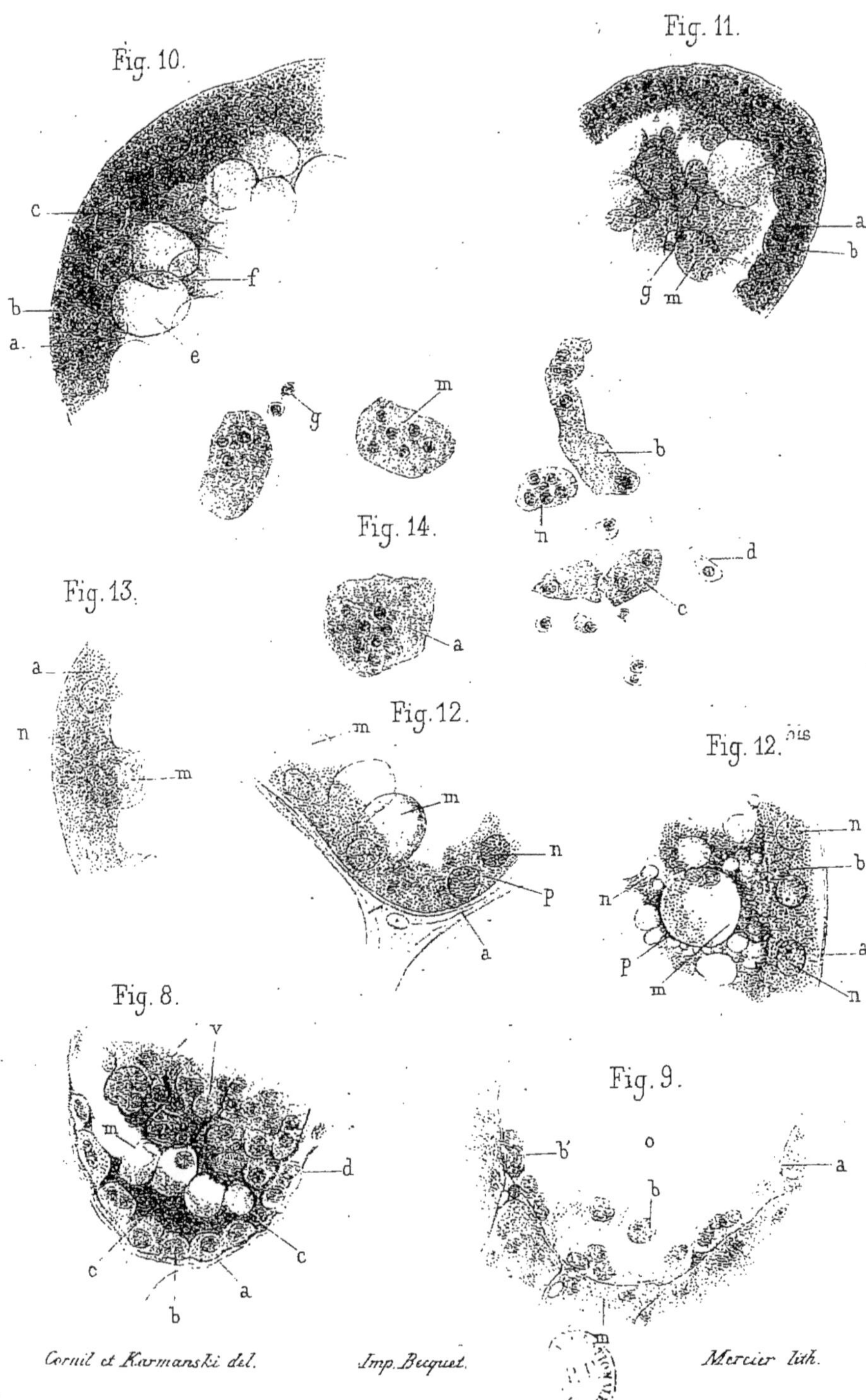

Cornil et Karmanski del. Jmp. Becquet. Mercier lith.

Félix Alcan Editeur.
Ancienne Librairie Germer Baillière & Cie

expériences est arrivé à des résultats un peu différents de ceux que nous signalons.

Dans une première expérience, pratiquée sur un lapin vigoureux quatre jours après l'injection de 0gr,002 de cantharidine, il a constaté les lésions suivantes : inflammation des glomérules d'intensité variable, très marquée sur certains d'entre eux; inflammation de certains tubes droits des rayons médullaires situés dans le voisinage des glomérules malades. Autour des glomérules et des tubes les plus malades, il existait une infiltration embryonnaire assez marquée. De plus, les tubes contournés présentaient des cellules atteintes de dégénérescence granulo-graisseuse (tuméfaction trouble), ils contenaient peu ou pas de cylindres, mais de place en place un exsudat réticulé. L'auteur fait remarquer en terminant que la néphrite qu'il décrit est à la fois conjonctive et épithéliale, que l'altération épithéliale est générale et s'étend à tous les tubes contournés, tandis que la lésion du tissu conjonctif est limitée à certains systèmes glomérulaires ; il est donc probable, ajoute-t-il, que celle-ci correspond à un processus histologique spécial, et indépendant des lésions épithéliales, mais sans que toutefois on en ait de preuves directes.

Dans une autre expérience, un lapin reçut en quinze jours onze injections variant de 0gr,001 à 0gr,003 de cantharidine; les lésions occupaient presque exclusivement les tubes collecteurs et les tubes droits. A leur niveau, il existait une desquamation cellulaire assez abondante et des cylindres de plusieurs espèces.

Discutant les résultats obtenus par les différents auteurs et les siens propres, M. Germont conclut ainsi : « Des expériences précédentes, il semble donc qu'on est autorisé à conclure que la néphrite cantharidienne aiguë, subaiguë ou chronique, ne revêt pas une forme anatomique spéciale. MM. Browicz et Cornil ont observé une néphrite parenchymateuse, et j'ai pu souvent vérifier leur description; M. Aufrecht a vu la néphrite interstitielle et le fait qui précède peut être considéré comme un cas de néphrite catarrhale. A quoi tiennent ces différences? Il est probable que l'on doit tenir compte, en une grande mesure, de l'intensité avec laquelle a agi la substance toxique, c'est-à-dire de la *dose*, et en second lieu *du temps* pendant lequel elle a agi. Cependant ces deux éléments sont insuffisants pour expliquer la variété des phénomènes. Ainsi M. Aufrecht, tout en faisant remarquer que les animaux les plus forts et les plus vigoureux résistent le plus longtemps, et supportent les plus grandes doses, note la mort rapide, avec néphrite parenchymateuse aiguë, d'une femelle vigoureuse qui avait à peine achevé sa lactation et chez laquelle les glandes lactifères n'étaient pas encore revenues à l'état normal : une seule injection de 0gr,0025 fut mortelle.

M. Germont signale également ce fait que nous avons constaté souvent, à savoir que chez les chiens les injections de cantharidine déterminent rapidement des abcès avec décollement de la peau, et lorsqu'on garde plusieurs jours un chien avec ces abcès, on peut penser que la pyohémie n'est pas sans exercer une influence sur les lésions des organes internes et sur le résultat final de l'expérience.

Il convient sans doute de ne rien exagérer, mais il semble que toutes les conditions indiquées plus haut doivent être prises en considération, lorsqu'il s'agit d'interpréter des phénomènes pathologiques aussi complexes. La dose de la matière irritante, le mode sous lequel on l'administre, la répétition plus ou moins fréquente de l'expérience à intervalles à peu près fixes, l'idiosyncrasie des animaux en expérience, tout cela doit être pesé et discuté.

Mais il est un autre facteur, non moins important et dont la valeur ne peut être facilement appréciée, c'est la qualité de l'irritant. En ce qui concerne la cantharidine, les physiologistes nous apprennent qu'elle circule en nature dans le sang, et qu'elle n'est nullement modifiée dans ce véhicule [1]; d'ailleurs, si elle s'élimine par le rein, il s'en faut qu'elle ne lèse que cet organe. Bien d'autres sont touchés et pour ne citer que les plus importants nous signalerons le foie, mais surtout l'appareil broncho-pulmonaire et l'appareil intestinal. Les bronchopneumonies et les entérites produites par l'injection sous-cutanée de cantharidine présentent une intensité extrême.

L'action irritante de la cantharidine (lorsque nous comparons entre elles les lésions des principaux organes) nous apparaît

1. Galippe et Laborde, *Comptes rendus de la Société de biologie*, 1874-1875.

comme une action irritante, locale, presque traumatique. La réaction des tissus est plus forte là ou l'irritant est en plus grande quantité et l'on sait que la proportion de l'irritant dans une quantité déterminée de sang, varie, non seulement par rapport à la dose de l'injection, mais par rapport à la plus ou moins grande régularité dans l'absorption de la matière injectée.

En tous cas les expériences de Browicz, Aufrecht, Germont, les nôtres, montrent qu'il existe une certaine variété dans les résultats; il ne nous semble pas cependant qu'il soit impossible de trouver l'explication de ces dissemblances.

La cantharidine est, en effet, un irritant chimique dont l'action est assez simple. Les vaisseaux sont les premiers pris; dans le rein en particulier, les modifications de la circulation glomérulaire sont les phénomènes les plus appréciables au début; il s'y joint dans les jours qui suivent des lésions épithéliales. Les descriptions de Browicz, celles que nous avons relatées plus haut, se rapportent à ces faits.

Si la dose injectée, quoique faible, est répétée assez fréquemment, rien ne s'oppose à ce que la forme décrite par Aufrecht ne soit réalisée; mais, comme avec des doses faibles l'action de la cantharidine est beaucoup moins générale, on comprend que la substance irritante puisse attaquer certaines parties du rein à l'exclusion de certaines autres, et donner lieu aux variétés qui ont été indiquées par M. Germont. Il existe des néphrites dans lesquelles les lésions de certains systèmes glomérulo-tubulaires conservent une autonomie presque absolue. Le même fait, d'après M. Germont, se produirait quoique d'une façon moins nette dans l'empoisonnement par la cantharidine. Si l'animal est vigoureux et la dose injectée faible, les lésions peuvent se réparer à mesure qu'elles se produisent.

Maintenant, quel nom convient-il de donner à cette néphrite? néphrite parenchymateuse ou néphrite interstitielle? Libre à ceux qui donnent indistinctement le nom de néphrite interstitielle à toutes les néphrites dans le cours ou à la fin desquelles le tissu conjonctif offre un certain développement, de conserver cette dénomination pour désigner la néphrite cantharidienne obtenue par le procédé d'Aufrecht. Mais il n'en est pas moins vrai que dans ses premières périodes la néphrite cantharidienne offre des lésions irrégulièrement distribuées sur les éléments du rein et que dès le début elle ne soit surtout *diffuse*.

Ceux qui attachent une valeur exagérée aux mots parenchymateux et interstitiel voient dans cette manière de dénommer les lésions du rein un sujet de confusion. Mais s'il y a confusion, qu'on nous permette de dire qu'elle provient justement de l'emploi qui est fait chaque jour des expressions signalées plus haut. Suivant nous, on ne peut caractériser une néphrite que par des termes rappelant son évolution. Or la néphrite cantharidienne n'est pas une néphrite systématique, c'est-à-dire attaquant exclusivement soit les artères, soit les glomérules, soit les épithéliums des tubes contournés, ou des tubes collecteurs.

Au contraire, elle est essentiellement diffuse parce qu'elle irrite violemment, dès le début, les plus fins vaisseaux et simultanément les épithéliums, les glomérules et le tissu conjonctif. Qu'une pareille inflammation du rein se termine à la longue par la production de tissu fibreux et par la rétraction du rein, cela n'a rien que de très naturel, mais il serait absolument inexact de se servir pour caractériser cette lésion du terme de néphrite interstitielle.

Nous pensons que la seule dénomination qui soit applicable à la néphrite cantharidienne est celle de néphrite *diffuse*, cette épithète rappelant que les lésions peuvent se rencontrer sur tous les éléments du rein, et cela d'une façon très irrégulière suivant les cas. La terminaison par atrophie s'explique par le seul progrès des lésions du tissu conjonctif et de l'affaissement de certains systèmes glomérulo-tubulaires sans qu'il soit utile d'invoquer un mécanisme spécial [1].

1. TH. DUNIN, *Virchow's Archiv.*, 1883, n'admet pas que les lésions consécutives à l'empoisonnement par la cantharidine soient telles que nous venons de les exposer. Il trouve les expériences de Browicz et celles que nous avons indiquées tout à fait insuffisantes et critique l'appellation de néphrite parenchymateuse.

D'après ses propres expériences, il conclut que l'altération rénale consiste principalement dans une dégénérescence hyaline des cellules, et une nécrose par coagulation. Les boules hyalines seraient le résultat d'une nécrose partielle. Il compare les lésions nécrosiques qu'il a obtenues avec celles qui ont été indiquées par Litten et Kabierske dans l'empoisonnement par l'acide chromique. Nous ajouterons qu'il est possible que la cantharidine, injectée à certaines doses, amène la nécrose par coagulation, mais elle est capable de produire des lésions beaucoup moins avancées, congestion, néphrite diffuse aiguë ou subaiguë, suivant son mode d'administration, ainsi que cela résulte des faits que nous venons de passer en revue.

CHAPITRE V

NÉPHRITES DIFFUSES AIGUËS ÉTUDIÉES CHEZ L'HOMME

NÉPHRITES DES MALADIES GÉNÉRALES

Les néphrites des maladies générales sont de véritables néphrites diffuses, mais bien différentes de celles que nous venons d'étudier. Le mode d'action des maladies générales, infectieuses, sur le rein, ne peut être comparé sans forcer l'analogie à celui d'une intoxication par une substance minérale. Il faut tenir compte, dans les maladies générales, d'éléments surajoutés dont la qualité est très dificile à apprécier, et qui modifient singulièrement la composition du sang. Il existe certainement des modifications chimiques du plasma et des éléments figurés, mais le sang peut contenir en outre des organismes microscopiques (vibrions, microbes, bactéries), dont les propriétés nous échappent encore.

Malgré ces conditions, en apparence si dissemblables, le parenchyme du rein présente des lésions histologiques que l'on peut grouper les unes à côté des autres. L'observation journalière nous montre que les congestions, les inflammations ou les dégénérescences du rein dans les fièvres ont entre elles beaucoup de points communs. Aucune de ces altérations ne présente de caractère spécifique : aussi n'y aurait-il aucun intérêt à décrire séparément la néphrite diphthéritique, la néphrite typhoïde, la néphrite variolique, la néphrite scarlatineuse, et l'on s'exposerait à de continuelles répétitions.

Il existe bien quelques différences, au point de vue de la fréquence et de l'intensité des déterminations rénales, suivant les maladies causales ; mais la même forme anatomique à l'œil nu, produite par des affections différentes, correspond à des lésions histologiques identiques.

C'est généralement vers le milieu ou la fin du second septénaire, quelquefois un peu plus tôt, qu'apparaissent les néphrites dans le cours des maladies générales. Leur durée moyenne est très courte; on cite celles qui franchissent une durée de trois semaines et qui passent à l'état subaigu (fièvre typhoïde, diphthérie, scarlatine).

Les formes anatomiques observées varient suivant l'intensité de la réaction et peuvent être décrites sous trois chefs principaux :

1° Néphrites avec prédominance des phénomènes congestifs et inflammatoires.

2° Néphrites avec prédominance des phénomènes diapédésiques.

3° Néphrite avec prédominance des lésions dégénératives.

a. — *Néphrites avec prédominance des phénomènes congestifs et inflammatoires.*

La première catégorie comprend la série des lésions qui sont seules susceptibles de passer à l'état subaigu. Les lésions congestives et inflammatoires que l'on rencontre en pareille circonstance, se rapprochent par beaucoup de points de celles que nous avons indiquées à propos de l'empoisonnement par la cantharidine, et de certaines congestions aiguës du rein.

Les reins sont plus volumineux qu'à l'état normal surtout dans la variole, la diphthérie et la fièvre typhoïde; à la coupe, leur substance corticale paraît tuméfiée, elle est pâle, grise, ou blanchâtre et comme anémiée, quelquefois au contraire congestionnée et présentant des points hémorrhagiques. Ces différences d'aspect sont nombreuses, et ont été fort bien indiquées par les auteurs. Les différences de coloration dépendent du degré de congestion, de l'abondance des produits d'exsudation dans les tubes et de bien d'autres détails d'une importance secondaire.

Quand on examine ces reins au microscope, après le durcissement par la liqueur de Muller, on voit que les capillaires intertubulaires et les étoiles de Verheyen sont très dilatés.

Quelques glomérules présentent la même disposition. Dans les néphrites plus intenses, on trouve du sang entre le glomérule et la capsule, et dans quelques tubes contournés. Les tubes contournés présentent la tuméfaction trouble, l'état granuleux de leurs cellules, la transformation hyaline de leur partie libre, l'infiltration de leur protoplasma par des granulations d'origine probablement hématique. Ce sont là des lésions que nous avons étudiées précédemment en détail. Il faut y joindre la présence, dans la lumière des tubes, d'un exsudat sous forme de boules transparentes, ou sous forme d'un réticulum contenant quelques cellules lymphatiques.

Ces modifications se font avec une très grande rapidité et se rencontrent généralement, ainsi qu'on le sait, au commencement du second septénaire des maladies générales, par exemple dans la fièvre typhoïde et la variole.

Nous savons que de pareilles altérations peuvent guérir complètement, ce dont nous pouvons juger par l'examen prolongé des urines. La congestion et l'inflammation s'apaisent et l'albuminurie disparaît. Lorsqu'une maladie infectieuse se termine par la mort, celle-ci n'est pas habituellement le fait de la néphrite ; la lésion rénale ne représente en effet qu'une faible partie des altérations organiques trouvées à l'autopsie.

Si la guérison survient, il est exceptionnel que la néphrite prenne une importance plus grande et persiste pendant quelque temps. Mais s'il en est ainsi, les lésions cellulaires s'accentuent, les cellules s'affaissent, se confondent par leurs bords, forment un revêtement épithélial continu, dans lequel les noyaux sont en nombre très variable, assez souvent multipliés. Les tubes se dilatent et les phénomènes d'exsudation s'accentuent. Les produits exsudés sont plus réfringents et apparaissent dans les urines, sous forme de cylindres hyalins, cireux ou colloïdes.

Les lésions des tubes droits et des conduits excréteurs sont ici secondaires. L'irritation produite sur ce système de tubes est bien loin d'être comparable à celle que nous avons signalée précédemment dans l'empoisonnement par la cantharidine. On peut même affirmer que les altérations de cette partie du parenchyme rénal sont tout à fait accessoires. Quelquefois, sur des coupes longitudinales et transversales, les épithéliums semblent proliférés. Les cellules cubiques ou cylindriques sont tassées, aplaties les unes contre les autres; quelques-unes, détachées de la paroi, sont très reconnaissables à leurs caractères morphologiques, et elles se mêlent aux produits d'exsudation élaborés au niveau des tubes contournés. Les cylindres, examinés directement dans l'urine, présentent, adhérentes à leur surface, quelques-unes des cellules des tubes excréteurs. Mais le processus de multiplication et de desquamation des cellules est toujours peu développé.

Les lésions des glomérules sont assez légères dans cette première période des néphrites; nous avons suffisamment insisté sur ce point plus haut à propos de la glomérulite. Elles ne prennent de développement que dans les néphrites subaiguës que nous étudierons ultérieurement.

Nous avons discuté ailleurs[1] la nature de ces néphrites qui accompagnent si fréquemment les maladies générales fébriles et les maladies infectieuses, et nous avons vu quelle modification s'était faite dans la manière de comprendre la pathogénie des lésions rénales. On a abandonné l'idée d'une néphrite superficielle localisée dans les tubes excréteurs de la glande, idée mise en avant par M. Virchow, et développée par un certain nombre de médecins et entre autres par M. Lecorché. Il n'existe pas à proprement parler de néphrite superficielle, non plus que de néphrite profonde, isolée pour ainsi dire.

Les néphrites des fièvres ne sont pas davantage, au vrai sens du mot, des néphrites épithéliales, parce que les épithéliums ne sont pas les seuls éléments atteints. Ces néphrites occupent tout le parenchyme, surtout les tubes contournés, beaucoup moins les voies d'excrétion, ce qui est contraire à ce que l'on avait avancé jusqu'à ce jour; mais elles portent également sur les vaisseaux et sur les glomérules, elles sont donc *totales*, pour mieux dire *diffuses*, en tous cas non systématisées.

Nous croyons que c'est la seule dénomination qui convienne à ces néphrites, car les expressions de néphrites congestives, néphrites catarrhales, œdèmes congestifs, hypérémies phlegmasiques, néphrites mixtes catarrhales ne s'appliquent qu'à certaines variétés, ne conviennent qu'à certains détails. L'ex-

1. Brault. *Des formes anatomo-pathologiques du mal de Bright.* Arch. de méd. 1882.

pression de *néphrite diffuse* convient mieux à un processus essentiellement vasculaire au début et comprend toutes les variétés dont nous venons de signaler les principales. Les néphrites diffuses des fièvres sont en un mot congestives, hypérémiques, catarrhales, suivant les points du parenchyme que l'on examine, ou suivant les cas observés[1].

b. — *Néphrites avec prédominance des phénomènes de diapédèse.*

Dans le groupe des néphrites précédemment décrit, on trouve assez souvent isolées, par deux ou par trois, des cellules lymphatiques dans les espaces intertubulaires, mais d'une manière inconstante. Dans une autre série de faits, au contraire, le nombre des cellules lymphatiques accumulées dans les espaces intertubulaires est beaucoup plus considérable. Ce phénomène

1. Nous croyons qu'il est inutile de multiplier les divisions et les subdivisions dans la description des néphrites aiguës, et l'on peut se rendre facilement compte que bien des variétés indiquées par les auteurs rentrent les unes dans les autres.

E. Wagner (*Deutsches Archiv.*, Bd. XXV), cité par Lépine, reconnaît 4 variétés de néphrite aiguë : 1° variété catarrhale hémorrhagique; 2° variété catarrhale et interstitielle hémorrhagique; 3° variété correspondant à un rein blanc de moyen volume; 4° variété lymphomateuse (où dominent les infiltrations leucocytiques). Comme le fait remarquer M. Lépine, on pourrait facilement établir d'autres catégories. A propos de la fièvre typhoïde, E. Wagner décrit une autre variété : la néphrite suppurée avec bactéries dans les vaisseaux glomérulaires et les vaisseaux du stroma.

Nous ne reviendrons pas ici non plus, sur la discussion des formes de la néphrite scarlatineuse que nous avons étudiée à plusieurs reprises (Brault, thèse inaugurale, 1880, et *Archives de médecine* 1882). Aujourd'hui beaucoup d'histologistes admettent la multiplicité des formes. Friedlander (*Fortschritte der Medicin* 1883) distingue : 1° une forme initiale catarrhale, 2° une forme septique, 3° une néphrite post-scarlatineuse ou glomérulo-néphrite.

Dans les variétés de la néphrite scarlatineuse initiale, M. Hortolès (1881) a parfaitement décrit l'infiltration embryonnaire qui constitue pour lui la seule néphrite de la scarlatine — Leichtenstern, dans la néphrite post-scarlatineuse, indique trois types : 1° le type d'hypérémie diffuse, 2° le type anémique, et 3° le type hémorrhagique. D'ailleurs, si les lésions macroscopiques sont diverses, l'auteur ajoute que les lésions microscopiques sont assez comparables les unes aux autres. On pourrait en dire autant de la variole, de la diphthérie, de la fièvre typhoïde.

Nous ne continuerons pas ces citations, renvoyant ceux qui désireraient des renseignements bibliographiques complets aux notes que M. Lépine a jointes à la traduction du Traité des maladies des reins de Bartels (1884). Nous persistons à croire de plus en plus qu'il n'existe pas de néphrites à caractères macroscopiques ou microscopiques spécifiques, qu'il est inutile de multiplier les variétés outre mesure, qu'il est préférable au contraire d'établir des groupes à caractères tranchés. Or la congestion et l'inflammation comprennent le catarrhe, les sécrétions, et l'hémorrhagie.

est parfois si marqué que l'attention se trouve tout entière concentrée sur lui et qu'on néglige les autres altérations de détail qui ont cependant leur importance. On a signalé cette lésion dans presque toutes les maladies infectieuses et c'est elle qui a été invoquée par les auteurs allemands (Klebs, Traube), et par Kelsch (1874) pour affirmer que les néphrites des maladies générales et en particulier la néphrite scarlatineuse étaient des néphrites interstitielles aiguës.

En présence des nombreuses observations de néphrites publiées dans ces dernières années, et où la diapédèse a été observée et décrite assez clairement pour qu'il ne subsiste aucun doute à cet égard, il ne viendra à l'idée de personne de la rejeter du cadre des néphrites dues aux maladies générales. Aussi nous acceptons les observations de MM. Biermer (1860) E. Wagner (1867), Coats, Hortolès, comme très rigoureusement étudiées au point de vue histologique. Mais nous ne pouvons voir dans cette néphrite avec infiltration embryonnaire qu'un cas particulier ou qu'une forme spéciale des néphrites des fièvres. Ce qu'il y aurait de plus intéressant à établir, ce sont les conditions qui déterminent cette diapédèse, si intense dans certains cas, si peu marquée dans d'autres.

Quoi qu'il en soit, voici comment elle se présente le plus fréquemment : on trouve entre les tubes contournés ou les tubes droits, des cellules embryonnaires accumulées en petits nodules ou infiltrées irrégulièrement sur une grande longueur. Au niveau des glomérules l'aspect change : les éléments embryonnaires, disposés sur deux, trois, ou plusieurs rangées, forment une enveloppe plus ou moins complète à la circonférence externe de la capsule de Bowmann. Ailleurs, la diapédèse est développée à son maximum exactement au point où l'artère afférente pénètre dans le glomérule. Les cellules forment autour de cette artère un manchon cylindrique, ou un croissant dont les bords très amincis affleurent la capsule de Bowmann.

Cette variété de néphrite a été constatée dans la scarlatine par les auteurs que nous venons de citer, mais également dans la variole et assez souvent aussi dans la fièvre typhoïde et l'érysipèle.

Elle survient dans des cas extrêmement graves où la maladie se rapproche par ses manifestations viscérales des septicémies les plus franches, car le foie présente des lésions du même ordre que le rein. Il sera particulièrement instructif de rechercher, dans les observations ultérieures, si cette forme de néphrite des maladies générales ne dépend pas d'un état particulier du sang ou des organes atteints. Dans la fièvre typhoïde, on a invoqué, pour expliquer ces lésions, une sorte d'infection secondaire à la suite de la résorption des produits septiques, développés au niveau des plaques de Peyer. Il serait également important de savoir, si dans les autres maladies, on pourrait trouver une explication analogue.

MM. Tapret et Roger ont publié tout dernièrement une observation de néphrite survenue dans le cours d'une fièvre typhoïde; dans la dernière période de la maladie, qui dura plus d'un mois, il survint à la surface du tégument externe des abcès. A l'autopsie, les deux reins étaient très augmentés de volume et présentaient chacun à leur surface une vingtaine de petits abcès miliaires [1].

Des faits analogues ont été observés par un certain nombre d'auteurs. Tapret et Roger citent trois observations de Rayer, on pourrait facilement en trouver d'autres dans les recueils scientifiques. Nous avons observé pour notre part un certain nombre de faits de ce genre. Néanmoins ces abcès miliaires sont relativement rares, et nous n'avons pas le droit d'affirmer aujourd'hui qu'ils résultent uniquement de l'exagération des phénomènes de diapédèse. Ils sont probablement sous la dépendance d'une pyohémie secondaire qui prend son origine au niveau des ulcérations gangréneuses de l'intestin.

c. — *Néphrites avec prédominance des lésions dégénératives.*

Il est enfin un dernier groupe de lésions rénales, que l'on peut ranger dans le cadre des néphrites diffuses, mais où les lésions régressives tiennent le premier rang.

Ici les phénomènes de catarrhe et de sécrétion au niveau des tubes manquent complètement, ou bien sont fort peu accusés. La transsudation albumineuse au niveau des glomérules est

1. Tapret et H. Roger, contribution à l'étude de la néphrite dothiénentérique *Annales des maladies des organes génito-urinaires* (avril 1883).

également très faible, les foyers embryonnaires se rencontrent d'une manière inconstante. Ce qui domine, au contraire, ce sont les lésions cellulaires dégénératives.

Les épithéliums sont souvent gonflés, infiltrés de grosses granulations protéïques et albuminoïdes translucides, le noyau est vésiculeux, il se colore mal par les agents colorants, néanmoins il se colore toujours un peu; enfin le corps de la cellule est souvent chargé d'un très grand nombre de granulations graisseuses irrégulièrement disséminées dans le protoplasma, comme cela s'observe dans l'ictère grave.

C'est à cet ordre de faits que se rapportent les observations publiées par Hanot et Legroux dans les *Archives de médecine* en 1876 [1].

Ajoutons que les autres organes présentent des altérations analogues : le foie est le siège d'une dégénérescence graisseuse plus ou moins marquée, le cœur offre également une infiltration assez nette de ses fibres par des granulations très fines, albumineuses ou graisseuses.

Des maladies générales fébriles ou infectieuses peuvent donc déterminer dans l'économie des lésions de divers ordres, et le rein, en particulier, peut être le siège de modifications assez variables dans les premières périodes de l'évolution de ces maladies. Quelle est la cause de cette diversité dans les altérations du rein? A propos de l'infiltration embryonnaire et de la forme pyohémique nous avons présenté une hypothèse plus ou moins vraisemblable. On peut, avec autant de raison, soutenir que les lésions congestives et hypérémiques dépendent de conditions particulières : on les observerait surtout dans les formes moyennes des maladies infectieuses; enfin les dégénérescences appartiendraient surtout aux maladies dont l'évolution a été rapide et dans lesquelles l'altération du sang a été poussée au maximum. De plus, comme l'existence des micro-organismes a été démontrée d'une manière irréfutable dans un certain nombre de maladies générales, on devra les rechercher dans tous les organes, établir leur siège de prédilection, et tâcher de reconnaître si les lésions dégénératives du rein en particulier, sont en rapport avec l'abondance des microbes

1. Observation d'albuminurie dans la fièvre typhoïde. *Archives générales de médecine*, décembre 1876.

ou des bactéries dans les vaisseaux de la substance corticale.

Nous laisserons de côté bien d'autres questions de pathologie générale que soulève cette étude des néphrites dans les maladies infectieuses. On est bien loin d'avoir tout dit à leur sujet, aussi bien n'avons-nous eu d'autre but que de montrer qu'il ne fallait pas chercher dans le rein des formes anatomo-pathologiques spéciales à chaque maladie, mais bien des groupements de lésions communes à plusieurs d'entre elles.

En tous cas, ces lésions sont bien *des lésions diffuses* qui reconnaissent pour cause une altération profonde du sang; leur variabilité extrême explique l'erreur dans laquelle sont tombés certains histologiques, lorsqu'ils ont voulu ranger quand même ces processus différents sous une seule expression de néphrite parenchymateuse ou de néphrite interstitielle.

Nous allons bientôt voir que certaines maladies générales, la scarlatine par exemple, peuvent amener d'autres variétés tout à fait spéciales de néphrites diffuses.

Il faut un certain temps pour que ces lésions se produisent; aussi la néphrite est-elle presque toujours subaiguë. Les autres manifestations de la maladie générale disparaissent, la détermination rénale subsiste seule, et elle est absolument comparable aux néphrites subaiguës ou chroniques qui surviennent spontanément, c'est-à-dire sans cause actuellement connue.

CHAPITRE VI

NÉPHRITES DIFFUSES SUBAIGUËS. — NEPHRITES DIFFUSES CHRONIQUES

Dans les néphrites diffuses (parenchymateuses) subaiguës et chroniques, les reins examinés à l'œil nu sont généralement volumineux, lisses et blancs. Mais il est des reins lisses et blancs qui appartiennent à la dégénérescence amyloïde, d'autres à la dégénérescence graisseuse. Dans les degrés plus avancés de la néphrite diffuse chronique, le rein peut être de volume normal ou diminué et en même temps granuleux. Au point de vue histologique, les néphrites diffuses, subaiguës et chroniques, ne peuvent être réunies dans la même description ; il est indispensable d'établir encore ici des variétés.

Nous décrirons successivement :

a. — La néphrite diffuse avec prédominance des lésions des glomérules.

b. — La néphrite diffuse avec prédominance des lésions de l'épithélium.

c. — La néphrite diffuse avec prédominance des lésions du tissu conjonctif.

a. — *Néphrite diffuse avec prédominance des lésions des glomérules (Néphrite glomérulaire. — Glomérulo-néphrite).*

Cette néphrite, que l'on rencontre comme manifestation de refroidissements prolongés (néphrite dite *à frigore*) ou consécutivement à la scarlatine, à l'alcoolisme, à l'impaludisme, à la syphilis, etc., forme une variété dont la physionomie est assez nette. Ce qui la caractérise, c'est que les lésions du glomérule sont développées à l'extrême.

A l'œil nu, le rein paraît volumineux, blanc grisâtre, ou complètement blanc, quelquefois jaunâtre. Il se décortique assez facilement. Quelquefois il apparaît pointillé de petites taches, les unes blanches, les autres jaunes, les autres rouges, ces dernières sont quelquefois ecchymotiques. Le rein pèse moitié plus, quelquefois deux fois plus qu'à l'état normal. A la coupe, les mêmes taches se retrouvent dans la substance corticale tuméfiée : elles sont blanches, jaunes ou rouges, mais au lieu d'être arrondies, elles sont allongées dans le sens des pyramides. Ces caractères macroscopiques se retrouvent dans plusieurs autres variétés de néphrites.

Si l'on examine des coupes longitudinales ou transversales pratiquées sur des fragments de rein ayant séjourné dans l'alcool, ou dans la liqueur de Muller, voici ce que l'on remarque : la disposition générale des glomérules, les uns par rapport aux autres, est sensiblement la même qu'à l'état normal, et sur des coupes transversales passant à travers le labyrinthe, on retrouve assez facilement la disposition générale des lobules rénaux.

Mais on ne tarde pas à s'apercevoir, même avec un grossissement faible, que les glomérules sont beaucoup plus volumineux qu'à l'état sain, et qu'au lieu d'apparaître comme de petites sphères à pointillé rouge assez net, ils se présentent sous forme de blocs irrégulièrement rosés dans lesquels le pointillé est beaucoup moins facile à reconnaître. De plus la circonférence externe de ces glomérules, en rapport immédiat avec la capsule de Bowmann, se continue avec une série de zones colorées en rose par le carmin et empiétant sur le labyrinthe. Non seulement le bouquet vasculaire est volumineux, mais la capsule est épaissie et les lames fibreuses de la périphérie se continuent insensiblement avec les travées du tissu conjonctif développé autour des canalicules les plus voisins.

Sur de pareilles coupes il est impossible de constater le moindre vide entre le bouquet vasculaire et la capsule.

Quelles sont les lésions que l'examen histologique révèle dans ces appareils glomérulaires ? Nous l'avons indiqué à propos de la glomérulite en général et nous le résumons ici : Le bouquet vasculaire présente une végétation luxuriante des cellules de son revêtement externe, une atrophie partielle des anses, où l'on ne retrouve plus de globules rouges. Il existe aussi une prolifération plus ou moins accentuée des cellules de revêtement de la capsule de Bowmann, et un épaississement notable de la paroi amorphe de la capsule; souvent cette paroi est dédoublée en plusieurs lames ou feuillets séparés les uns des autres par des éléments cellulaires.

D'ailleurs ces lésions du glomérule ne sont pas isolées. Il existe toujours en même temps une dilatation assez considérable des tubes contournés. L'épithélium de ces tubes forme un revêtement continu muni de noyaux; les épithéliums sont généralement abrasés et en rapport par leurs extrémités libres avec les produits de sécrétion déversés dans les tubes.

Il peut arriver que les épithéliums contiennent dans leur partie basale une assez grande proportion de graisse; cette dégénérescence survient à une époque assez avancée de la néphrite, ou bien lorsque les artérioles sont atteintes par l'inflammation, ainsi que le fait remarquer Weigert [1]. On peut en effet constater très facilement, à l'examen microscopique, que les artères afférentes et efférentes, dans toute leur portion attenante aux glomérules altérés, sont le siège d'un épaississement assez notable, épaississement qui peut aller jusqu'à l'oblitération complète.

Le tissu conjonctif intertubulaire, pour peu que la maladie dure un temps suffisant, n'échappe pas à l'inflammation et généralement il est épaissi. Les tractus fibreux qui le constituent sont plus ou moins déliés; ils se relient avec les plaques de sclérose développées autour des capsules de Bowmann et des artérioles qui se rendent aux glomérules.

Les lésions des tubes collecteurs et des tubes droits sont peu marquées, si on les compare à celles du labyrinthe.

Suivant la période à laquelle on les examine, les tubes contournés renferment des exsudations plus ou moins denses et compactes. On peut rencontrer dans leur cavité toutes les variétés de cylindres en voie de formation; quelquefois on y trouve seulement un léger réticulum englobant des débris cellulaires, des éléments du sang ou de grosses cellules lymphatiques infiltrés de graisse, semblables aux corpuscules de Gluge.

1. Voir également FRIEDLANDER, *Fortschritte der Medicin*, 1883. — BRAULT, *Arch. de méd.* 1882.

Les lésions que nous venons d'indiquer expliquent le volume considérable de quelques-uns de ces reins. Nous avons donné, à plusieurs reprises, les motifs qui nous paraissaient suffisants pour faire de cette néphrite une variété à part. La prédominance et l'intensité des lésions des glomérules abrègent sa durée et amènent rapidement la mort. Cela s'explique aisément si l'on se rappelle le rôle important de l'appareil glomérulaire et la destruction rapide de cet appareil dans les faits que nous venons d'étudier.

D'un autre côté si la lésion glomérulaire est importante, elle n'est pas, il s'en faut, la seule lésion rénale, car la néphrite est diffuse d'emblée, bien que la lésion du glomérule tienne le premier rang. Cette variété de néphrite glomérulaire n'appartient pas en propre à telle maladie plutôt qu'à telle autre; c'est un fait que nous avons contribué pour notre part à établir.

Il est assez difficile de dire exactement quelles ont été les lésions dans les premières phases de la maladie, mais il est certain que celles des glomérules l'emportent à un moment donné sur les altérations des autres éléments du rein. On est en droit de supposer que le sang charrie des substances qui, en filtrant au niveau de ces appareils, déterminent une réaction énergique des capillaires. Dans certaines formes rapides de néphrites d'une durée moyenne de deux mois et demi à quatre mois, tous les glomérules sont atteints presque au même degré. Dans les dernières périodes, les urines deviennent extrêmement peu abondantes et presque toujours il existe une infiltration œdémateuse très marquée des téguments.

Nous avons indiqué plus haut un certain nombre de maladies dans le cours desquelles cette néphrite avait été observée.

Kiener et Kelsch l'ont également étudiée dans la fièvre paludéenne.

Mais il convient de ne pas oublier que si les lésions des glomérules sont encore en pleine activité au moment où les malades meurent, si la membrane périvasculaire apparaît bourgeonnante et poussant des expansions chargées de noyaux très volumineux, les altérations des tubes sont assez marquées pour qu'il faille en tenir compte. Aussi s'explique-t-on facilement que la sécrétion urinaire soit réduite à son minimum dans cette variété de néphrite. La filtration de la partie aqueuse de l'urine est très diminuée et en même temps les matériaux excrémentitiels, qui doivent s'éliminer au niveau des tubes contournés, sont en partie retenus dans le sang.

b. — *Néphrite diffuse avec prédominance des lésions épithéliales.*

Cette néphrite dure généralement plus que la précédente parce que les épithéliums résistent d'habitude pendant un temps assez considérable. Il existe néanmoins des exceptions à cette règle et nous pouvons citer comme exemple l'observation correspondante, aux figures représentées en 1, 2, 3, 4, planche II, et 1, 2, 3, planche III. On pourrait à la rigueur la décrire à part, tellement les lésions des cellules étaient prononcées; mais pour ne pas multiplier inutilement les divisions et les subdivisions, nous la rangeons dans ce chapitre. La marche de cette néphrite fut rapide et n'excéda pas deux mois. Les reins étaient volumineux, gros, blancs et lisses. Les artérioles et les glomérules étaient enflammés, mais à un faible degré. Tous les tubes contournés présentaient la disposition générale représentée figure 1, planche II, et cela avec tous les réactifs (acide osmique, liqueur de Muller, alcool, etc.). Dans aucune observation, nous n'avons retrouvé pareille généralisation de l'état cavitaire des cellules.

Mais dans la majorité des faits que nous avons observés, la néphrite présente une plus longue durée; peu à peu les épithéliums s'atrophient, se fusionnent entre eux et le peu qu'il en reste s'infiltre de graisse, tandis que dans la variété précédente aucune des cellules atteintes ne renfermait de granulations graisseuses. Lorsque la dégénérescence graisseuse des cellules est assez avancée et coïncide avec des lésions glomérulaires de moyenne intensité, lorsque les tubes contournés sont en même temps dilatés et remplis de sécrétions diverses, on a sous les yeux l'ensemble des lésions que l'on considérait autrefois comme pathognomoniques de la néphrite parenchymateuse subaiguë ou chronique (gros rein blanc). Or, nous avons indiqué, à différentes reprises, dans des mémoires antérieurs, que la dégénérescence graisseuse des cellules des tubuli contorti n'était pas une lésion fatale et qu'elle apparaissait surtout dans deux circonstances : 1° Dans la néphrite diffuse glomérulaire lorsque les artérioles efférentes étaient oblitérées; 2° dans les néphrites diffuses chroniques de longue durée terminées par une véritable cachexie.

Le tissu conjonctif est généralement épaissi autour des tubes malades et contient souvent des cellules remplies de granulations graisseuses. Ces mêmes gouttelettes existent en grand nombre dans les cellules du tissu conjonctif de la capsule des glomérules et même dans les cellules du revêtement externe de leur bouquet vasculaire.

On rencontre de gros reins blancs dans lesquels les lésions des glomérules sont si minimes, et le tissu conjonctif si peu épaissi, qu'il est parfois difficile de dire si l'on est en présence d'une néphrite ou d'une altération dégénérative. Les épithéliums sont soit tuméfiés, volumineux, chargés de gouttelettes colloïdes dont un grand nombre se retrouvent dans la lumière des tubes, soit presque détruits et remplis de graisse. Ces lésions s'éloignent tellement par leur aspect général de ce que nous observons communément dans les néphrites chroniques, qu'il semble préférable de les ranger parmi les dégénérescences du rein. Et de fait on ne les rencontre guère que dans les cachexies lentes, lorsque par exemple la mort survient dans le cours d'une phtisie sans manifestation rénale apparente ou par le fait d'un cancer viscéral à marche torpide.

c. — *Néphrite diffuse avec prédominance des lésions du tissu conjonctif. — Néphrite diffuse chronique.*

Comme dans la seconde variété, les altérations des glomérules ne font pas défaut, mais elles sont peu accentuées ; les altérations des épithéliums sont les mêmes que celles décrites à propos de la première variété, mais on remarque surtout un développement assez marqué du tissu conjonctif intertubulaire. Les reins sont volumineux ou au contraire assez notablement atrophiés ; ils sont blanc grisâtre ou légèrement jaunâtres suivant qu'ils renferment plus ou moins de graisse. Enfin, ils présentent quelquefois des granulations à leur surface. Ces granulations se remarquent tantôt sur les petits reins, tantôt sur les gros ; elles ne sont généralement pas très régulières : les unes sont très grosses, d'autres à peine apparentes, et visibles seulement à la loupe. Ces granulations sont entourées dans quelques circonstances par une zone dont la couleur est différente, rosée ou rougeâtre; cette coloration est l'indice d'une congestion périphérique. Ces granulations se prolongent dans la substance corticale, et on les retrouve sur une coupe sous forme de petites pyramides blanc jaunâtre dont les bords se confondent peu à peu avec le parenchyme avoisinant.

Lorsqu'on examine ces granulations au microscope, on voit qu'elles sont constituées par des tubes qui ont conservé leur diamètre normal, ou qui sont dilatés, tandis que les tubuli qui les entourent sont atrophiés. Les tubes de la périphérie sont plongés au milieu de bandes épaisses de tissu conjonctif. Celui-ci s'est développé lentement autour d'eux [1]. Il présente en certains points une assez grande largeur, et les glomérules voisins peuvent être envahis de dehors en dedans et complètement atrophiés alors que beaucoup d'autres sont encore peu altérés. Les tubes contournés en connexion avec ces glomérules sclérosés s'atrophient; le tissu conjonctif néoformé se rétracte peu à peu et contribue à exagérer la saillie des granulations de la surface du rein. Mais comme le développement du tissu conjonctif se fait d'une façon très inégale dans le labyrinthe, il en résulte que les portions du parenchyme restées saines, qu'il circonscrit, sont de volume très différent; nous verrons bientôt au contraire que dans certaines néphrites chroniques, les granulations sont presque toutes de même volume, ce qui donne à la surface du rein un aspect granité assez régulier.

Nous ne pouvons pas toujours dire quel a été le point de départ du développement du tissu conjonctif dans certaines néphrites diffuses chroniques. Il faut en effet pour le déterminer que la lésion ne soit pas trop ancienne, en tous cas c'est à la rétraction du tissu fibreux que sont dues les granulations de la surface du rein. Les artères n'offrent pas de lésions bien marquées et les glomérules ne sont altérés qu'au niveau des plaques de sclérose. Le petit rein gras granuleux est une des variétés de cette néphrite diffuse chronique.

La formation des granulations, telle que nous venons de

1. La production du tissu conjonctif est souvent le résultat d'un retentissement inflammatoire dont le point de départ est dans les tubes, mais il est probable que le tissu conjonctif peut être atteint pour son propre compte par la même cause qui produit les lésions épithéliales, ou par des causes différentes.

l'indiquer, est absolument conforme à l'opinion exprimée par la très grande majorité des auteurs. Bright, Christison, Rayer les avaient déjà signalées, mais n'avaient émis au sujet de leur formation que des idées qu'ils considéraient eux-mêmes comme sujettes à revision. Depuis cette époque, l'idée généralement admise, c'est que la granulation correspond à une portion du parenchyme restée saine et enserrée par une zone de tissu conjonctif rétractile qui la pousse à l'extérieur (Charcot)[1].

Kiener et Kelsch[2] pensent que les granulations évoluent pour leur propre compte, qu'elles ont une influence directrice dans le processus qu'ils décrivent sous le nom de néphrites à granulations de Bright. Suivant eux, dans la granulation, les épithéliums sont d'abord hypertrophiés, sécrètent une grande quantité de boules colloïdes et finalement se dilatent. La sclérose péritubulaire évolue de son côté, mais les granulations résistent à l'envahissement de leur territoire par le tissu fibreux. Il y a plus, elles compriment les tubes les plus voisins; il en résulte une rétention partielle des produits sécrétés et de l'urine, et une dilatation des tubes qui font partie de la granulation. Des conditions toutes semblables sont réalisées, suivant Kelsch et Kiener, dans les nodules de l'hépatite parenchymateuse, qui sont également le siège d'une stase biliaire, résultant de la condensation des tissus environnants. Dans le rein, la substance colloïde plus lentement élaborée, devenue graisseuse et de consistance demi-solide, reste emmagasinée dans la cellule, intimement confondue avec le protoplasma. Il n'y a plus de sécrétion à proprement parler, mais une dégénération colloïde et graisseuse du protoplasma qui s'élimine par un lent morcellement. Sur différents points, la dégénération s'étend à la paroi même des tubes, dont le ramollissement amène la formation d'un kyste. Nous n'avons jamais observé rien de semblable aux faits avancés par Kelsch et Kiener.

La production des granulations n'est nullement fatale dans les néphrites diffuses chroniques; l'atrophie du rein peut manquer aussi. Les néphrites de longue durée présentent seules ces terminaisons : mais que le rein soit gros ou petit, lisse ou granuleux, il y aura toujours cette différence fondamentale

1. Charcot, loc. cit.
2. Kiener et Kelsch, loc. cit.

entre la néphrite diffuse et les néphrites systématiques, que dans celles-ci le développement du tissu conjonctif se fera toujours d'une façon beaucoup plus régulière : les granulations seront plus petites et égales entre elles parce que la sclérose est soumise dans ces conditions à certaines règles, et qu'elle se développe à la périphérie des systèmes tubulaires dans toute leur longueur.

Bien des faits de néphrite diffuse chronique terminée par atrophie granuleuse de l'organe ont été confondus avec la néphrite interstitielle classique, parce que leur aspect à l'œil nu est sensiblement le même. Mais l'examen microscopique a établi des différences caractéristiques en montrant que la cirrhose de la néphrite interstitielle proprement dite était une cirrhose systématique d'origine vasculaire accompagnée de lésions considérables du système artériel. La cirrhose rénale des néphrites diffuses, essentiellement irrégulière, a son point de départ dans le tissu conjonctif de l'organe ou bien elle est consécutive aux lésions des tubes, mais elle n'est nullement subordonnée à celles du système vasculaire qui le plus souvent sont minimes.

Nous en avons fini avec les néphrites diffuses aiguës, subaiguës ou chroniques. Il nous semble utile de terminer ce chapitre qui leur est consacré par quelques considérations générales destinées à mettre en lumière leurs principaux caractères distinctifs.

Elles appartiennent, ainsi que nous l'avons dit à maintes reprises, à un très grand nombre de maladies; dans leurs formes aiguës elles sont presque toujours une manifestation des maladies générales ou infectieuses dont elles ne constituent à vrai dire qu'un épiphénomène. Dans quelques-unes de ces maladies on voit quelquefois (assez rarement d'ailleurs) la néphrite persister, bien que les malades soient entrés en pleine convalescence, et dès lors les lésions prédominent dans telle ou telle partie du rein : d'où certaines variétés que nous avons étudiées l'une après l'autre. Chacune de ces variétés n'a rien de spécifique. Si les glomérules sont fortement intéressés, la durée de la néphrite est très courte, sinon elle peut être beaucoup plus longue; enfin les granulations avec ou sans atrophie, et l'atrophie avec ou sans granulations n'apparaissent que si les lésions du tissu conjonctif sont assez accusées et dirigées dans un certain sens.

Nous tenons à conserver l'expression de *néphrite diffuse*, beaucoup plus compréhensive que celles qui ont été proposées pour désigner ce groupe de néphrites. Elle correspond aux anciennes dénominations de *néphrites parenchymateuses* et de *néphrites épithéliales*, mais puisqu'il est démontré que les épithéliums ne sont pas seuls atteints, pourquoi conserver ces expressions inexactes ? L'expression de *néphrite mixte* est-elle plus avantageuse ? Nous ne le croyons pas. Dans l'esprit des auteurs qui l'ont employée, néphrite mixte signifie néphrite à la fois parenchymateuse et interstitielle. Il est facile de démontrer que cette appellation est défectueuse et qu'elle ne correspond à rien de réel. La néphrite parenchymateuse renferme en effet la néphrite glomérulaire, la néphrite terminée par dégénérescence graisseuse ou compliquée d'altérations amyloïdes, certaines néphrites infectieuses et la dégénérescence graisseuse elle-même. La néphrite interstitielle correspond aussi à des processus très dissemblables dont le point de départ est tantôt le tissu conjonctif, tantôt les épithéliums, tantôt le système vasculaire [1].

Or, il ne faut pas oublier que l'étude anatomo-pathologique des organes ne peut donner de notions utiles que si l'on essaie d'en reconstituer l'évolution. La seule classification rationnelle des néphrites doit donc avoir pour base l'évolution des lésions : c'est pour ce motif que nous avons préféré à toutes les dénominations celle de néphrite diffuse, parce que, dans ce groupe de néphrites, les altérations sont essentiellement diffuses dès le début. Tous les éléments du rein sont d'abord touchés à la fois ; la prédominance des lésions sur tel ou tel point ne s'accentue que par la suite.

Si l'on cherche à établir des divisions et des subdivisions dans le groupe des néphrites sans tenir compte de l'évolution, on arrive rapidement à tout confondre ; la comparaison des caractères macroscopiques de lésions arrivées à leur terme ultime ne fournit que des analogies grossières.

Tous les auteurs qui ont tenté, dans ces derniers temps, une classification des néphrites se sont vus obligés de prendre pour base de classement des caractères d'évolution et ces caractères

1. Le développement du tissu conjonctif dans les néphrites diffuses (atrophie secondaire de Bartels) se fait tout autrement que dans les cirrhoses primitives dont l'origine est dans la glande et les vaisseaux (atrophie primitive de Bartels).

se retrouvent avec leur plus grande netteté dans les premières périodes des néphrites. Aussi peut-on constater qu'en variant un peu dans le détail, Weigert, Kelsch et Kiener et Rosenstein sont arrivés, comme nous, à des vues d'ensemble assez comparables entre elles.

Ainsi Weigert montre que si les reins diffèrent les uns des autres par le volume, la coloration et l'aspect général, ces variétés dépendent de la durée de l'affection, de l'intensité de l'hypérémie, et de la plus ou moins grande étendue de la dégénérescence graisseuse. La conclusion qu'il en tire, c'est que les différents aspects macroscopiques, présentés par le rein, sont en rapport avec l'évolution et le mode de répartition des lésions, mais ne correspondent pas à un stade particulier d'un processus dont les premiers degrés seraient représentés par le gros rein blanc, et les derniers par le rein atrophique. Toutefois, nous verrons plus tard que Weigert n'admet pas, comme nous, que les types anatomiques soient distincts dès le début; il explique les diverses variétés de néphrites par des lésions en plus ou en moins.

Kelsch et Kiener divisent les néphrites en deux grands groupes : les néphrites diffuses ou glomérulaires, et les néphrites à granulations de Bright. Nous devons faire remarquer que les néphrites à granulations de Bright sont également des néphrites diffuses, et qu'elles ne constituent qu'une des variétés de ces néphrites : les glomérules ne sont pas indemnes dans cette variété, mais ils sont moins lésés que dans l'autre.

Il est un groupe de néphrites sur lequel les auteurs précédents n'ont pas insisté d'une manière assez précise, c'est celui auquel nous proposons de donner le nom de néphrites systématiques et dont nous allons nous occuper maintenant.

CHAPITRE VII

NÉPHRITES SYSTÉMATIQUES

I. — CIRRHOSE GLANDULAIRE

Nous opposons les néphrites systématiques aux néphrites diffuses, parce que leur évolution est toute différente. Si, dans leurs périodes ultimes, les néphrites systématiques aboutissent à des atrophies rénales présentant une similitude trompeuse avec les atrophies secondaires des néphrites diffuses, il faut reconnaître que dans leurs premières périodes elles s'en distinguent d'une façon absolue.

Quelle est la distinction capitale, essentielle qui sépare ces deux ordres de néphrites? C'est que dans les néphrites systématiques, la lésion porte, exclusivement et dès le début, sur un seul des éléments du rein, de telle sorte que, l'altération de cet élément, à mesure qu'elle progresse et qu'elle devient prédominante, imprime à la néphrite une physionomie toute particulière.

La plus anciennement étudiée de ces néphrites systématiques, est celle qui porte sur le système vasculaire et qui est connue sous le nom de néphrite interstitielle proprement dite. Mais il en existe d'autres espèces : parmi celles-ci l'une des plus importantes appartient aux déterminaisons rénales de l'intoxication saturnine. Nous devons ajouter que le saturnisme chronique peut agir sur le rein tout différemment, car il est admis que le plomb favorise dans certains cas le développement de l'artérite chronique et des lésions athéromateuses. Néanmoins la cirrhose glandulaire semble aujourd'hui parfaitement établie en tant que manifestation de l'intoxication saturnine. Un récent mémoire de Charcot et Gombault nous a fait connaître les altérations du rein dans la néphrite saturnine expérimentale : depuis nous avons pu observer chez l'homme des lésions presque identiques à celles qui ont été décrites par les auteurs que nous venons de citer. Il était important de trouver dans la pathologie humaine la confirmation des idées émises par Charcot et Gombault, car il existe dans leur description certains faits de détail qui prêtent à la controverse.

a. — *Lésions du rein dans la néphrite saturnine expérimentale.*

Charcot et Gombault donnaient à des cobayes, du blanc de céruse mélangé au son qui formait la base de leur nourriture. Ceux qui prenaient des doses considérables, maigrissaient rapidement, et mouraient au bout de 15 ou 20 jours d'accidents convulsifs. Pour obtenir la survie des animaux pendant plusieurs mois, on était obligé de donner des doses faibles dès le début, et d'interrompre de temps à autre l'administration du plomb.

A aucun moment on ne put constater la présence de l'albumine dans l'urine, sauf lorsqu'il y eut complication d'hématurie. L'urine contenait du plomb en nature, ou des sels plombiques, car elle se colorait en noir avec l'acide sulfhydrique. Dans deux observations il y eut de l'hématurie avec oligurie, dans une seule observation la polyurie fut constatée. Les animaux mouraient avec tous les signes d'une cachexie extrême, dans un état d'amaigrissement très prononcé ; quelquefois cependant la terminaison fatale était précédée d'accidents convulsifs. Relevons encore parmi les complications les plus importantes l'anasarque généralisée et l'existence d'une péricardite.

Voici maintenant le résultat de l'examen anatomo-pathologique des reins examinés à l'œil nu : Légères dans les cas d'empoisonnement récent, les lésions sont très prononcées quand l'intoxication a duré un certain temps. Ces lésions consistent en une augmentation notable du volume de l'organe, qui est rouge ou anémié, mais toujours lisse dans les premières périodes, tandis que plus tard l'augmentation de volume persistant, on voit se dessiner à sa surface une assez grande quantité de petites saillies se détachant sur un fond rouge, et l'ensemble du rein présente quelquefois un aspect manifestement granuleux.

Quand on pratique l'examen microscopique, on trouve, même dans les cas les moins avancés, de petits blocs calcaires dans les branches grêles de Henle. Ces blocs, traités par les acides, abandonnent leurs sels, et laissent voir une substance qui se colore en rose par le carmin, et dans laquelle on aperçoit quelques noyaux. Au niveau de ces blocs calcaires, l'épithélium est presque toujours intact, mais il peut être englobé dans la masse.

Au bout d'un temps plus considérable, les branches larges des anses de Henle apparaissent dilatées; leur épithélium est aplati, en certains points même, il est à peine granuleux et le noyau se colore vivement en rouge par le carmin. Des lésions identiques s'observent au niveau des tubes contournés qui se laissent distendre peu à peu, et dont les épithéliums, revenus à l'état embryonnaire, sont en voie de multiplication. Le tissu conjonctif intertubulaire ne reste pas étranger à ce processus inflammatoire, et la paroi amorphe des tubes s'épaissit.

Lorsque l'on pratique une coupe transversale au niveau de la partie moyenne de la substance corticale, on remarque, après la coloration au carmin, une disposition particulière des lobules rénaux qui présentent trois parties distinctes : 1° une tache centrale fibreuse correspondant à la partie moyenne du prolongement de Ferrein; 2° une zone périphérique composée de faisceaux fibreux rejoignant irrégulièrement la ligne des glomérules ; 3° des tractus intermédiaires étendus comme des rayons de roue entre la tache centrale et la zone périphérique.

Des modifications analogues, irritatives, s'observent également dans certains tubes collecteurs, dont l'épithélium présente, comme celui des tubes de Henle, un léger état catarrhal.

Dans les phases très avancées du processus, il y a exagération de la cirrhose ; la tache centrale, les tractus intermédiaires et la zone périphérique sont plus développés ; mais en même temps, si certains tubes ou systèmes tubulaires paraissent complètement détruits, d'autres subsistent isolés et à peu près sains au milieu du tissu de sclérose.

Ces tubes, ménagés par la sclérose, forment les granulations visibles à la surface, et l'on peut se rendre compte qu'elles sont constituees presque uniquement par une portion du labyrinthe correspondant à un ou plusieurs tubes contournés.

Quant aux tubes malades, après avoir été pendant quelque temps le siège de phénomènes inflammatoires, ils finissent par s'atrophier complètement. Cette atrophie s'étend progressivement à tout le tube depuis la substance corticale jusqu'à la pyramide. Les capsules de Bowmann sont assez souvent dilatées au début ; elles s'épaississent ensuite souvent, et, lorsque le tissu conjonctif se rétracte, elles s'appliquent sur les glomérules. Mais les glomérules restent intacts pendant presque toute la durée de l'évolution cirrhotique, et ce n'est qu'accidentellement et accessoirement qu'ils présentent des lésions. Il en est de même du système vasculaire. Les gros vaisseaux ne présentent pas de lésions ; seules les artérioles qui traversent les plaques de sclérose sont atteintes, et encore elles ne sont souvent prises que par leur périphérie, leur lumière restant perméable. Tels sont les principaux faits mis en lumière dans le mémoire de Charcot et Gombault.

Nous avons déjà fait remarquer ailleurs, en discutant ce travail, que l'enchaînement des phénomènes pathologiques semblait subordonné à la production initiale de blocs calcaires s'arrêtant et s'incrustant dans les anses de Henle. Cette production rapide de blocs calcaires est un accident très fréquemment observé dans les expériences que l'on pratique sur les cochons d'Inde, et la présence de ces blocs n'est pas sans influer sur la partie des tubes urinifères situés en amont, jusques et y compris la capsule. Mais, ces réserves faites, il faut bien reconnaître néanmoins, que nous sommes ici en présence d'une altération rénale d'un genre tout particulier. Les tubes, comme le font remarquer les auteurs précédents, se modifient progressivement et s'atrophient pour ainsi dire un à un depuis leur origine jusqu'à leur terminaison. Pendant que s'effectue ce travail de destruction, d'autres parties résistent et conservent leur intégrité presque complète.

Ainsi les vaisseaux et les glomérules ne sont altérés que secondairement et à la longue ; encore leurs lésions sont-elles légères et c'est là un point capital.

En somme le rein est atteint primitivement dans son élément glandulaire. L'altération prise dans son ensemble et suivie à travers ses différentes périodes représente donc un type de cirrhose épithéliale, de cirrhose glandulaire.

b. — *Lésions du rein dans un cas de néphrite saturnine chez l'homme* [1].

Chez un jeune homme de 25 ans, peintre en bâtiments, ayant présenté presque tous les ans, depuis l'âge de 13 ans, des coliques de plomb, et mort au milieu d'attaques épileptiformes, on trouva à l'autopsie une méningo-encéphalite avec adhérence et épaississement des méninges, et de plus une atrophie de moyenne intensité des deux reins. Il existait pendant la vie très peu d'albumine dans l'urine, la cause de la mort fut très probablement la lésion cérébrale.

Les reins avaient les deux tiers de leur volume normal; la capsule était épaissie et adhérente à l'écorce, mais on ne voyait pas de granulations à leur surface. A la coupe, les reins étaient un peu résistants, pâles, et la substance corticale semblait diminuée de volume. En résumé, le rein présentait à l'œil nu les lésions d'une néphrite chronique, mais encore peu avancée. C'était un cas très favorable pour l'étude des lésions en voie de développement.

Examiné au microscope sur des coupes longitudinales allant de la superficie du rein, y compris la capsule, jusqu'à la papille, le rein présenta les altérations suivantes : au niveau de la substance intermédiaire, les grosses artères et les veines étaient absolument saines; en aucun point il n'existait d'épaississement soit de leur membrane externe, soit de leur membrane interne. Dans la substance corticale et dans les pyramides, les artérioles étaient presque partout normales; quelques-unes néanmoins présentaient un peu de périartérite mais sans modification aucune de l'endartère. Cette périartérite était due à une inflammation de voisinage et nullement à une inflammation primitive; elle ne s'observait qu'au niveau des bandes de tissu conjonctif dont nous parlerons plus loin.

Dans beaucoup de points, les tubuli contorti étaient sains; dans d'autres, ils paraissaient atrophiés; leur lumière était rétrécie et occupée par de petites cellules cubiques à noyau très apparent. La zone dans laquelle étaient compris ces tubes

1. Dans la néphrite saturnine de l'homme, l'examen est plus facile que chez les animaux. Il ne se produit pas en effet de blocs calcaires, ni d'obstruction des tubes par des concrétions adhérentes à la paroi.

contournés était formée d'un tissu fibreux dense, compacte. En examinant avec attention les prolongements de Ferrein, on voyait, même à un faible grossissement, qu'ils étaient sillonnés par des bandelettes longitudinales très minces, colorées en rose vif par le carmin. Les mêmes bandelettes fibreuses longitudinales, occupaient également certaines parties de la région des tubes droits et des tubes collecteurs. Elles alternaient avec des faisceaux contenant des tubes presque sains.

Si l'on examinait avec un grossissement suffisant ces stries plus colorées par le carmin, on constatait à leur intérieur la présence de tubes en voie d'atrophie, et dont les contours irréguliers étaient à peine visibles par endroits. Chaque bande pouvait contenir 3, 4, 5 tubes, tantôt moins, tantôt plus.

Sur des coupes d'ensemble, examinées à un très faible grossissement, on voyait qu'il existait une communication directe entre les bandes cirrhotiques du labyrinthe et celles développées au centre des irradiations médullaires. En somme la cirrhose apparaissait localisée à certains systèmes urinifères depuis le labyrinthe jusqu'à la papille.

Cette première constatation était confirmée par l'examen des coupes transversales. Des coupes passant au niveau de la base des pyramides de Ferrein, à la partie moyenne de la substance corticale, montraient que l'irradiation médullaire était occupée à sa partie centrale par des zones de tissu conjonctif contenant des tubes atrophiés. Des tractus déliés, issus de ces zones, unissaient le centre de la pyramide de Ferrein aux bandes fibreuses développées autour des tubuli contorti au voisinage des glomérules.

Les tubuli contorti n'étaient en voie d'atrophie que par places; dans d'autres points leur intégrité était complète. Entre l'atrophie complète et l'état normal il existait des états intermédiaires. A ce niveau, les épithéliums, moins volumineux que dans les tubes sains, étaient beaucoup moins granuleux et présentaient, sous l'influence du picrocarminate d'ammoniaque, des caractères micro-chimiques qui les faisaient facilement distinguer des épithéliums des régions saines. Ils se coloraient en jaune rougeâtre au lieu de se colorer en jaune brun; leur noyau avait une teinte beaucoup plus éclatante. La paroi amorphe de ces tubes était plus épaisse, et le tissu conjonctif circonvoisin apparaissait déjà sous forme de fibrilles d'une certaine épaisseur. Dans les points où les plaques scléreuses étaient anciennes et denses, à peine retrouvait-on quelques noyaux, derniers vestiges de l'épithélium des tubes contournés. Les glomérules étaient généralement sains, quelques-uns cependant étaient en voie de transformation fibreuse. Lorsque la capsule de Bowmann était envahie par une sclérose de voisinage, la cavité capsulaire se rétrécissait et le glomérule s'atrophiait.

On ne trouvait presque nulle part, dans aucun tube, de sécrétions cellulaires, ni de cylindres.

L'atrophie des tubes droits et collecteurs, la transformation de leurs épithéliums, l'atrophie et la disparition de ces épithéliums et l'épaississement de tissu conjonctif ne présentaient à leur niveau rien de particulier.

En résumé, atrophie lente, progressive de certains systèmes glomérulo-tubulaires à l'exclusion de certains autres, depuis le glomérule jusqu'à la papille, tel est dans sa traduction la plus simple le caractère général de la lésion. Si l'on compare cette description à celle de la néphrite saturnine expérimentale, on voit que, si l'on en excepte la production des concrétions calcaires, il y a entre les deux une identité presque absolue.

Peut-on comparer cette altération à celles que nous avons étudiées précédemment à propos des néphrites diffuses? Aucunement. Dans les néphrites diffuses, tous les éléments du rein sont touchés : les épithéliums, les glomérules, les vaisseaux, présentent des lésions variables sans doute dans leur intensité, mais faciles à constater dans tous les cas, et les sécrétions pathologiques ne font pour ainsi dire presque jamais défaut. Ici, nous trouvons, au contraire, des altérations localisées à des tubes ou à des groupes de tubes. Comment comprendre une pareille altération, sinon en supposant que le plomb, en s'éliminant par les reins (puisqu'on le retrouve dans les urines), au niveau des tubes secréteurs, les modifie peu à peu, incite leurs cellules à repasser par l'état d'épithélium indifférent et amène leur atrophie complète? Il est certain d'autre part que le plomb se condense dans le rein, puisque l'analyse chimique a démontré sa présence dans cet organe, mais nous ne pouvons dire encore dans quels éléments il s'accumule le plus.

Quoi qu'il en soit, le plomb agit beaucoup plus rapidement

sur les tubes, c'est-à-dire sur l'élément sécréteur, que sur les vaisseaux et les glomérules, dont les altérations sont pour ainsi dire insignifiantes. Ce qui prouve que c'est l'élément glandulaire qui est le premier atteint, c'est que le maximum des altérations tubulaires et de la cirrhose péritubulaire se constate au niveau de la région labyrinthique.

Dans l'examen dont nous venons de donner la relation, les lésions rénales n'étaient pas encore extrêmement avancées, car la mort a été causée, non par la néphrite, mais par la méningo-encéphalite. Si le malade avait vécu, il est certain, d'après ce que nous avons dit de l'examen microscopique, que des granulations seraient devenues apparentes, comme cela s'observe dans les faits de pathologie expérimentale, et dans les atrophies du rein chez l'homme. Il suffit de jeter les yeux sur une coupe transversale passant à travers le labyrinthe pour se rendre compte de la régularité avec laquelle se poursuit le processus atrophique au centre de la pyramide de Ferrein, le long des tractus intermédiaires qui l'unissent aux régions périglomérulaires. Dans les cas les plus avancés, la pyramide contient un grand nombre de tubes remplacés par du tissu fibreux, et les granulations de la surface du rein deviennent très nombreuses et très régulières.

En terminant cette description de la cirrhose épithéliale, ou cirrhose glandulaire du rein, nous devons faire remarquer que cette altération n'a été observée chez l'homme que dans le cours de l'intoxication saturnine chronique [1]. De nouvelles observations pourront seules nous apprendre dans quelles maladies on la rencontre et quelles sont les conditions qui président à son développement.

C'est dans cette néphrite que les tubes conservent le plus longtemps leur autonomie : leurs épithéliums se modifient en premier lieu, leurs parois consécutivement; les tubes servent pour ainsi dire à diriger le développement du tissu conjonctif dont la rétraction amène l'atrophie et l'état granuleux du rein.

1. Les différences que présentent à l'œil nu la néphrite saturnine et la cirrhose vasculaire, ont été indiquées par plusieurs auteurs et en particulier par M. Lancereaux (*voir* chapitre VIII). Le microscope nous permettra de dire si la néphrite saturnine est, le plus souvent ou même constamment, une cirrhose glandulaire.

CHAPITRE VIII

NÉPHRITES SYSTÉMATIQUES (SUITE)

II. — CIRRHOSE VASCULAIRE

(Atrophie primitive des reins. — Atrophie granuleuse des reins. Néphrite interstitielle proprement dite.)

Nous savons déjà que l'atrophie lisse ou granuleuse des reins peut être une conséquence de la néphrite diffuse chronique et de la néphrite saturnine systématique (cirrhose glandulaire). Les caractères anatomo-pathologiques de ces deux espèces d'atrophie rénale nous ont permis de les décrire séparément. Mais il existe une autre espèce d'atrophie rénale bien caractéristique, c'est celle qui correspond à la néphrite interstitielle proprement dite, et que nous appelons néphrite interstitielle d'origine vasculaire ou cirrhose vasculaire.

On a certainement confondu sous le nom de néphrite interstitielle des faits appartenant les uns à la cirrhose vasculaire, les autres à la cirrhose glandulaire. Cette confusion était impossible à éviter, car nous savons qu'au point de vue de l'anatomie pathologique à l'œil nu, il existe une très grande analogie entre ces deux atrophies rénales.

Nous croyons utile de rappeler, au début de ce chapitre, que l'atrophie lisse ou granuleuse du rein peut résulter, soit du progrès des lésions du tissu conjonctif avec rétraction consécutive de ce tissu, dans les néphrites diffuses chroniques, soit de l'affaissement et de l'atrophie progressifs des tubes urinifères dans la néphrite saturnine systématique, soit enfin d'une cirrhose soumise à l'évolution d'une artérite chronique dans la néphrite interstitielle d'origine artérielle.

Lorsque M. Charcot eut émis sa théorie des cirrhoses

viscérales épithéliales, l'existence de la cirrhose artérielle parut fortement compromise. Dans le mémoire auquel nous avons emprunté la description de la néphrite saturnine expérimentale, MM. Charcot et Gombault comparent les lésions de la néphrite interstitielle de l'homme aux lésions de la néphrite saturnine et concluent à une assimilation complète.

La néphrite interstitielle serait donc une cirrhose épithéliale. La même idée est reproduite et développée par M. Charcot dans la *Revue mensuelle* [1]. C'est contre cette assertion qu'il nous semble utile de réagir, et d'après ce que nous avons observé, l'existence de la cirrhose vasculaire nous paraît aussi bien démontrée dans le rein que celle de la cirrhose épithéliale. Sans doute ces deux espèces ont des points communs, mais elles présentent aussi dès le début et jusqu'à la fin des différences assez tranchées.

Est-il exact de dire que la cirrhose vasculaire n'apparaisse qu'à partir d'un âge avancé? Il semble qu'il en soit ainsi dans la très grande majorité des cas, mais beaucoup d'auteurs, et en particulier Bartels, ont cité des observations de néphrite interstitielle chez de jeunes sujets. A quel type appartiennent ces néphrites développées à l'âge moyen de la vie, nous ne saurions le dire, car ces faits sont exceptionnels; en tous cas ils méritent d'être contrôlés de nouveau. Peut-être a-t-on confondu l'atrophie primitive des reins avec certaines atrophies secondaires des néphrites diffuses et avec la cirrhose glandulaire.

Dans la cirrhose vasculaire, le rein apparaît finement chagriné à sa surface, et présente par places des granulations un peu plus volumineuses, assez régulièrement arrondies. Les grosses granulations peuvent manquer; lorsqu'elles sont très développées, elles limitent des sillons dans le fond desquels on aperçoit des granulations beaucoup plus fines. Rarement elles sont circonscrites par des vaisseaux capillaires ou par des veines dilatées et remplies de sang; toutefois on peut trouver à l'autopsie des granulations pâles se détachant sur un fond rouge vif parsemé de petites ecchymoses. Sur les coupes, on retrouve ces points ecchymotiques qui se continuent dans le parenchyme rénal avec de petits foyers d'hémorrhagie interstitielle. Lorsque

1. Maladie de Bright et néphrite interstitielle, *Revue mensuelle* 1881. Leçons recueillies par M. E. Brissaud.

la néphrite interstitielle est peu avancée, ou lorsque la capsule est très épaissie, l'aspect granuleux de la surface peut être difficile à observer.

La capsule adhère d'une façon très intime à la substance rénale; il faut un certain effort pour la détacher et lorsqu'on l'arrache, on entraîne toujours avec elle quelques petits lambeaux de la substance rénale. Il suffit en effet de gratter la face profonde de la capsule détachée, et d'examiner au microscope le raclage ainsi obtenu, pour reconnaître les éléments de la substance corticale des tubes et des glomérules complètement fibreux.

La couleur des reins est généralement rougeâtre, mais ils peuvent être gris, gris jaunâtre, ou franchement jaunes. Ces variétés de coloration dépendent de l'état de vascularisation de l'organe et des altérations des cellules.

Sur une coupe longitudinale passant par le grand axe du rein, on remarque une atrophie plus ou moins marquée de la substance corticale, tandis que la substance médullaire paraît avoir conservé son volume primitif. Néanmoins les pyramides sont atteintes, sinon en hauteur, du moins en largeur, et leur volume total est diminué.

Souvent, au niveau de la substance intermédiaire, sur des coupes longitudinales, on trouve les artères béantes et rigides. Cette altération n'est visible que dans les cas assez avancés, mais sur beaucoup de reins on peut l'observer facilement.

Assez fréquemment aussi, les reins atteints de néphrite interstitielle présentent des kystes à leur surface : peu nombreux et gros comme un pois ou une petite noisette dans un très grand nombre d'autopsies, ils peuvent être beaucoup plus volumineux et donner à l'organe l'apparence grossière d'une grappe de raisin. On pourrait aujourd'hui réunir beaucoup d'observations de transformation kystique des reins ; nous aurons à discuter plus loin l'origine de ces kystes et leur mode de formation.

Quelquefois aussi la surface des reins présente de petites tumeurs qui ont été décrites par M. Sabourin sous le nom d'adénomes.

Caractères histologiques de la néphrite interstitielle. — Ces caractères histologiques varient, on le comprend, suivant la période à laquelle sont parvenues les lésions, et l'enchaînement des altérations ne peut être facilement étudié que sur des reins encore peu atrophiés.

Qnand on examine des reins arrivés à la dernière période de la cirrhose rénale, voici ce que l'on constate : sur des coupes longitudinales, comprenant toute l'épaisseur de l'organe, depuis la capsule jusqu'à la papille, on voit que la diminution de volume de la substance corticale tient à ce fait qu'une grande partie du labyrinthe est effondrée. Les parties détruites sont représentées par des bandes plus ou moins épaisses de tissu conjonctif, où nous allons retrouver la série des modifications que subissent les tubes avant d'arriver à leur atrophie complète.

D'autres parties du labyrinthe, au lieu d'être affaissées, sont dilatées ; cette dilatation ne porte pas exclusivement, ainsi qu'on l'avait indiqué autrefois (Charcot, Cornil et Ranvier), sur la base de la pyramide de Ferrein ; mais elle peut siéger également et tout aussi fréquemment sur les tubes contournés en contact immédiat avec les bandes scléreuses. Les préparations ne laissent aucun doute à cet égard ; nous donnerons l'explication de ce phénomène quand nous étudierons le mode de développement des granulations.

Les lésions vasculaires et glomérulaires sont également très nettes à un faible grossissement. Les artères interlobulaires, et celles aux divisions desquelles sont suspendus les glomérules, les glomérules eux-mêmes, sont le siège d'un épaississement et d'une condensation de leur tissu tout à fait remarquables. Ceux-ci apparaissent comme de petits nodules fibreux très denses, compactes, presque amorphes, tellement les cellules sont rares à leur intérieur.

Pour la description histologique de détail, nous allons commencer par le système vasculaire. La lésion dominante dans les artères glomérulaires principales et dans leurs subdivisions, ce n'est pas la périartérite, ainsi qu'on l'a souvent dit et répété, c'est l'endartérite. La lumière des artérioles, non dans tous les points, mais dans beaucoup, est notablement rétrécie, l'épaississement de l'endartère est considérable ; dans les artérioles qui servent de pédicule à un glomérule fibreux, l'oblitération est absolument complète. Dans bien des cas, la tunique externe des artères est indemne, elle est toujours épargnée dans les premières périodes de la cirrhose rénale.

Les glomérules présentent tous les degrés d'atrophie. Les uns sont complètement atrophiés, et ne contiennent aucun élément cellulaire : le tissu conjonctif qui s'est substitué à eux est d'une densité extrême; il est homogène, contient quelquefois des trousseaux déliés de fibres élastiques plusieurs fois contournés sur eux-mêmes et entremêlées aux faisceaux fibreux. La capsule de Bowmann est immédiatement appliquée sur le glomérule, ne laissant entre elle et les vaisseaux aucun espace vide. Elle apparaît, sous la forme d'un cercle régulièrement concentrique ou sous l'aspect d'un croissant beaucoup plus large à sa partie moyenne qu'à ses extrémités, suivant les points examinés et suivant l'orientation de la coupe.

Mais, chose importante, il existe un tel retrait du glomérule et de sa capsule aux degrés extrêmes de la lésion, que le tout, malgré l'épaisseur plus grande de cette dernière, est bien loin d'équivaloir à l'appareil glomérulo-capsulaire tel qu'il se présente à l'état normal. L'épaisseur de la capsule est due soit à l'épaississement de sa paroi hyaline seule, soit à la production de tissu fibreux autour d'elle. Toutefois, la masse fibreuse qui représente le vestige de la capsule et du glomérule peut être complètement isolée dans le labyrinthe et entourée dans toute son étendue, ou dans les trois quarts de son étendue, par des tubes contournés sains ou dilatés. Dans le dernier quart de sa circonférence, la capsule est en continuité avec une zone de tissu conjonctif qui la relie au centre de la pyramide de Ferrein, et cette zone contient les restes d'un ou de plusieurs tubes contournés affaissés et atrophiés.

Quand on examine attentivement les glomérules les moins altérés, on ne trouve jamais de multiplication des cellules de la capsule de Bowmann, ou de la couche périvasculaire du glomérule, rappelant en quoi que ce soit les altérations que nous avons décrites à propos des néphrites diffuses.

Aussi, croyons-nous que presque toujours, dans cette espèce particulière de cirrhose rénale, l'atrophie des glomérules se fait très lentement, et sans phénomènes inflammatoires proprement dits. Les anses du glomérule s'épaississent, un tissu fibroïde se substitue aux anses vasculaires, et le champ de la circulation se limite de plus en plus. Ce qui permet de croire qu'il en est

Explication de la planche XIII.

LÉSIONS DES TUBES DANS LES CIRRHOSES RÉNALES

Fig. 1. — Section d'un kyste à contenu colloïde.

a, tissu conjonctif fibreux; *b*, revêtement épithélial formé par des cellules plates. A l'intérieur de cette rangée de cellules, il existe plusieurs couches de blocs colloïdes *c*, qui se confondent au centre du tube en une masse colloïde grenue, *e*. — 250 diamètres.

Fig. 2. — Cirrhose vasculaire du rein.

Coupe d'ensemble vue à un très faible grossissement (30 diamètres).

Cette coupe passe à travers la substance corticale et elle a été dirigée parallèlement à l'axe des pyramides.

On voit sur cette coupe des bandes longitudinales de tissu conjonctif *t, t, t'* contenant des tubes, réduits à de très petites dimensions *a,a,a;* des portions de tubes dilatés *b,b,b,b*, alternent avec les bandes de tissu conjonctif.

Un assez grand nombre de ces tubes *c*, montre dans leur cavité une substance grisâtre coagulée par l'acide osmique.

Fig. 3. — Section passant à travers une granulation dans une cirrhose vasculaire (coupe perpendiculaire à l'axe des pyramides).

Les tubes contournés *m,m*, qui constituent la granulation, ont conservé leur volume à peu près normal et leur revêtement épithélial. Les cloisons de tissu conjonctif qui les entourent ne sont pas épaissies.

b, c, tubes urinifères situés au milieu d'un tissu conjonctif très dense *t;* ces tubes sont très atrophiés. Quelques tubes comme *d* contiennent des cylindres hyalins; *a,a,f*, glomérules fibreux plus ou moins atrophiés.

Sur la partie gauche de la figure, on voit la section longitudinale *v* et la section transversale *p* d'une artériole atteinte d'artérite chronique; *h*, membrane externe; *n*, tunique moyenne; *o*, épaississement de l'endartère situé en dedans de la membrane élastique *p*. — 60 diamètres.

Fig. 4. — Tube urinifère transformé en un petit kyste colloïde.

a, tissu conjonctif formé de fibres parallèles à la paroi du kyste; *b*, cellules épithéliales plus ou moins aplaties et munies de noyaux; en dedans de cette couche on voit des blocs colloïdes *c*, et au milieu de la figure une masse colloïde formée de couches concentriques.

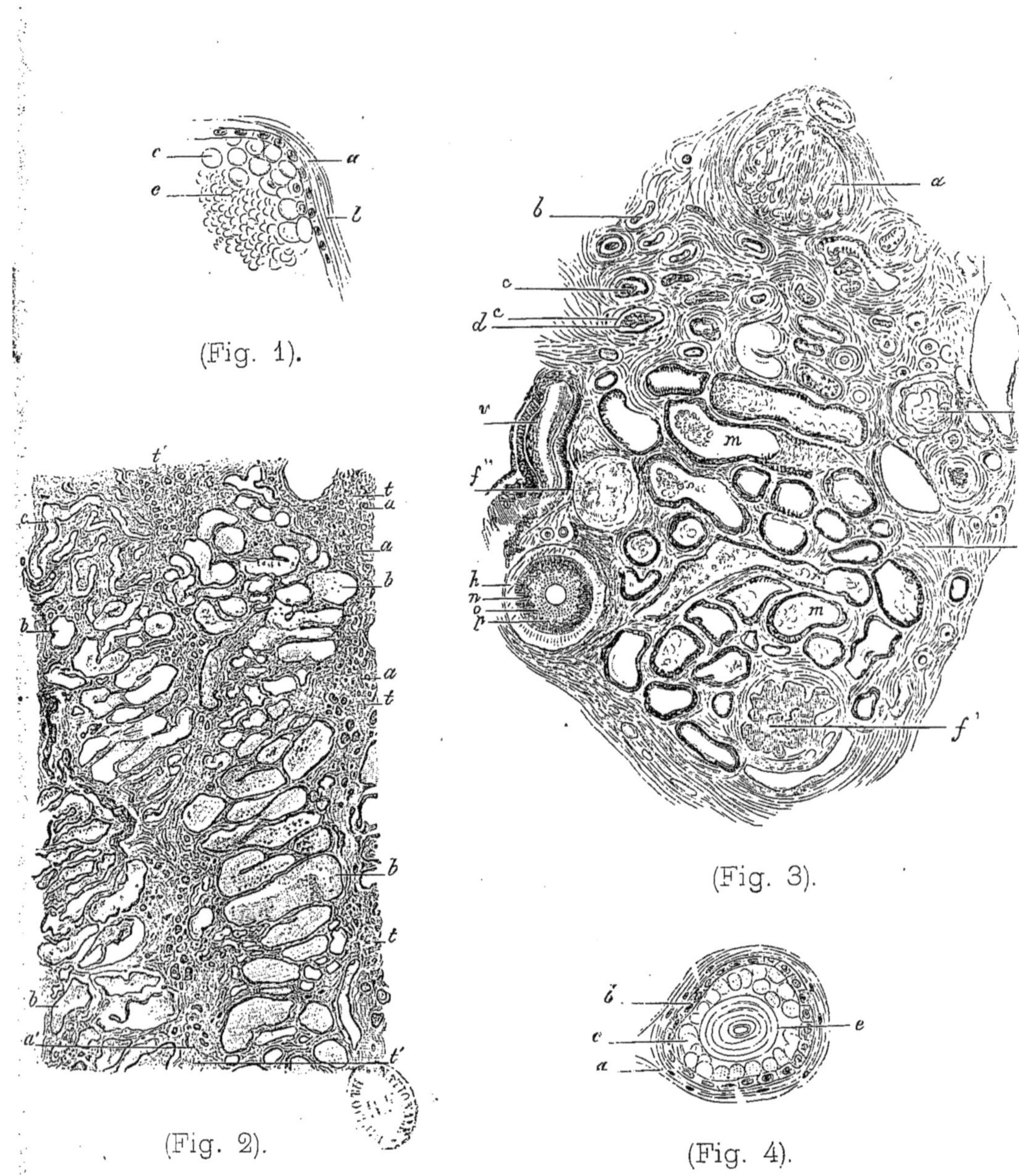

(Fig. 1).

(Fig. 2).

(Fig. 3).

(Fig. 4).

Félix Alcan, Éditeur
Ancienne Librairie Germer Baillière et Cie

ainsi, c'est que, dans les néphrites interstitielles peu avancées, alors qu'un très petit nombre de glomérules sont pris, les mêmes lésions existent, mais sans prolifération cellulaire. Les lésions artérielles initiales se rencontrent dans les reins d'individus présentant des lésions artérielles plus ou moins généralisées, et morts de cirrhose du foie, de pneumonie chronique, de ramollissement ou d'hémorragie cérébrale, d'anévrismes du cœur par exemple. Ou bien encore le système artériel aortique est seul pris avec les reins.

Ceux-ci sont légèrement indurés; ils offrent une certaine atrophie de leur substance corticale, et, sur des coupes longitudinales, le système artériel et quelques glomérules paraissent seuls atteints. Un fort grossissement permet de reconnaître les lésions atrophiques et l'épaississement progressif de l'endartère que nous avons signalés. Le labyrinthe est respecté dans presque toute son étendue, à l'exception des systèmes de tubes contournés dépendant des glomérules malades. Quelques tubuli contorti sont encore reconnaissables, bien que modifiés, d'autres sont déjà plongés dans une bande de tissu conjonctif qui va en s'amincissant à mesure qu'elle se rapproche du centre de la pyramide de Ferrein, et dont l'autre extrémité est en contact avec l'un des pôles de la capsule de Bowmann. Ces lésions cirrhotiques sont d'une netteté parfaite; après la coloration par le carmin elles tranchent sur le reste du parenchyme complètement sain.

Les grosses artères de la substance intermédiaire ne sont pas indemnes. Nous les avons presque toujours trouvées atteintes d'endartérite, et même, dans les cas avancés, d'endartérite et d'athérome, c'est-à-dire de dégénérescence granulo-graisseuse et calcaire de la partie moyenne et profonde de la membrane interne. Ce point a son importance, car il indique toujours une lésion ancienne des artères et peut être invoqué à l'appui de la théorie que nous défendons actuellement touchant l'antériorité des altérations du système vasculaire.

D'ailleurs, les autres tuniques sont également altérées; dans ces artères, comme dans les plus petites, il existe souvent un épaississement de la tunique moyenne, qui est en même temps légèrement sclérosée. Elle apparaît sur les coupes avec une réfringence telle, qu'on pourrait supposer au premier abord qu'elle est atteinte de dégénérescence amyloïde.

Quant à la périartérite, elle est irrégulièrement distribuée. Si l'artériole traverse une portion du parenchyme peu altérée, sa tunique externe offre peu de changement; si au contraire elle avoisine ou traverse une plaque de sclérose, les faisceaux de tissu conjonctif prennent appui sur elle. Enfin, quand l'artère est complètement oblitérée, sa tunique externe présente un épaississement assez marqué, et le tissu fibreux qui la double, peut, en se rétractant, amener la dilatation ou le rétrécissement des tubes qui l'avoisinent.

Arrivons aux lésions du parenchyme. Nous ne parlerons pour le moment que des lésions les plus ordinaires, car la cirrhose rénale peut se compliquer de certaines altérations de détail qu'il sera utile de signaler plus tard, mais qui ne font pas partie indispensable de l'ensemble.

Les tubes atrophiés siègent au milieu d'un tissu conjonctif contenant soit des cellules rondes ou ovoïdes, soit même des cellules aplaties. Ce tissu forme des travées épaisses autour des vaisseaux (artérioles et veinules). Les travées qui entourent les tubes atrophiés sont plus ou moins développées, formées au début de faisceaux minces mais réfringents, et plus tard de trousseaux fibreux extrêmement denses. Dans l'intérieur des tubes atrophiés, qu'il s'agisse des tubes contournés de la substance corticale, ou des tubes droits, le revêtement cellulaire est toujours composé de petites cellules cubiques ou pavimenteuses, de forme indifférente en un mot. Au centre de leur lumière, ces tubes contiennent très fréquemment des cylindres hyalins ou colloïdes.

Ceux-ci occupent quelquefois la cavité tout entière, sans interposition entre eux et le revêtement épithélial d'aucun élément étranger. Alors, les cellules épithéliales de revêtement du tube s'aplatissent, par suite de la compression qu'exerce sur elles le cylindre colloïde contenu dans la lumière du tube. Ces épithéliums sont cubiques et présentent un noyau assez apparent dont la coloration, sous l'influence des réactifs, est très marquée. D'autres fois, on trouve, comme Rindfleisch l'a figuré, deux rangées de cellules épithéliales, les plus externes cubiques et aplaties avec un protoplasma granuleux et des noyaux, et une seconde couche plus interne, qui offre un contenu muqueux, vésiculeux, et qui sécrète la substance muqueuse ou colloïde qui remplit la lumière des tubes, et qui constitue les cylindres.

Il est certain que beaucoup de ces cylindres s'édifient en plusieurs fois. Quelques-uns sont formés de couches concentriques, dont les plus internes paraissent plus denses et se colorent plus vivement, en brun par l'acide osmique, en violet foncé par le violet de méthylaniline; les couches les plus externes se colorent en violet pâle.

On trouve également, dans ces tubes, des détritus granuleux qui semblent inclus dans leur cavité, et qui ne paraissent pas en voie de résorption.

Les membranes basales des tubes droits ou des tubes contournés, plongées dans une plaque de sclérose, ont une épaisseur dont le diamètre égale parfois celui de la lumière du tube lui-même, et elles persistent indéfiniment en cet état, incrustées dans un tissu dont la vitalité est nécessairement fort amoindrie.

Les autres portions du parenchyme rénal présentent des tubes moyennement dilatés dont l'ensemble constitue la partie encore active des tubes urinifères; c'est à travers ces parties, ménagées par la cirrhose, que s'effectue, dans les derniers temps de l'existence, la filtration urinaire.

Les tubes les moins altérés présentent un revêtement formé de cellules à peu près normales, quelquefois hypertrophiées, parfois cavitaires. Souvent elles ne contiennent aucune granulation graisseuse, mais ces granulations peuvent occuper la partie basilaire de la cellule jusqu'à la hauteur du noyau. Néanmoins, d'une façon habituelle, la graisse manque, ou existe en très petite proportion, et, vu la longue durée de la maladie, il y a une opposition à faire entre cette disposition et celle que l'on observe dans les formes chroniques de la néphrite diffuse.

La cavité des tubes est libre ou bien elle contient divers produits d'exsudations (boules claires, boules colloïdes, cylindres de diverse nature), quelquefois des globules sanguins en assez forte proportion.

Ces tubes conservés sont groupés deux par deux, ou en plus grand nombre, et sont entourés par les bandes de tissu fibreux qui forment autour d'eux comme une enceinte. Ce sont eux qui forment les granulations saillantes à la surface, ou qui correspondent aux taches plus ou moins opaques, visibles sur les coupes longitudinales ou transversales du labyrinthe, et que l'on peut considérer comme des granulations internes. Leur mode de formation est identique.

M. Charcot[1] fait d'ailleurs remarquer que Bright désignait sous le même nom, et les granulations de la surface, et les taches blanc jaunâtre visibles sur les coupes.

A propos de l'examen macroscopique, nous avons signalé ce fait que la périphérie des granulations était quelquefois rosée ou rougeâtre. On peut constater à l'œil nu, ou avec une loupe, que cette disposition est due à une injection vasculaire. Mais il y a plus, il existe quelquefois des ecchymoses et de véritables hémorrhagies interstitielles : l'examen histologique donne l'explication de ces faits. On trouve au microscope le tissu de la granulation envahi par de petits extravasats de globules rouges. Dans plusieurs de ces cas, nous avons vu, dans le voisinage des petits foyers hémorragiques, des artères à moitié oblitérées par un épaississement de la membrane interne, et dont la lumière était occupée par des thrombus fibrineux adhérents. Il est probable que la thrombose doit entrer pour une grande part dans la production des hémorragies capillaires, surtout s'il existe, en même temps que l'affection rénale, une maladie du cœur, et que la tension veineuse soit augmentée.

La description que nous venons de donner de la néphrite interstitielle s'applique à la majorité des faits, mais il existe bien des détails qui trouvent difficilement place dans une exposition d'ensemble, et que nous ne pouvons même indiquer. Nous nous contenterons de signaler les plus importants. Ainsi on trouve parfois autour des glomérules et dans un certain rayon, des amas de cellules embryonnaires, ce qui semble indiquer qu'il s'est produit une poussée aiguë à un certain moment de l'évolution de la néphrite interstitielle. Ces îlots ou ces traînées d'infiltration leucocytique, disposés comme ils le sont, au milieu des travées fibreuses, ou à leurs limites, rappellent une disposition très analogue, rarement observée d'ailleurs, dans la cirrhose du foie d'origine veineuse.

1. Maladies de Bright et néphrite interstitielle. *Revue de médecine* (1881).

Il existe peut-être une forme de cirrhose rénale, assez rapide dans son évolution, où les phénomènes de diapédèse jouent un certain rôle. Il se passerait dans le rein ce qui se produit dans quelques autres viscères, comme nous venons de le dire à propos du foie, et comme on l'a observé dans l'estomac; ce serait même là, si l'on s'en tenait au pied de la lettre, la véritable néphrite interstitielle non suppurée. Mais si elle existe comme espèce distincte, il faut reconnaître qu'elle s'éloigne sensiblement de la cirrhose rénale d'origine artérielle, qui n'a que des rapports assez éloignés avec les inflammations franches. Nous reviendrons bientôt sur ce point.

Kystes. — Les kystes constituent un des accidents de l'évolution de la cirrhose rénale; on les observe exceptionnellement dans le cours des néphrites diffuses chroniques; on les voit plus fréquemment dans les cirrhoses glandulaires, et surtout dans les scléroses vasculaires.

On connaît leur structure : plus ou moins volumineux, ils offrent une paroi doublée à sa face interne par des cellules extrêmement aplaties, ou même par une sorte de vernis protoplasmique, sans hauteur appréciable et muni de noyaux. La cavité du kyste est régulièrement sphérique ou irrégulière, et présente sur quelques points de sa paroi des angles rentrants ou éperons, et des cloisons incomplètes qui semblent indiquer que les kystes d'un certain volume résultent de la fusion de plusieurs kystes voisins.

La cavité de ces kystes est remplie soit de boules incolores et translucides, soit de produits de désintégration, soit d'un liquide plus ou moins épais et coagulé différemment par l'acide osmique, suivant son degré de concentration. La membrane protoplasmique qui tapisse la cavité est parfois si délicate, qu'elle se détache pendant la série des manipulations destinées à préparer les coupes, et on l'aperçoit flottant dans la cavité, repliée plusieurs fois sur elle-même.

Quelle que soit la dimension des kystes, leur structure est à peu près la même; nous ferons une exception pour les kystes microscopiques, dont le diamètre ne dépasse pas celui des tubes droits, et dont nous reparlerons plus loin.

Les gros kystes, dans la dégénérescence kystique du rein, ont une structure très analogue. Quant à leur contenu, il est assez variable, non seulement en ce qui touche la densité du liquide, mais aussi en ce qui concerne sa couleur, le liquide tenant en suspension une quantité de sang plus ou moins grande ou des éléments en voie d'altération.

Comment se développent ces kystes? C'est là une question fort difficile à résoudre. On a décrit des kystes par rétention, mais il en existe d'autres dont le mode de production est moins sûr. Les kystes par rétention sont de deux espèces, les kystes d'origine tubulaire, et les kystes dus à la distension de la capsule de Bowmann. Ceux-ci sont beaucoup plus rares qu'on ne serait tenté de le croire, et c'est une des raisons qui permettent de soutenir que la cause déterminante de ces kystes est rarement la conséquence d'une rétention de liquide.

En effet, dans la ligature de l'uretère, ou dans l'obstruction de ce conduit, il se produit bien des dilatations partielles des tubes et des glomérules, mais si la cause de rétention persiste, en règle générale, le rein s'atrophie, une hydro-néphrose se développe, mais les kystes manquent.

Les auteurs qui admettent la formation des kystes par rétention, supposent que le tube, rétréci ou oblitéré sur un point de son parcours, se dilate d'abord, et se transforme secondairement en un kyste. Qu'il se produise une dilatation, cela est possible, et nous l'observons de temps à autre, mais l'intervention du microscope est indispensable pour le constater; ces dilatations des tubes ou des cavités glomérulaires ne s'accompagnent en effet, presque jamais, d'une modification de la surface du rein appréciable à l'œil nu. De plus, ainsi que le fait remarquer M. Sabourin, les causes de rétention sont fréquentes et les kystes sont rares; nous ajouterons que dans les faits de transformation kystique des reins, la participation des cavités glomérulaires au développement de ces kystes est exceptionnelle [1].

Il y a donc lieu de chercher une autre explication. Et d'abord comment s'oblitèrent les tubes dans la cirrhose vasculaire? Nous avons vu précédemment que l'altération des artérioles et des glomérules était le fait primordial. A mesure que les artérioles et les glomérules s'atrophient, les tubes contournés

1. Sabourin, Contribution à l'étude de la dégénérescence kystique des reins et du foie. *Archives de physiologie*, 1882.

qui leur font suite s'affaissent en partie, car leur fonction se réduit de plus en plus. Si tout se passait avec une parfaite régularité, si les artérioles étaient atteintes l'une après l'autre, ainsi que les glomérules, on comprendrait que l'atrophie rénale se fît tube par tube; mais ce n'est pas toujours ainsi que les choses se passent. Il faut tenir compte du rôle de l'artériole afférente du glomérule, qui tient sous sa dépendance la nutrition de plusieurs tubes contournés voisins. Si cette artériole est oblitérée complètement, malgré les anastomoses nombreuses qui assurent la circulation du réseau vasculaire intertubulaire, il pourra se produire dans certains points du territoire qu'elle arrose des plaques cirrhotiques et par conséquent un rétrécissement des tubes contournés sur plusieurs points de leur parcours.

La même remarque s'applique aux altérations des tubes droits et collecteurs, dont la disposition moniliforme, à une époque peu avancée de la cirrhose rénale, indique une constriction de ces tubes, produite à différentes hauteurs. La cirrhose n'est jamais diffuse parce que les troncs artériels sont inégalement atteints, et que les anastomoses dans le labyrinthe sont très larges; aussi l'on conçoit que dans son ensemble l'altération rénale conserve son caractère d'altération systématique. Mais on comprend aussi que la sclérose soit moins régulière dans son évolution que la cirrhose glandulaire, parce que dans celle ci c'est le tube lui-même qui dirige la lésion [1].

Lorsqu'un tube est rétréci, ou oblitéré sur plusieurs points de son parcours dans la cirrhose vasculaire, quelles sont les modifications qui se produisent à son intérieur? Nous le savons déjà, l'épithélium de revêtement, au niveau des tubes contournés, perd ses qualités d'épithélium granuleux, il passe par une série d'états et finalement se transforme en épithélium cubique ou en épithélium plat, dénué de fonctions actives.

1. M. Lancereaux a présenté au Congrès de Londres (*Transactions of med. Congress*, 1881, tome I) une note dans laquelle il indique les caractères anatomiques qui séparent la néphrite interstitielle de la goutte et de l'intoxication saturnine, de la néphrite interstitielle consécutive à l'athérome des artères rénales. Dans la goutte et le saturnisme, la lésion des reins n'étant pas intimement subordonnée à l'état des artères, est régulière et symétrique; elle se révèle par la présence, à la surface de l'organe affecté, de granulations à peu près égales et du volume d'un grain de millet ou d'un pois contrairement à ce qui a lieu dans le rein artériel où elle est irrégulière et asymétrique.

Explication de la planche XIV.

LÉSIONS DES TUBES DANS LES CIRRHOSES RÉNALES

Fig. 1. — Préparation vue à un faible grossissement (40 diamètres).

A, A, petits kystes provenant de la distension de glomérules.

a,a, vestiges des vaisseaux, en partie atrophiés, des glomérules devenus kystiques.

B, tubes urinifères; C, stroma épaissi du rein.

Fig. 2. — Section faite à l'état frais perpendiculairement à la surface du rein.

m, m', surface dépouillée de sa capsule, hérissée de kystes, les uns vides, *o*, les autres présentant un contenu colloïde et des cylindres granuleux *c;* on voit en *n* la masse colloïde à couches concentriques de plusieurs de ces petits kystes; *a*, paroi d'un kyste multiloculaire, dont le cylindre granuleux *c* se continue en *d* dans un tube urinifère.

a, paroi d'un autre kyste qui est tapissé par des cellules épithéliales *b'* et qui contient une substance colloïde à couches concentriques, au centre de laquelle se trouve un cylindre granuleux; *v*, artériole dont les tuniques sont épaissies.

Nous avons décrit dans les chapitres VIII et XI les lésions d'un rein pesant 35 à 40 grammes, lésions très analogues à celles représentées par les figures 1 et 2 de la planche ci-contre.

Fig. 3.— Coupe de deux tubes urinifères kystiques remplis de matière colloïde *a*, au milieu de laquelle on voit des cylindres hyalins de même nature *b*, *b'* entourés d'une petite zone granuleuse.

Fig. 4. — Tubes urinifères très atrophiés examinés à un fort grossissement au niveau d'une plaque de sclérose.

Ils contiennent de petites cellules cubiques, quelques-unes proliférées, quelques-unes graisseuses. — 420 diamètres.

Fig. 5. — Kystes congénitaux du rein. Figure extraite du *Traité des tumeurs* de Virchow.

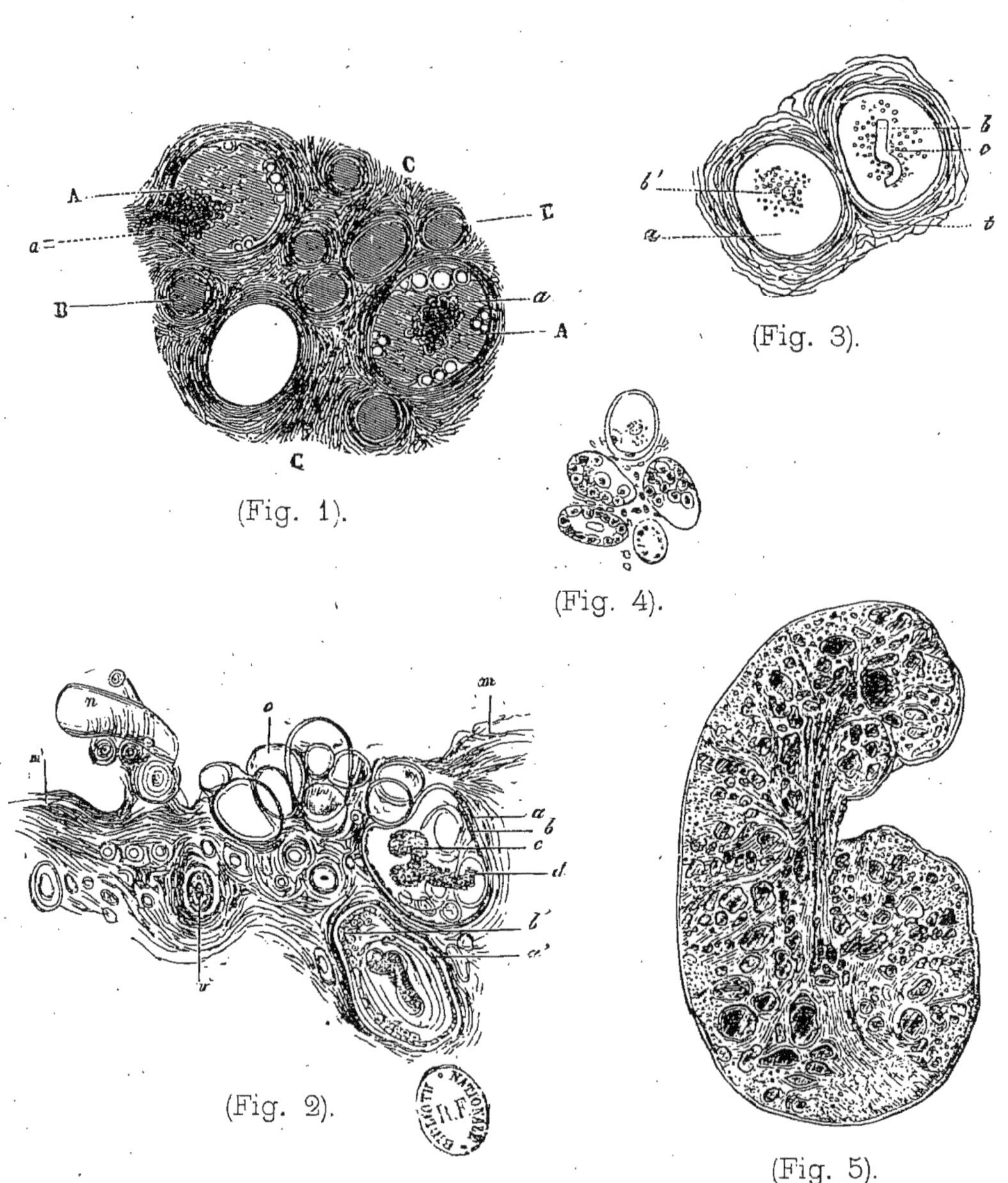

(Fig. 1).

(Fig. 2).

(Fig. 3).

(Fig. 4).

(Fig. 5).

Félix Alcan, Editeur

Ancienne Librairie Germer Baillière et Cie

Arrivées à ce degré ultime, les cellules sont à l'état indifférent, elles subissent le sort du tissu qui les entoure et peuvent disparaître complètement au milieu du tissu conjonctif rétracté, peut-être même persistent-elles à l'état de cellules plates, au niveau des travées fibreuses.

Voilà ce que l'on observe habituellement, mais ce n'est pas tout. Dans certains segments de tubes, complètement isolés au milieu d'une plaque de sclérose, cet épithélium que nous avons vu tout à l'heure à l'état indifférent, peut acquérir des propriétés nouvelles, sécréter abondamment une substance semi-liquide ou colloïde et contribuer à la formation de cavités kystiques.

Il est impossible d'expliquer la genèse des kystes dans la néphrite interstitielle et dans toutes les variétés des cirrhoses rénales, si l'on n'admet pas que les épithéliums jouent dans la production de ce phénomène le rôle principal. Ce n'est pas là, ainsi qu'on le sait, une propriété particulière aux épithéliums du rein, tout au contraire, on peut dire que c'est une propriété commune à tous les épithéliums de revêtement des glandes. Nous rappellerons les faits de transformation kystique simultanée du foie et du rein, les observations de transformation kystique du testicule et de la mamelle. Dans tous ces cas le mécanisme paraît identique. Il resterait à trouver la raison pour laquelle les épithéliums des glandes manifestent cette activité nouvelle; nous l'ignorons complètement, aussi bien que la raison du développement de la plupart des tumeurs en général.

Est-il indispensable, pour que cette transformation kystique se produise, que le parenchyme rénal ait été atteint préalablement par la cirrhose? La subordination du développement des kystes à la néphrite interstitielle, paraît établie dans la très grande majorité des observations.

Mais cette subordination ne peut être affirmée, et l'on peut très bien soutenir une opinion différente et dire que la transformation ou la dégénérescence kystique complète des deux reins représente une affection spéciale.

Dans la *dégénérescence kystique des reins* chez l'adulte, le volume des deux organes est parfois si considérable, qu'on peut les sentir par la palpation à travers la paroi abdominale et les confondre avec des tumeurs développées aux dépens d'organes voisins. Ces kystes offrent des aspects très variables, les uns sont complètement transparents, d'autres ont une teinte grise, jaunâtre, citrine, verdâtre, rouge foncé, brune ou noire. Leur cavité contient un liquide plus ou moins abondant et plus ou moins dense, parfois avec une assez grande proportion d'albumine, de cristaux de leucine, de tyrosine, de cholestérine, d'oxalate de chaux et du pigment sanguin. Le parenchyme rénal est toujours atteint de néphrite interstitielle.

Les parois de ces kystes examinées au microscope soit très minces, soit très épaisses, sont simplement constituées par un tissu conjonctif dense lamellaire entre les faisceaux duquel se trouvent des cellules aplaties. Les kystes ainsi isolés dans le tissu fibreux végètent pour leur propre compte, leurs parois ont quelquefois une circulation complètement indépendante de celle du parenchyme rénal. Presque tous ces kystes sont tapissés d'une seule couche de cellules épithéliales plates, souvent peu adhérentes à la paroi : elles peuvent même se détacher complètement sous forme de membranes plus ou moins larges flottant dans la cavité du kyste.

Cette dégénérescence kystique des reins est connue depuis longtemps. Rayer en a publié de très belles observations; mais on trouve également des planches très démonstratives de cette altération dans les atlas de Cruveilhier, de Gluge, de Carswell, de Lancereaux et de beaucoup d'autres. Quant aux observations, elles sont très nombreuses, les bulletins de la Société anatomique en contiennent un grand nombre et il ne se passe pas d'année où on n'en présente de nouvelles et de très démonstratives.

Ainsi que le fait observer M. Ebstein, et ainsi que cela résulte de la très grande majorité des observations, presque toujours cette dégénérescence kystique des reins survient à un âge avancé, entre 40 et 70 ans.

Quant à leur symptomatologie générale, elle est presque toujours la même. La marche est lente et dans les dernières périodes les malades présentent de l'albumine dans les urines et meurent d'urémie comateuse [1].

1. Il existe d'autres variétés de kystes du rein que nous n'avons pas étudiées dans ce chapitre et que nous devons tout au moins signaler : ce sont

Quant aux kystes développés accidentellement pendant le cours de la cirrhose rénale, ils paraissent se former toujours par un mécanisme semblable, et au niveau des portions de tubes isolés dans une plaque de tissu conjonctif.

Tel n'est pas l'avis de MM. Kelsch et Kiener; ces auteurs admettent des kystes congénitaux, et des kystes par obstruction de l'anse de Henle; mais, disent-ils, « les reins atteints de sclérose pure ne renferment pas de kystes; il est nécessaire, pour que ceux-ci se produisent, qu'aux lésions de la sclérose, soient associées des lésions dégnératives, graisseuses ou colloïdo-graisseuses. Cette dernière condition, l'existence d'une dégénérescence graisseuse des épithéliums, se trouve d'autre part associée à la sclérose dans un grand nombre de reins kystiques. La sclérose n'existe pas au voisinage des kystes en voie de formation; elle ne se développe que secondairement dans la période de régression des petits kystes, probablement par une irritation de voisinage, ou dans la transformation hydropique des kystes, par refoulement et compression du parenchyme environnant. Si les kystes étaient le résultat de la rétention de l'urine, ou d'un produit de sécrétion colloïde dans une capsule de Bowmann, ou dans un segment de tube urinifère, ils devraient, si petits et si voisins de leur stade initial qu'on les examinât, être pourvus d'une paroi close et exercer une compression sur les tubes urinifères du voisinage. Nous avons vu, au contraire, que le kyste en voie de formation est moins un kyste qu'un foyer de ramollissement; il n'a pas de paroi propre, au moins continue; le tissu environnant ne présente aucun indice de compression, mais se transforme en déliquium par

d'abord les kystes sanguins, assez rares d'ailleurs, et qui peuvent acquérir un grand développement (Lancereaux, *Bulletins de la Soc. anat.* 1858).

Cet auteur suppose que l'accroissement progressif de ces kystes est dû à une vascularisation exagérée de leur paroi et à une série d'hémorrhagies, comme on en observe dans l'hématocèle de la tunique vaginale.

En second lieu nous mentionnerons les kystes congénitaux du rein, signalés déjà par quelques auteurs du siècle dernier que Rayer cite dans son ouvrage. Ces kystes peuvent être assez volumineux pour devenir un obstacle à l'accouchement. Ils renferment un liquide clair qui n'est autre que de l'urine, dont le cours était interrompu pendant la vie fœtale. Ces kystes (fig. 5, pl. XIV), bien étudiés par M. Virchow, se développeraient dans la cavité glomérulaire, et seraient précédés de l'atrophie, du rétrécissement et de l'oblitération des tubes droits. La cause première de cette altération serait une néphrite intra-utérine. MM. Koster et Heusinger, pensent qu'ils sont dus à un vice de développement de l'appareil urinaire; ils coïncident en effet avec une série de malformations congénitales.

une dégénérescence colloïde ou graisseuse accompagnée ou non de prolifération subinflammatoire de l'épithélium. On rencontre parfois dans le contenu de ces kystes le vestige, non seulement d'un glomérule, mais de plusieurs glomérules et de fragments de tubes urinifères encore revêtus de leur paroi propre, faits qui ne s'expliquent point par la dilatation simple d'une capsule ou d'un tube [1]. »

Les faits que nous avons observés et ceux qui ont été publiés par M. Sabourin ne confirment pas la théorie proposée par MM. Kelsch et Kiener. D'après ce que nous avons dit plus haut, on peut voir qu'il y a opposition absolue entre leur manière de comprendre la pathogénie des kystes et celle que nous avons exposée. S'agit-il, dans les faits qu'ils ont signalés, de lésions analogues à celles qu'on observe quelquefois dans la dégénérescence amyloïde où l'on trouve des tubes dilatés, remplis de détritus cellulaires et de leucocytes en voie de régression? Ces foyers de désintégration dans des tubes dilatés s'observent effectivement, mais n'ont avec les kystes qu'un rapport assez éloigné.

D'ailleurs, il ne convient pas, suivant nous, de donner le nom de kystes aux simples dilatations des tubes à la suite d'une obstruction d'un canalicule, par une rétraction fibreuse ou par une accumulation de cylindres cireux dans une branche grêle de Henle rétrécie. Ces dilatations de tubes ne prennent pas l'aspect de kystes et la forme générale des canalicules est facilement reconnaissable. Nous l'avons dit, et nous le répétons, pour qu'un kyste se forme, il faut autre chose qu'une lésion de canalisation; il faut que l'épithélium de revêtement transformé subisse une évolution particulière.

Ceci nous amène à parler d'une dernière variété de kystes dont l'aspect est tout différent de ceux que nous venons de signaler. On trouve quelquefois dans les autopsies, des reins très petits dont la surface offre un aspect gélatiniforme. Quand on les regarde de plus près, on voit que cet aspect est dû à la présence d'un nombre considérable de petites saillies transparentes, analogues à de petites vésicules miliaires. Au microscope, on reconnaît que chacune de ces petites saillies est formée

1. Kiener et Kelsch, Sur les altérations paludéennes du rein. *Arch. phys.*, 1882.

par un petit kyste microscopique à contenu colloïde. Le centre de la coagulation, qui est souvent plus foncé que la périphérie, résulte du dépôt successif de couches régulièrement concentriques. Ces kystes microscopiques à contenu colloïde sont développés dans les tubes urinifères dont le conduit présente des étranglements en chapelet. La membrane du tube qui forme la paroi externe du kyste est tapissée par une couche unique de cellules plates, quelquefois lamellaires, quelquefois légèrement grenues et conservant encore un dernier vestige de l'état granuleux antérieur. Ces cellules possèdent un noyau ovoïde ou discoïde légèrement aplati (voyez *fig.* 1, 2 et 3, *pl.* XIV).

Les glomérules sont fibreux ou en voie de transformation fibreuse. Quelques-uns sont dilatés. Le bouquet glomérulaire est alors plus ou moins atrophié et relégué dans un point de la périphérie de la capsule de Bowmann, tandis que tout le reste de cette capsule est rempli par une masse colloïde transparente tenant en suspension des cellules dégénérées et des globules lymphatiques à gros noyau.

Lorsque le rein est tellement atrophié qu'il pèse de 30 à 40 grammes, comme nous l'avons vu, et que la lésion histologique se résume à celle de petits kystes microscopiques, il est bien difficile de donner une explication satisfaisante de cette disposition. L'expression de dégénérescence kystique serait inexacte, dans ce cas particulier. Les tubes n'ont pas, pour la plupart, un diamètre supérieur à leur diamètre normal, au contraire beaucoup sont atrophiés. Dans quelque sens que les coupes soient dirigées, il est impossible de reconnaître la structure normale du rein; en aucun point on ne retrouve les tubes de Henle ni les tubuli contorti. L'aspect des coupes est uniforme, les tubes présentent, sur les coupes transversales et longitudinales, une section régulièrement circulaire ou légèrement elliptique; en aucun point ils ne sont vus suivant leur longueur. Cette disposition indique bien que les tubes ont été décomposés en une série de petits tronçons d'égal volume, à peu près régulièrement sphériques, ou encore que chaque tube, par le seul progrès de la sclérose, s'est atrophié de plus en plus et a été réduit à un très petit volume : la première hypothèse est la plus vraisemblable.

Nous le répétons, la physionomie des lésions arrivées à ce

degré ne permet pas de reconstituer aisément les phases successives de leur évolution antérieure.

Adénomes. — Nous ne dirons qu'un mot des adénomes, tumeurs qui ont été observées accidentellement au cours de la néphrite interstitielle. Ces adénomes ont été étudiés par Sturm, en 1875, et par M. Sabourin (Contribution à l'étude de la cirrhose rénale, *Arch. de phys.*, janv. 1882).

Suivant M. Sabourin, ces tumeurs sont de deux espèces : 1° les tumeurs à épithélium cylindrique ou à type rénal qui naîtraient directement des tubes du rein dans la granulation de Bright; 2° les tumeurs à épithélium cubique, naissant aux dépens des tubes rénaux dont l'épithélium s'est atrophié et est devenu indifférent. Au point de vue histologique les adénomes du rein seraient des épithéliomes métatypiques; au point de vue symptomatique les adénomes sont des tumeurs bénignes.

Se fondant sur ce fait qu'ils sont presque toujours sous-capsulaires, Grawitz et Israël dans un récent mémoire (*Arch. de Virchow,* 1883) émettent l'opinion que ces tumeurs sont peut-être dues au développement de portions de la capsule surrénale restées adhérentes à la surface du rein pendant la vie intra-utérine.

Nous venons de passer en revue les principales modifications que présente le rein dans le cours de la cirrhose vasculaire; il convient maintenant de les envisager à un point de vue plus général. Lorsqu'on étudie un organe dans lequel se sont développées des lésions d'ancienne date, et que l'on essaie de reconstituer les différentes phases du processus pathologique, on se heurte à des difficultés parfois insurmontables.

Plus l'organe est altéré, plus la difficulté est grande. Cette remarque s'applique particulièrement aux lésions des néphrites chroniques terminées par atrophie de l'organe.

Nous croyons, d'après nos observations et la description que nous avons donnée de la cirrhose vasculaire, que la lésion primordiale, prédominante porte sur le système artériel. Elle se traduit par un épaississement progressif de la membrane interne des artères pouvant aller jusqu'à l'obstruction complète. Une endartérite progressive est donc le phénomène pathologique principal, mais comme la lésion porte non seulement sur les artères de moyen volume, mais également sur les glomérules ou leurs artérioles efférentes, il en résulte que la cirrhose artérielle offre un développement moins régulier que la cirrhose épithéliale. Tous les vaisseaux ne sont pas pris en même temps, ils sont pris successivement et à des degrés divers. On constate dans la cirrhose du rein, suivant les points observés, les mêmes irrégularités que dans la cirrhose atrophique du foie : il s'en faut que dans cette dernière les lobules soient atteints au même degré.

Pour étayer la théorie que nous défendons, nous avons montré que, sur des reins en apparence normaux ou à peine altérés, on peut observer les premiers degrés des lésions artérielles et de la transformation fibreuse des glomérules. Il arrive fréquemment qu'avec la cirrhose initiale du rein coexistent d'autres lésions cirrhotiques, celles du foie par exemple, ou bien des lésions plus ou moins disséminées du système artériel. C'est là, comme on le sait, le point de départ de la théorie très exclusive proposée par Gull et Sutton. Mais il est, d'un autre côté, très fréquent de rencontrer, dans des cas de néphrite interstitielle, l'aorte indemne et les artères cérébrales en parfait état.

Qu'y a-t-il d'étonnant à ce que les lésions des artères n'existent pas sur les gros troncs (aorte, artères iliaques, etc.) alors que la cirrhose rénale est très prononcée? Est-ce que des faits d'artérite et d'athérome sans lésions des gros troncs artériels ne sont pas journellement observés au cerveau, bien que la coexistence de ces altérations soit habituelle? Il serait au contraire très facile de citer de nombreuses observations où les lésions de l'artérite chronique sont limitées à un département du système vasculaire, les autres points du système étant relativement indemnes.

Gull et Sutton ont eu le tort de vouloir faire rentrer toutes les néphrites dans le cadre de l'arterio-capillary-fibrosis. Nous savons aujourd'hui qu'ils s'étaient trompés sur le siège de la lésion artérielle et sur la nature de cette altération; mais si l'on veut laisser de côté cette question de détail, et ne critiquer que l'ensemble de leur doctrine, on peut dire qu'ils ont contribué à répandre une théorie absolument erronée. D'abord les lésions artérielles ne sont pas toujours généralisées, ensuite elles ne peuvent expliquer tous les faits de maladie de Bright, et la cirrhose rénale d'origine artérielle n'est pas plus fréquemment observée que les autres espèces de néphrites. Ainsi que le fait remarquer Bartels, Gull et Sutton ont poussé le paradoxe aussi loin que possible en disant *qu'il peut exister un mal de Bright sans que les reins soient atteints.*

La juste réaction qui s'est faite contre cette théorie exclusive ne doit pas aller jusqu'à nier l'existence de lésions artérielles localisées au rein et de cette forme de néphrite que nous dénommons cirrhose vasculaire.

Il nous reste à examiner l'opinion des auteurs qui pensent que la cirrhose rénale est représentée dans ses premières phases anatomiques par une infiltration embryonnaire qui dissocie les tubes. La seconde période de l'altération correspondrait à l'organisation du tissu embryonnaire en tissu fibreux et à sa rétraction.

M. Lancereaux[1] a soutenu autrefois cette thèse et a représenté deux figures destinées à montrer le contraste qui existe entre les lésions de la première et celles de la seconde période. Il semble bien difficile d'admettre qu'une lésion aussi généralisée que celle qui est décrite dans la première période passe inaperçue. Si telle était la première période de la cirrhose vasculaire, on devrait observer au contraire des troubles fonctionnels en rapport avec la généralisation et l'intensité des lésions. Or, nous savons que les signes cliniques font défaut à la première période de la néphrite interstitielle (c'est encore un point qui la rapproche de la cirrhose hépatique); bien souvent elle est absolument latente et nous n'assistons vraisemblablement qu'aux dernières phases de son évolution.

Enfin combien sont nombreuses les observations dans lesquelles la cirrhose vasculaire ne présente d'infiltration embryonnaire à aucun moment de son évolution; seules les lésions cirrhotiques sont évidentes, et, en même temps qu'elles se développent, le parenchyme s'atrophie et disparaît. La cirrhose vasculaire n'est donc pas représentée au début par la néphrite proliférative diffuse primitive de M. Lancereaux.

Pour dissiper tout malentendu, nous devons faire une

1. Article Rein, *Dict. encyclop. des sc. méd.*

réserve. L'altération décrite et figurée par M. Lancereaux, et considérée par lui comme le premier degré de l'atrophie rénale, se rencontre quelquefois à l'examen histologique. Elle a été signalée à plusieurs reprises, nous l'avons observée pour notre compte cinq ou six fois. A quoi donc correspond-elle ?

Dans nos observations, le rein n'était pas atrophié, il était ou de volume normal ou même hypertrophié ; la lésion microscopique consistait essentiellement dans une véritable néphrite interstitielle diffuse, c'est-à-dire dans une infiltration embryonnaire de tous les espaces, et dans un certain degré d'épaississement des travées de tissu conjonctif. Dans certains points les plaques de sclérose étaient assez étendues, les épithéliums étaient en voie de régression ou présentaient le retour à l'état cubique indifférent ; les artérioles et les glomérules étaient pareillement le siège d'une infiltration diffuse, quelques glomérules étaient complètement fibreux. Dans les tubes, peu ou pas de sécrétions pathologiques ; le maximum des altérations se trouvait dans le tissu conjonctif. D'ailleurs, il n'existait en aucun point de tendance à l'isolement des tubes, c'est-à-dire que le travail qui précède la formation des granulations à la surface et dans l'intérieur du rein n'était même pas ébauché. Or, rien n'est plus facile à mettre en évidence que ces lésions qui président à la formation des granulations de Bright dans toutes les variétés des cirrhoses rénales.

La caractéristique anatomique de cette forme de néphrite, c'est la diffusion des lésions dans le tissu conjonctif du rein ; au point de vue de l'évolution, cette néphrite n'est pas une néphrite chronique, lente, c'est une néphrite subaiguë quelquefois même assez rapide. Ajoutons qu'au point de vue symptomatologique elle se sépare complètement de la cirrhose vasculaire ; elle se rapproche au contraire des néphrites diffuses subaiguës, car on trouve de l'albumine en grande quantité dans l'urine ; les hydropisies et l'anasarque ne manquent jamais.

Ainsi donc, ni par ses lésions, ni par son évolution, ni par ses symptômes cette néphrite ne doit être assimilée à la cirrhose vasculaire ; elle constitue une espèce à part. Si nous ne l'avons pas décrite dans un chapitre spécial, c'est qu'elle nous paraît incomplètement étudiée. Elle représente dans la pathologie rénale à peu près l'analogue de la lésion qui a été décrite dans la pathologie du foie sous le nom d'hépatite diffuse subaiguë. Il y a la même distance entre la *néphrite interstitielle diffuse subaiguë et la cirrhose rénale artérielle*, qu'entre cette hépatite diffuse subaiguë et la cirrhose du foie.

En résumé, pour clore cette discussion, à côté de la cirrhose épithéliale de MM. Charcot et Gombault (cirrhose véritablement fonctionnelle ou glandulaire), il existe une cirrhose vasculaire pareillement systématique, dont l'aboutissant anatomo-pathologique peut être un petit rein, rouge et granuleux. L'examen à l'œil nu ne permet pas toujours d'établir de signes distinctifs entre les deux espèces, mais l'examen histologique, à quelque degré de leur évolution qu'on les examine, permettra de lever tous les doutes, en déterminant d'une façon exacte la prédominance des lésions sur tel ou tel système.

Le *rein sénile* appartient-il à la cirrhose artérielle, doit-il être rangé, au contraire, parmi les cirrhoses épithéliales? La solution de cette question est beaucoup plus difficile à donner qu'on ne le suppose. Dans une première catégorie de faits, on trouve dans les reins des vieillards des artères très malades, et il est certain que les lésions du parenchyme sont, en grande partie, sous leur dépendance [1].

Dans une autre catégorie, on a signalé une véritable atrophie ou plutôt un collapsus des tubes urinifères, précédé de la déchéance des épithéliums et suivi du tassement du tissu conjonctif à la périphérie des tubes disparus.

Enfin dans une troisième catégorie se trouvent rangées les altérations qui ont été décrites par M. Ballet [2] dans son mémoire sur le *rein sénile*. M. Ballet conclut que chez le vieillard l'atrophie des reins se fait pièce par pièce, tube par tube, et suivant un mécanisme identique à celui qui préside aux altérations du rein chez les saturnins et chez les goutteux. La destruction du rein pièce par pièce, tube par tube nous paraît aujourd'hui suffisamment démontrée par de nombreux faits pathologiques, mais chez le vieillard peut-on croire qu'il s'agit véritablement d'une cirrhose épithéliale? Nous en doutons. Ce qui nous semble hors de contestation, c'est le collapsus, l'affaissement de

1. SADLER. Thèse de Nancy, 1879. — DEMANGE, *Revue médicale de l'Est*, 1880.
2. BALLET, Contribution à l'étude du rein sénile. *Revue de médecine*, 1881.

certains tubes soit primitifs, soit secondaires à des lésions artérielles. Ces lésions, même dans le second cas, n'aboutissent jamais à une véritable néphrite interstitielle et peuvent être circonscrites à de petits départements du rein. Ce sont là véritablement des lésions dystrophiques, mais nous ne voyons nulle part la trace d'un processus rappelant l'évolution des cirrhoses glandulaires. Dans tous ces faits on ne trouve presque jamais d'albumine dans les urines, au moins pendant une très longue période.

CHAPITRE IX

REMARQUES GÉNÉRALES SUR LES NÉPHRITES

I

En restant, avec intention, sur le terrain de l'anatomie pathologique, nous avons pu distinguer, parmi les néphrites, deux groupes principaux : celui des néphrites diffuses, et celui des néphrites systématiques. Dans les premières, tous les éléments du rein participent au processus pathologique ; dans les secondes, les lésions sont localisées dès le principe à certaines parties du rein et leur évolution est subordonnée à cette localisation primitive. Dans ce deuxième groupe, les éléments du parenchyme rénal qui sont respectés, peuvent être à la longue, mais secondairement et accessoirement, le siège d'altérations importantes.

Les espèces ou types, précédemment décrits, sont purement anatomo-pathologiques. Leur physionomie générale change peu, et lorsqu'une lésion étrangère, inconstante, vient la modifier, il est souvent possible de la reconnaître, et d'en déterminer la valeur. On pourra dire, par exemple, si cette lésion est simplement surajoutée et sous la dépendance de l'altération primitive, si elle est contemporaine de cette altération ou de plus ancienne date. Mais, pour arriver à ce résultat, il est indispensable d'avoir présente à l'esprit la série des altérations élémentaires et des processus anatomo-pathologiques les plus simples.

Quant aux variétés des néphrites, elles peuvent être tellement nombreuses qu'il est inutile d'en essayer la description. Elles dépendent de conditions multiples, elles se modifient avec chaque cas particulier, et ne peuvent que difficilement rentrer dans le cadre d'un exposé général.

Nous avons dit plus haut que des maladies très différentes pouvaient produire dans le rein des altérations analogues. Quelle explication convient-il de donner à ce fait? Peut-on admettre que la même lésion soit produite par des causes essentiellement différentes? Bien qu'il soit plus rationnel de supposer que chaque maladie générale ait un mode d'action spécial sur le rein et que chaque cause morbide produise des lésions distinctes, il n'en est pas toujours ainsi. La réaction des éléments cellulaires et des tissus, sous l'influence des divers agents irritants, s'effectue en effet suivant des modalités qui ne sont ni très nombreuses, ni très variées. Nous constatons les résultats qui consistent dans une prolifération ou une mortification ou des dégénérescences des cellules, dans une diapédèse, dans une organisation de tissus nouveaux, mais, entre le point de départ de l'action causale et la lésion, bien des phases du processus nous échapent. Par exemple, la tuméfaction trouble, l'infiltration albumineuse, l'état granuleux des cellules qu'on observe dans les maladies générales doivent correspondre à la même altération du liquide sanguin; le trouble de nutrition des cellules doit être identique. La cause médiate de la lésion rénale paraît être en effet une altération du sang. Quant à la cause première de cette altération du sang, nous invoquons dans certains cas la présence des micro-organismes dans ce liquide, la production sous leur influence de principes chimiques spéciaux, d'alcaloïdes, de diastases, mais il faut bien reconnaître que nos connaissances, dans cet ordre de faits, sont bien limitées, et que nous connaissons ces maladies surtout et presque uniquement par la réaction organique qui en est le résultat.

Le complément indispensable de l'étude que nous venons de faire, serait donc la détermination exacte des conditions qui favorisent le développement de telle ou telle altération. En d'autres termes, il serait utile d'établir le mécanisme et la pathogénie des lésions dans un cas donné. Mais une pareille étude incombe à la physiologie pathologique; celle-ci suppose la connaissance exacte et complète de la physiologie normale, et il faut l'avouer, la physiologie du rein nous est incomplètement connue. Prenons un exemple. Pourquoi le glomérule est-il si profondément et si rapidement désorganisé dans certaines néphrites, et pas dans d'autres? C'est peu s'avancer dans la voie des explications, que de répondre, qu'il est profondément altéré dans le premier cas, parce qu'il est continuellement traversé par des substances étrangères, essentiellement nocives, dont le contact prolongé amène l'irritation des vaisseaux capillaires et de leur revêtement? Cela est possible, mais quelles sont ces substances qui amènent l'inflammation du glomérule? Est-ce le sang modifié dans sa composition et quelles modifications présente-t-il? Pour répondre à cette question, il nous faudrait connaître les modifications du plasma, établir d'une manière précise les altérations des éléments figurés, savoir d'une façon rigoureuse quels sont les éléments qui traversent le glomérule à l'état normal et à l'état pathologique. La lésion est-elle produite au contraire par des micro-organismes? Ces bactéries agissent-elles directement sur le rein ou après avoir modifié le sang? Quelles sont les propriétés de ces nouveaux éléments? Ce sont là toutes questions sans réponse, et cependant chacun sait que toutes ces notions seraient indispensables pour asseoir sur des bases solides la physiologie pathologique générale des lésions élémentaires du rein.

Aussi bien, sans nous attarder à la recherche de problèmes insolubles dans l'état actuel de la science, nous allons revenir à l'exposé des faits anatomiques beaucoup mieux démontrés, et dont l'intérêt est pour nous immédiat.

Nous savons maintenant, avec le seul secours de l'anatomie pathologique, pourquoi les reins présentent dans certaines néphrites une augmentation de volume, pourquoi dans d'autres le volume en est diminué. Tantôt l'augmentation de volume tient à une tuméfaction, ou à une véritable hypertrophie des cellules, tantôt à une congestion énorme de l'organe, ou bien à la distension des tubes par des produits de sécrétion. Les glomérules eux-mêmes prennent part à l'hypertrophie générale, et si les lésions dont ils sont le siège coexistent avec les altérations précédentes, les dimensions des reins peuvent être considérables. Nous savons également à quoi sont dues les différences de coloration et de consistance des reins, nous connaissons le mode de répartition du tissu conjonctif, et le mécanisme qui préside à la formation des petites ou des grosses granulations et de beaucoup d'autres lésions élémentaires.

Les études anatomo-pathologiques qui précèdent, nous ont

encore permis d'établir la subordination de certaines lésions accessoires ou secondaires à d'autres lésions principales, primitives, et de suivre les diverses phases de destruction d'un tube ou d'un glomérule. Si nous comparons les lésions des néphrites aux lésions élémentaires ou à des processus histologiques assez simples, tels que la congestion rénale par exemple, nous voyons qu'elles représentent simplement des groupements de lésions, des formes anatomiques plus complexes.

Ces formes anatomiques ont-elles des caractères assez tranchés pour qu'on puisse les rapporter à telle ou telle maladie ? Nous avons déjà répondu par la négative en nous appuyant sur de nombreuses observations. La question est la suivante : Peut-on, d'après le type anatomo-pathologique d'une néphrite, la rapporter à la maladie causale, scarlatine, impaludisme, saturnisme ? En s'appuyant sur les seuls caractères de la lésion à l'œil nu, la chose paraît impossible ; mais il y a plus, supposons que l'on connaisse par avance les lésions histologiques de cette néphrite, l'incertitude sera la même, et l'on restera forcément dans le doute. Ce que nous venons de dire s'applique aussi bien à la néphrite glomérulaire qu'à toutes les néphrites diffuses et systématiques.

Parmi les cirrhoses épithéliales ou glandulaires, nous ne connaissons guère que la néphrite saturnine, expérimentale ou spontanée, mais les expériences et les observations qui ont permis de dégager ce type particulier du groupe des néphrites sont encore trop peu nombreuses pour qu'on soit autorisé à conclure de la lésion à la cause, c'est-à-dire au saturnisme. D'après ce que nous savons des autres espèces de néphrite, il est à présumer que la cirrhose glandulaire ne fait pas exception à la règle générale. Des recherches ultérieures démontreront sans doute la relation de cette espèce avec un certain nombre de maladies constitutionnelles, peut-être avec la goutte et le diabète, et surtout avec les maladies qui déterminent une perturbation fonctionnelle prolongée du filtre rénal.

Quant à la cirrhose artérielle, elle est intimement liée à des lésions chroniques des artères désignées sous le nom générique d'artérite chronique ou d'athérome, mais dont la cause n'est pas univoque. Ce serait une erreur de croire que l'alcoolisme seul puisse réaliser ce type anatomo-pathologique : est-il même bien démontré qu'il le détermine plus fréquemment que telle autre cause (goutte, saturnisme, etc.)? Bien souvent même il est impossible de découvrir la moindre origine à la cirrhose artérielle; on invoque alors l'influence de diathèses plus ou moins latentes chez le malade qui offre les symptômes d'une cirrhose rénale. On prononce les mots d'arthritisme, d'herpétisme, d'artériosclérose. Qu'y a-t-il d'exact dans ces suppositions? ne vaut-il pas mieux reconnaître que la pathogénie de l'athérome ou de l'artérite chronique progressive nous échappe complètement?

Nous devons retenir de cette discussion, qu'un même type anatomo-pathologique peut être déterminé par des maladies différentes, et qu'inversement une même maladie peut réaliser plusieurs types anatomiques. Il n'en faut pas conclure qu'une seule maladie puisse produire indistinctement, dans le parenchyme rénal, une des formes précédemment établies. Ainsi il suffit d'un peu de réflexion pour reconnaître qu'il existe une différence absolue entre le mode d'action des maladies générales infectieuses, et celui des maladies chroniques constitutionnelles. Les premières produisent toujours des néphrites diffuses, aiguës ou subaiguës, et parmi les néphrites diffuses presque toujours des néphrites passagères. Au contraire les maladies constitutionnelles amènent des désordres beaucoup moins rapides, elles créent les dyscrasies chroniques et déterminent exclusivement, on peut le dire, les néphrites glandulaires ou vasculaires, c'est-à-dire les néphrites chroniques d'emblée.

Ainsi, aux deux groupes anatomiques principaux de néphrites correspondent, dans l'ordre étiologique, deux grandes classes de maladies. Mais là s'arrêtent les analogies, et la comparaison devient impossible quand on entre dans le détail.

Néanmoins, si la spécificité d'une maladie ne peut être affirmée par le seul examen des caractères anatomo-pathologiques de la néphrite qu'elle produit, cette spécificité ne s'en manifeste pas moins par certains signes des plus faciles à constater. Ainsi, par exemple, dans quelques maladies infectieuses (fièvre typhoïde, diphthérie), la néphrite est la règle, dans d'autres, (rougeole) l'exception. Quelques-unes s'accompagnent plus volontiers d'hémorrhagies (variole), d'autres prédisposent davantage aux formes pyohémiques; enfin les moins nombreuses peuvent se compliquer de véritables néphrites subaiguës (scarlatine). C'est par ces signes que se révèle la spécificité des maladies et non par la lésion elle-même. Les déterminations anatomo-pathologiques des maladies générales sur le rein sont souvent comparables, et ne possèdent pas de caractères spécifiques; mais suivant les maladies, ces déterminations sont rares ou fréquentes, faibles ou intenses, passagères ou durables.

II

Nous devons maintenant examiner quels rapports existent entre les néphrites telles que nous les décrivons aujourd'hui et la maladie ou le mal de Bright? Si l'on en excepte la néphrite diffuse aiguë, on voit qu'on a décrit, sous le nom de maladie de Bright, toutes les néphrites chroniques, et même toutes les dégénérescences, y compris la dégénérescence graisseuse et la dégénérescence amyloïde.

On sait quel fut le point de départ de la découverte de Bright. Étudiant l'hydropisie dans ses rapports avec les maladies, il remarqua que l'hydropisie était une complication fréquente des maladies du foie et des maladies des reins. Mais tandis que dans le premier cas, la chaleur ne produisait aucun changement dans l'état des urines, dans le second, le même procédé déterminait une coagulation plus ou moins abondante d'albumine. Si un malade présentait en même temps de l'hydropisie et de l'albuminurie, on devait, d'après Bright, trouver à l'autopsie des lésions rénales.

Dans cet ensemble symptomatique et anatomo-pathologique, Bright accorde la plus grande importance au phénomène hydropisie : l'hydropisie est aiguë ou chronique. En 1836, il publie dans le *Guy's hospital Reports* « des observations avec commentaires sur la maladie rénale qui est accompagnée d'albuminurie », où sont réunies les différentes formes cliniques de l'affection avec les complications les plus habituelles (troubles cardiaques, troubles cérébraux, troubles gastro-intestinaux, etc.).

Dans cette seconde publication, Bright ne parle plus de l'hydropisie aiguë. Cependant, dès 1827, il avait vu que les reins pouvaient être malades, *fonctionnellement* et *organiquement*[1], et que dans le premier cas, ils étaient seulement gorgés de sang parce que la maladie était récente.

Ainsi que le fait remarquer Rayer, les trois formes anatomiques décrites par Bright, ne correspondent qu'à la forme chronique de la maladie.

« Par les observations que j'ai faites, dit Bright, j'ai été conduit à croire qu'il peut y avoir différentes formes de maladie auxquelles le rein devient sujet, dans le progrès de l'affection hydropique. J'ai même pensé que les altérations organiques qui se sont déjà présentées à mon observation, autorisent l'établissement de trois variétés, sinon de trois formes complètement séparées, qu'accompagne une urine positivement albumineuse...

« L'existence de ces trois formes d'altération est une conjecture que je hasarde ; mais je ne suis nullement assuré de l'exactitude de cette vue. Au contraire, il se peut que la première forme de dégénérescence que je signale, n'aille jamais au delà du premier degré, et que tous les autres cas, y compris celui de Salavay, avec la seconde série et la troisième, doivent être considérées seulement comme des modifications et des degrés plus ou moins avancés d'une seule et même affection...

« Outre ces trois formes de la maladie qui passent presque les unes dans les autres, et qui sont ordinairement accompagnées d'une urine positivement coagulable, il y a deux autres altérations des reins où le coagulum s'observe quelquefois, mais dans un degré très secondaire, la coagulabilité qui se remarque un jour disparaissant complètement un autre jour. Un de ces états morbides consiste en une mollesse anormale de l'organe, l'autre en une obstruction des tubuli par des particules d'un dépôt blanc qui offre l'apparence de petites concrétions. Dans le premier, on a observé qu'une diminution correspondante de consistance existait dans le foie, dans la rate et dans les parois du cœur, dont l'action avait diminué de force pendant la vie. Dans les autres cas, outre l'état d'obstruction des tubes urinifères, tout le tissu du rein avait souffert; la

1. Rayer fait allusion à ce fait, tom. II, page 545, 1840. « Il est à regretter, dit-il, que dans la description qu'il donne plus tard des lésions qui produisent l'hydropisie, il perde de vue les caractères anatomiques de la néphrite albumineuse aiguë, qu'il avait si bien observés et si bien indiqués. »

substance corticale était plus ferme qu'à l'ordinaire, et les tubuli avaient perdu leur convergence régulière, et pris une direction flexueuse. Il n'est nullement improbable que nous trouverons plus tard d'autres sources d'irritation rénale que l'on doit rapporter à un état analogue de l'urine [1]. »

Tel est le résumé des observations anatomo-pathologiques de Bright. Si l'on ajoute que dans ses publications de 1836, la symptomatologie générale de la maladie qui porte son nom était décrite avec une précision et une netteté de vues extraordinaires, on voit qu'il restait peu de chose à ajouter pour compléter son œuvre. Il semblait que l'on dût rechercher d'abord si les formes qu'il avait indiquées dépendaient d'une même affection et n'en marquaient que les étapes, ou au contraire si elles correspondaient à des affections distinctes; mais ce problème qu'il avait posé ne fut mis à l'étude que longtemps après.

On comprend l'admiration que souleva cette découverte, on s'explique que pour illustrer les travaux de l'auteur anglais on ait appelé la maladie rénale par excellence, maladie de Bright, mais cette expression est-elle exacte aujourd'hui?

Si, comme l'ont écrit dans ces derniers temps encore quelques auteurs (Weigert [2], Labadie-Lagrave [3]), les différentes formes de la maladie peuvent passer les unes dans les autres, il faut conserver l'expression de maladie de Bright, car Bright lui-même avait émis le premier cette idée, bien que par prudence il ait ajouté un correctif à sa première opinion, en disant que peut-être ces soi-disant formes étaient des maladies distinctes. N'ayant pas à sa disposition les connaissances histologiques dont nous disposons, Bright ne pouvait se prononcer d'une façon catégorique. Mais, aujourd'hui, nous avons le droit de nous prononcer, et de dire que les formes à peine distinguées par Bright, existent réellement, qu'il en existe même plus qu'il n'en avait supposé. Cela résulte des nombreux travaux publiés sur la question depuis une vingtaine d'années; aussi nous est-il impossible de ranger sous le même vocable de maladie de Bright,

1. Richard Bright, *Reports of medical cases*, p. 67 et suivantes. London, 1827. Tout ce passage a été traduit par Rayer, *Traité des maladies des reins*, tom. II, 1840.

2. Weigert, loc. cit.

3. Labadie-Lagrave, art. *Rein*, dictionnaire de Jaccoud.

de néphrite albumineuse chronique (Rayer), d'albuminurie (Martin Solon), tous les processus anatomo-pathologiques que nous avons décrits.

Il nous semble que ce serait perpétuer la confusion, que d'employer, dans le langage ordinaire, l'expression de maladie de Bright ou de mal de Bright. On dit indifféremment maladie de Bright aiguë, maladie de Bright chronique, au lieu de néphrite aiguë, néphrite chronique. Mais croit-on qu'il soit inutile de déterminer si le malade atteint d'une néphrite, présente soit une néphrite diffuse, soit une cirrhose rénale, soit une congestion rénale chronique, soit enfin une dégénérescence amyloïde? Le diagnostic peut être quelquefois difficile à établir, mais il n'est pas impossible, et il y a intérêt à le poser de bonne heure.

Pour qu'il y ait maladie de Bright, il faut que l'albuminurie, l'œdème ou l'hydropisie existent en même temps que la lésion rénale; si l'œdème ou l'hydropisie manquent, si l'albumine fait défaut, il n'y a plus maladie de Bright, et cependant nous savons aujourd'hui que dans ces conditions, il peut exister une altération rénale, une néphrite chronique. Il n'y a donc pas équivalence entre les termes de maladie de Bright et de néphrite; on a donc tort de considérer ces expressions comme synonymes et d'attribuer à Bright des idées qu'il n'a jamais émises.

Prenons un exemple : On considère généralement que la cirrhose vasculaire du rein reste latente pendant une période qu'il est assez difficile de préciser, mais qui peut embrasser plusieurs années. Pendant toute cette période, on ne constate ni albuminurie, ni hydropisie, et si l'on vient à soupçonner l'existence d'une lésion rénale, c'est que des troubles fonctionnels d'organes éloignés du rein sont presque constamment en relation avec l'affection rénale. Chacun sait la fréquence de l'hypertrophie cardiaque avec la cirrhose du rein, hypertrophie qui s'accompagne du rythme appelé bruit du galop et d'une certaine tension du pouls. Ces symptômes peuvent accompagner ou précéder, dans leur apparition, les troubles fonctionnels du rein, et servir à poser le diagnostic.

Mais il arrive un moment où la symptomatologie présentée par l'altération du rein change, soit tout à coup, soit au contraire progressivement; l'albumine apparaît dans l'urine, des hydropisies se déclarent et tout l'ensemble symptomatique décrit par Bright se trouve constitué. Dira-t-on que la cirrhose rénale s'est compliquée de maladie de Bright?

Nous ferons d'abord remarquer que la cirrhose rénale peut, ainsi que la cirrhose du foie, passer complètement inaperçue, et que les malades peuvent mourir de leur affection rénale ou d'une maladie intercurrente sans avoir présenté aucun des signes de la maladie de Bright. Si, pour les successeurs de Bright, le petit rein granuleux rentrait dans le cadre qu'il avait tracé, c'est que, dans ses dernières périodes, la cirrhose rénale présente presque toujours l'allure d'une albuminurie chronique. Mais, nous venons de le voir, cette terminaison n'est pas fatale. De cette inconstance dans l'apparition des symptômes, il en résulte que l'on pourrait, avec la même raison, comprendre la cirrhose rénale dans la maladie de Bright ou l'en exclure.

Il est cependant préférable de rechercher pourquoi la cirrhose rénale évolue autrement qu'une néphrite diffuse, et par suite de quelles modifications elle peut se présenter à nous avec l'appareil symptomatique de l'albuminurie, de l'hydropisie et de l'œdème. C'est là un point que nous avons déjà examiné dans le précédent chapitre. Cette recherche nous a montré mieux que n'importe quel raisonnement les rapports qui existent entre les altérations du rein et la symptomatologie indiquée par Bright.

Nous savons aujourd'hui que des lésions peuvent s'installer dans le rein sans que l'albumine apparaisse dans l'urine; nous venons de citer la cirrhose rénale dans ses premières périodes; la dégénérescence amyloïde, non compliquée d'altérations du parenchyme et des glomérules, peut être également une lésion silencieuse.

Nous savons aussi que les altérations qui semblent en rapport avec l'apparition de l'albuminurie et de l'hydropisie sont celles des glomérules et celles des épithéliums sécréteurs. Quand les glomérules sont désorganisés profondément et rapidement, l'albumine apparaît en grande quantité dans les urines, les œdèmes sont précoces et intenses; ces désordres sont plus marqués si les altérations cellulaires sont contemporaines de celles des glomérules. La conséquence plus ou moins rapide de l'altération des glomérules et du parenchyme, c'est une dyscrasie qui entraîne toute la série des troubles fonctionnels étudiés en clinique sous le nom d'urémie aiguë ou chronique.

Dans toutes les circonstances où les lésions glomérulaires se font lentement, où des portions saines du parenchyme suffisent à la dépuration urinaire, ces troubles manquent, jusqu'au jour où les lésions sont assez étendues pour amener la dyscrasie.

Ainsi, il faut le concours de plusieurs éléments pour produire la symptomatologie générale de la maladie de Bright : on comprend que les néphrites diffuses réalisent cette symptomatologie d'une façon presque constante, et que les néphrites systématiques évoluent avec un calme relatif. En résumé toutes les lésions diffuses du rein, inflammatoires ou dégénératives, mais surtout inflammatoires, créent les conditions pathogéniques de la maladie de Bright.

Nous n'ignorons pas que ces idées sont plus ou moins dans l'esprit des médecins, mais il nous semble qu'elles sont insuffisamment exprimées et admises, car aujourd'hui encore, on dit, comme nous l'avons fait remarquer plus haut, maladie de Bright au lieu de néphrite et inversement. Ce que l'on doit chercher à introduire, ce sont des expressions plus rigoureuses, plus scientifiques, et qui s'appliquent à la physionomie générale de la lésion.

Croit-on qu'en présence d'un malade présentant des œdèmes multiples, de l'anasarque et de l'albumine dans les urines, il soit suffisant de dire qu'il est atteint de maladie de Bright ou de néphrite chronique? Ne vaut-il pas mieux préciser à quelle forme de néphrite on a affaire? D'abord il faut établir si la lésion est une néphrite ou une dégénérescence; dans le cas de néphrite, si c'est une néphrite diffuse ou une néphrite systématique, et pour arriver à ce résultat, on doit tenir compte de l'évolution antérieure de la maladie, de l'âge du malade et de tous les renseignements tirés de sa profession et des maladies antérieures. Le problème n'est nullement insoluble; il est nécessaire de s'efforcer de le résoudre aussi complètement que possible.

Si l'on a ajouté peu de chose à la symptomatologie de la maladie de Bright, telle qu'elle nous a été transmise par cet auteur, on doit reconnaître que les progrès réalisés par ses successeurs ont eu pour résultat de distinguer des types anatomiques, des formes anatomo-pathologiques, ou comme on dit aujourd'hui, des processus pathologiques d'espèce différente.

Il suffit de jeter un coup d'œil sur l'historique de cette question pour s'en convaincre. Bright supposait que les lésions anatomiques, une fois installées dans le rein, passaient par une série de phases et aboutissaient fatalement à l'une des trois formes anatomiques que nous connaissons sous les noms de gros rein lisse blanc jaunâtre, gros rein blanc granuleux et petit rein granuleux.

Dès 1831, Elliotson publiait une série d'observations d'hydropisies accompagnées d'albuminurie et guéries sans retour; il croyait, il est vrai, qu'il n'existait pas en pareille circonstance d'altération du rein, mais néanmoins il eut le mérite de montrer que la symptomatologie décrite par Bright n'indiquait pas toujours une terminaison funeste.

Traube, en 1856, fit voir que malgré l'albuminurie et l'hydropisie qui les accompagnent, les lésions du rein, dans les maladies de cœur, ne doivent pas rentrer dans le cadre du mal de Bright. Il contribua aussi à séparer la dégénérescence amyloïde du rein incomplètement décrite par Rokitansky sous le nom de rein lardacé.

Virchow fit remarquer combien il était illogique de donner le nom de maladie de Bright à toutes les lésions qui se terminent par la dégénérescence granuleuse des reins, alors que le processus pathologique suit une marche chronique sans présenter d'hydropisie, d'albuminurie, ni de phénomènes urémiques évidents. Il s'étonnait aussi que l'on étendît cette dénomination aux cas dans lesquels il y a albuminurie, avec des altérations très légères, sans hydropisie et sans dégénérescence granuleuse.

Grainger Stewart (*A practical treatise on Bright's diseases of the kidneys*, 1868), précédé par S. Wilks et Johnson, a contribué plus que tout autre peut-être à établir des distinctions tranchées entre les différents types de la maladie de Bright.

Il décrit des inflammations des reins avec dégénérescence et destruction des épithéliums et atrophie consécutive; une dégénérescence cireuse terminée dans certains cas par la diminution du volume de l'organe : dans cette espèce, les épithéliums meurent sur place à mesure que s'oblitèrent les vaisseaux, et l'atrophie secondaire du rein est intimement liée au progrès des altérations épithéliales. Enfin, il réserve une place à part à la cirrhose ou atrophie primitive du rein due à la prolifération et à la rétraction du tissu conjonctif interstitiel. Nul mieux que Grainger Stewart n'a cherché à dégager les types anatomo-pathologiques, et à élucider la physiologie pathologique des diverses atrophies rénales. La phrase suivante que nous empruntons à la préface de son traité mettra en évidence le principe qui l'a guidé dans sa classification générale : « The title « Bright's Diseases » has been chosen because it is desirable to preserve the memory of the illustrious discoverer in connexion with his work, and because we can no longer speak of one disease discovered by him, but must recognise several distinct diseases [1]. »

A partir de cette époque, on peut dire que les différents types des altérations rénales étaient créés. Elliotson, sans connaître la portée exacte de ses observations, avait indiqué les formes cliniques des altérations rénales qui ont été appelées depuis néphrites albumineuses passagères, néphrites épithéliales, néphrites parenchymateuses aiguës, néphrites diffuses aiguës ; Traube avait montré les particularités des altérations rénales dans les maladies du cœur et dans la dégénérescence amyloïde ; les auteurs anglais, et quelques auteurs allemands complétaient la description des atrophies primitives et des atrophies secondaires du rein.

Nous n'insisterons pas sur l'historique de cette question, et nous renvoyons ceux qui désireraient des renseignements très détaillés à cet égard aux traités de Rayer (1840) et de Bartels (1875), où la critique des principaux travaux publiés sur la maladie de Bright est faite d'une façon magistrale. Nous avons simplement voulu montrer, en rappelant quelques points de cet historique, que volontairement ou à leur insu les auteurs qui avaient étudié les faits découverts par Bright étaient arrivés à créer des types anatomiques tout à fait distincts. Ces types anatomiques qui peuvent, à un moment donné, s'accompagner du tableau symptomatique de la maladie de Bright, correspondent à des altérations très diverses, congestives (maladies du cœur) ou inflam-

1. Nous avons choisi comme titre « Maladies de Bright » parce que nous désirons ne pas séparer la mémoire de l'illustre inventeur de l'œuvre qu'il a créée et parce que, dans sa découverte, nous ne pouvons reconnaître aujourd'hui une seule maladie, mais bien plusieurs maladies distinctes.

matoires (néphrites), dégénératives (dégénérescence graisseuse et amyloïde), aiguës, subaiguës, ou chroniques.

Ces faits jugent la question, l'expression de maladie de Bright appliquée au rein n'a pas aujourd'hui plus de valeur que l'expression de dyspepsie appliquée à la pathologie de l'estomac, ou d'asystolie appliquée à la pathologie du cœur.

Les divisions que nous avons établies correspondent à des types anatomo-pathologiques dont l'autonomie nous paraît absolument démontrée.

Ces types peuvent-ils se transformer l'un dans l'autre? Non sans doute. Ce qui constitue la physionomie particulière de chacun de ces types, c'est leur évolution tout entière, leur début, leur marche, leur terminaison. Il n'est pas exact de dire, comme l'a écrit Weigert, que les différentes formes des néphrites sont des variantes, des modalités du même processus fondamental; cette opinion n'est pas plus exacte que celle de Frerichs qui admettait la transformation des stades les uns dans les autres. Au contraire, les divers processus pathologiques dont le rein peut être le siège, sont essentiellement distincts, il serait impossible de comprendre autrement l'évolution si dissemblable des altérations rénales dans les différentes néphrites.

Les néphrites diffuses, caractérisées par la généralisation des lésions à tout le parenchyme, ne peuvent être déterminées que par un certain nombre de maladies, et la distance qui sépare l'une quelconque des néphrites diffuses de la cirrhose artérielle est considérable. Il ne s'agit pas là de deux variétés anatomiques plus ou moins comparables entre elles; ces deux altérations rénales ne diffèrent pas l'une de l'autre simplement parce que le tissu conjonctif et les vaisseaux sont plus malades dans le second cas et moins dans le premier, il y a tout autre chose. En un mot, ce qui sépare ces deux formes de néphrites l'une de l'autre, ce n'est pas seulement la quantité des lésions, mais la localisation de ces lésions et leur persistance sur tel ou tel système, ou au contraire leur dissémination à tout le parenchyme.

On pourrait objecter qu'à une certaine période des cirrhoses rénales, on peut trouver des lésions épithéliales identiques à celles que l'on observe dans les néphrites diffuses les mieux caractérisées, mais ce fait n'a aucune valeur. D'abord ces lésions épithéliales sont souvent peu marquées et en tous cas une forme anatomo-pathologique ne saurait être définie par des lésions de détail, mais par les lésions d'ensemble et par l'évolution qu'elles ont présentée.

Quand on étudie les maladies du foie, on ne dit pas que les lésions du foie cardiaque, celles de la cirrhose veineuse, celles de la cirrhose biliaire et toutes les lésions des hépatites aiguës ou subaiguës ne représentent que des variétés d'un même processus fondamental. Ce sont bien là au contraire des formes anatomo-pathologiques essentiellement distinctes, et on ne se croira pas autorisé à comparer, sinon à identifier certaines de ces lésions, sous prétexte qu'elles peuvent présenter pendant leur évolution des altérations de détail analogues telles que la transformation de certaines travées hépatiques en pseudo-canalicules biliaires. Il en est absolument de même pour le rein ; tous les processus anatomo-pathologiques que nous avons étudiés, tout ceux que nous étudierons par la suite, ont chacun quelque caractère qui les distingue, et les différences qu'ils présentent sont parfois assez tranchées pour permettre de comprendre leur évolution spéciale.

Quant à l'expression de *néphrite mixte*, nous ne pouvons lui accorder aucune valeur ; en effet, pour qu'une néphrite pût être dénommée mixte, il faudrait qu'elle fût mixte dès le début. Si tous les éléments du rein sont pris, en plus ou moins grande proportion, elle sera, d'après la définition que nous en avons donnée plus haut, diffuse, totale, mais non mixte. Elle serait mixte, s'il y avait coexistence dans le même organe d'une néphrite diffuse et d'une néphrite systématique, ce que nous ne pouvons admettre. En tous cas les néphrites que l'on appelle aujourd'hui néphrites mixtes sont presque toujours des néphrites diffuses subaiguës. Enfin, donner le nom de néphrite mixte à la cirrhose rénale vasculaire, compliquée dans ses dernières périodes d'altérations de parenchyme semblables à celles qu'on observe dans les néphrites diffuses, c'est méconnaître l'importance de la systématisation initiale des lésions, c'est d'autre part attribuer une valeur exagérée à une lésion qui n'est que secondaire et accessoire.

S'il y a un intérêt de premier ordre à tracer parmi les néphrites des divisions nettes et précises, il n'y en a aucun à multiplier ces divisions et à décrire séparément les variétés anatomiques. Or, tous les travaux publiés dans ces derniers temps ont eu surtout pour résultat de multiplier les variétés de néphrites, alors même qu'elles n'étaient pas séparées les unes des autres par des caractères bien tranchés.

III

Chacun des groupes anatomo-pathologiques précédemment étudiés donne-t-il lieu à une symptomalogie spéciale, en un mot y a-t-il un certain rapport entre les symptômes et les lésions, entre l'évolution anatomique et l'observation clinique? C'est ce que nous allons maintenant étudier.

La symptomatologie générale des néphrites diffuses aiguës développées dans le cours des maladies infectieuses, est absolument perdue dans l'ensemble clinique de la maladie elle-même, par la simple raison que ces néphrites ne représentent dans l'évolution de la maladie qu'un accident de second ordre, ou un simple épiphénomène. Dans certaines maladies, dans la variole particulièrement, on peut être averti de la présence de lésions rénales par l'apparition d'une hématurie plus ou moins abondante : si les malades meurent, on trouve des hémorragies intratubulaires et des ecchymoses sur la muqueuse des calices et des bassinets.

Les trois formes de néphrites diffuses aiguës que nous avons décrites dans le chapitre V, différentes au point de vue anatomique, se confondent au point de vue symptomatique. Le seul symptôme qui révèle leur existence, c'est la présence de l'albumine en plus ou moins grande quantité dans l'urine. Cette urine contient en outre des cylindres hyalins de volume et de forme variables, presque constamment des globules blancs, quelques globules rouges, et même des microbes ou des bactéries, suivant les cas. Les micro-organismes sont surtout faciles à constater dans les premières périodes de l'altération rénale, plus tard ils disparaissent. La perturbation organique du côté du rein peut être si peu accusée que si l'examen des urines n'était pas fait et répété de temps à autre, elle passerait complètement inaperçue.

L'expérience nous ayant appris la fréquence des altérations du rein dans les maladies générales, il est rare qu'on omette aujourd'hui d'examiner les urines; cet examen est d'autant plus indispensable que la gravité de la maladie générale est dans une certaine mesure en rapport avec l'intensité de la lésion rénale, et que la quantité d'albumine permet d'apprécier la gravité de l'affection. Dans certaines observations on a même signalé, pendant la première période des maladies infectieuses, des accidents éclamptiques dus à la complication rénale : ces faits sont exceptionnels, mais ils ont été observés dans la fièvre typhoïde et dans la diphthérie.

La plupart du temps, le seul signe de l'altération rénale, c'est la présence de l'albumine dans l'urine, sans œdème concomitant, sans accidents éclamptiques. Chose importante, l'albumine est d'autant plus abondante que la congestion rénale est plus marquée; dans certaines maladies hypertoxiques, accompagnées de dégénérescence granulo-graisseuse, avec infiltration protéique et albumineuse du protoplasma des cellules, l'albuminurie peut faire défaut. C'est qu'alors la lésion est surtout le résultat d'une dystrophie aiguë et d'une altération profonde du liquide sanguin; dans ces conditions on comprend que la transsudation albumineuse soit faible, car les glomérules ne sont pas le siège d'une congestion intense.

L'albumine trouvée dans l'urine au cours des néphrites des fièvres a-t-elle une composition particulière au point de vue chimique? Il n'existe à ce sujet que des assertions sans preuves à l'appui. Il n'en serait pas de même des propriétés physiques de l'albumine, il y aurait intérêt à déterminer si l'albumine est rétractile, ou non rétractile.

M. Bouchard attribuait une importance extrême à cette distinction lors de son premier mémoire; depuis ses idées se sont quelque peu modifiées. Dans le principe, il considérait l'albumine rétractile comme symptomatique d'une néphrite d'autant plus intense et sérieuse que le coagulum était plus concret et gagnait plus rapidement le fond du tube à expérience. L'albumine non rétractile, au contraire, était considérée comme provenant des matériaux albuminoïdes excrémentitiels en suspension dans le sang et éliminés par le rein. Cette albumine restait suspendue dans l'urine et lui donnait une teinte légèrement louche ou ambrée. Aujourd'hui M. Bouchard croit que ces différences dans la rétractilité de l'albumine sont surtout en rapport avec la plus ou moins grande quantité d'albumine contenue dans l'urine en expérience. Cela semble résulter des faits relatés dans la thèse de M. Capitan [1].

A vrai dire, nous connaissons bien imparfaitement aujourd'hui les différentes variétés d'albumine. Si nous nous en tenons aux expériences les mieux établies, nous admettrons que certaines albumines passent directement du sang dans l'urine (albumine du blanc d'œuf) ; que l'albumine contenue dans les urines au cours des maladies générales, paraît être dans certains cas une albumine modifiée se rapprochant sensiblement de l'albumine peptone ; que l'albumine du sang, modifiée ou non dans les fièvres, passe dans le rein au niveau du glomérule, et qu'on la retrouve dans l'urine avec les caractères qu'elle a dans le sang.

Cependant, peut-on dire que la pathogénie de l'albuminurie soit élucidée, et que la présence de l'albumine dans l'urine dépende toujours d'une altération des matériaux albuminoïdes contenus dans le sang, d'une stase veineuse, ou d'une altération du rein? Les lésions que nous avons toujours trouvées au niveau du glomérule, dans les néphrites, nous paraissent suffisantes pour expliquer le passage de l'albumine dans l'urine, et l'on sait qu'il suffit d'une lésion légère pour que cette filtration puisse s'accomplir. Nous préférons donc admettre jusqu'à plus ample démonstration que la condition principale de l'albuminurie dans les fièvres est l'altération des glomérules, ce qui ne veut dire en aucune façon que les substances albuminoïdes contenues dans le sang, ne soient pas altérées et qu'elles ne se rencontrent pas dans les urines avec les mêmes caractères.

Quand il y a anurie, on trouve généralement les veines de la substance corticale, celles des pyramides et les capillaires intertubulaires dilatés à l'excès; les tubes sont remplis de produits de sécrétion, les capsules de Bowmann sont comblées par des exsudats denses et homogènes.

Si l'on compare les lésions rénales des maladies infectieuses à celles que déterminent ces maladies dans les princi-

1. CAPITAN, Recherches expérimentales et cliniques sur les albuminuries transitoires, Th. de Paris 1883.

paux organes de l'économie, on voit qu'elles sont de même ordre. L'état trouble plus ou moins prononcé des cellules, les congestions se rencontrent partout avec des caractères analogues, car ces perturbations organiques sont sous la dépendance immédiate de la dyscrasie sanguine.

En tous cas, et pour nous résumer, nous dirons que si pendant la vie on trouve dans les urines une grande quantité d'albumine, on devra s'attendre à trouver dans le rein des lésions de congestion et d'exsudation très marquées; que si au contraire, l'albumine est en faible proportion alors que la maladie générale aura présenté la forme ataxo-adynamique, il est à présumer que les lésions dominantes seront des lésions dégénératives et nécrobiotiques.

Rayer, Tapret et Roger ont signalé, dans les néphrites terminées par la production d'abcès multiples dans le rein, des symptômes exceptionnellement graves et en particulier une stupeur très prononcée. Il semble difficile de dire si cette stupeur est bien en rapport avec la formation des petits abcès, ou si elle ne dépend pas plutôt de la gravité de la maladie générale.

Dans leurs formes subaiguës, les néphrites diffuses présentent quelques symptômes particuliers. Occupons-nous d'abord de la néphrite diffuse subaiguë avec prédominance des lésions du glomérule (néphrite glomérulaire, glomérulo-néphrite). Dans cette forme, les urines, après avoir été assez abondantes, deviennent de plus en plus rares; généralement elles sont foncées en couleur (bouillon de bœuf); de temps à autre, elles deviennent brunâtres ou presque noires, s'il survient une poussée inflammatoire ou hématurique. Dans les intervalles des crises hématiques, les urines sont toujours troubles, elles s'éclaircissent rarement, et quand on les examine par transparence à la lumière du jour, elles ont souvent des reflets opalins ou ambrés. Soumises à l'action de la chaleur, elles se prennent en masse, le coagulum est abondant, très épais; tous les autres réactifs coagulants donnent le même résultat.

Ces caractères, tirés de l'examen des urines, n'appartiennent pas en propre à la néphrite glomérulaire, mais, dans aucune forme de néphrite, ils ne sont plus marqués. La quantité d'albumine peut être considérable; il n'est pas rare qu'elle atteigne le chiffre de 6, 8, 10, 12, 15 grammes par litre, quelquefois davantage, et cela pendant presque toute la durée de la maladie.

Abandonnées à elles-mêmes, les urines laissent déposer un sédiment dans lequel l'examen microscopique révèle la présence de cylindres hyalins, cireux, ou colloïdes; on y trouve également des débris de cellules épithéliales, une assez grande quantité de leucocytes et quelques globules rouges. La quantité de ces éléments varie d'un jour à l'autre, dans de notables proportions, mais ils ne manquent pour ainsi dire jamais.

L'œdème est précoce dans la néphrite glomérulaire, il apparaît et disparaît tour à tour, mais il s'installe bientôt d'une façon définitive, avec une fixité plus grande que dans les autres néphrites ; les oscillations qu'il présente sont moins fréquentes et surtout moins brusques, et lors même qu'il diminue, il ne s'efface jamais complètement. Il ne faut pas oublier d'ailleurs que la marche de cette maladie est presque toujours rapide, qu'elle évolue en quelques mois, et que si elle présente des rémissions, elle n'en présente pas moins une allure assez régulière et de plus en plus grave. La mort est la terminaison constante de cette maladie ; elle est presque toujours précédée d'attaques éclamptiques très violentes auxquelles succède le coma final.

Il nous est impossible de dire quelle est la fréquence de la néphrite glomérulaire comparée à celle des autres formes de néphrite ; depuis que notre attention s'est portée sur cette altération rénale, nous l'avons fréquemment rencontrée, et dans les maladies les plus diverses. Ses caractères les plus saillants sont d'une part l'intensité des phénomènes réactionnels qui l'accompagnent, et la rapidité de sa marche; il est impossible de ne pas rapporter ces signes à la désorganisation profonde et rapide du glomérule. C'est dans cette variété que s'observent les expansions du revêtement externe du glomérule, et la prolifération excessive des cellules qu'elles renferment dans leurs replis. Les lésions du glomérule peuvent donner lieu à la même symptomatologie sans être aussi accentuées, mais on doit tenir compte aussi des lésions des tubes contournés, des altérations des cellules, et des produits d'exsudation contenus dans la lumière des tubes urinifères. Quand les sécrétions cellulaires sont très abondantes, elles contribuent pour leur part à augmenter la difficulté de la sécrétion urinaire et à produire l'anurie.

L'apparition des œdèmes et de l'anasarque coïncide d'une façon si manifeste avec la diminution dans la quantité des urines, et avec les lésions glomérulaires et tubulaires développées rapidement, qu'il est impossible de ne pas voir entre ces deux phénomènes une relation étroite. De telle sorte qu'il paraît à peu près démontré que l'anasarque dépend, soit directement de la rétention de la partie aqueuse de l'urine, soit d'un état dyscrasique particulier secondaire à la rétention des matériaux excrémentitiels dans le sang. La conséquence de cette dyscrasie serait d'abord une altération des vaisseaux, et en second lieu l'exagération de leur perméabilité, d'où le passage de l'eau en excès dans le tissu cellulaire.

Sous l'influence d'une poussée inflammatoire, ou d'un trouble vaso-moteur dépendant de la dyscrasie brightique, on peut voir apparaître au cours de la néphrite glomérulaire des congestions avec rupture des capillaires et production de petits foyers apoplectiques. A l'autopsie, la surface du rein est maculée de petites taches ecchymotiques, et l'on retrouve la trace des hémorragies capillaires sur des coupes de l'organe, faites parallèlement à son grand axe. Pendant la vie, ces complications donnent lieu à une hématurie plus ou moins considérable ; à l'examen histologique on trouve des tubes comblés dans une grande partie de leur étendue par une accumulation de globules rouges surtout dans la partie qui est en connexion avec le glomérule.

Dans les formes lentes de la néphrite glomérulaire, la dyscrasie sanguine prend un développement beaucoup plus marqué que dans les formes aiguës. C'est qu'en effet, l'altération du sang dépend non seulement de l'excès d'eau contenu dans ce liquide, mais aussi de la rétention des matériaux excrémentitiels élaborés à l'état normal, au niveau des épithéliums sécréteurs. L'état dyscrasique est très lentement ou très rapidement constitué suivant que le revêtement des tubes contournés est peu altéré ou presque complètement détruit. Bartels et Fleischer avaient déjà remarqué que l'urée était éliminée en proportion très minime, lorsque les lésions cellulaires étaient généralisées à tout le parenchyme ; Leube, par contre, signale la persistance de l'excrétion de l'urée à son taux normal, si l'élément sécréteur est relativement sain.

Ce sont là des assertions que l'on peut facilement contrôler et que nous avons vérifiées dans certaines observations de néphrites glomérulaires avec altération profonde du parenchyme. D'ailleurs, une fois établie, la dyscrasie ne se distingue par aucun point de ce qu'elle est dans les autres formes de néphrite, et le tableau clinique qui lui correspond est suffisamment connu pour que nous croyons utile de nous y arrêter.

Cohnheim, cité par Lépine, s'appuyant sur des données purement physiologiques, suppose que les troubles fonctionnels de la glomérulo-néphrite doivent être les suivants : diminution plus ou moins considérable de la quantité d'urine, albumine en assez grande quantité, 4 à 5 grammes par litre et au delà, cylindres hyalins et non colloïdes, globules rouges. A quelques détails près, ce schéma se rapproche sensiblement de la description que nous avons présentée, en nous fondant sur l'observation clinique ; les différences qui séparent notre description du type artificiel présenté par Cohnheim, tiennent à ce fait qu'il a supposé *a priori* que, dans la glomérulo-néphrite, le glomérule seul était atteint. Or il faut tenir compte également de l'altération concomitante du parenchyme qui ne manque jamais.

La rapide évolution des lésions dans la glomérulo-néphrite, ne permet pas au rein de diminuer de volume, bien loin de là ; nous savons que dans la glomérulite subaiguë, on trouve à l'autopsie des reins volumineux, blancs, grisâtres, lisses, dans lesquels la substance corticale est extrêmement tuméfiée. Si l'examen microscopique révèle dans de pareils organes le développement du tissu conjonctif autour des tubes et dans presque toute l'étendue du labyrinthe, nous savons que cette production exagérée de tissu conjonctif n'est que le résultat d'une inflammation diffuse et non d'un processus spécial. La diffusion des lésions, leur généralisation au labyrinthe et aux glomérules, donnent à cette néphrite une physionomie particulière, et permettent d'en mieux comprendre l'évolution clinique. Nous avons donné plus haut les motifs qui nous faisaient repousser pour une pareille néphrite l'expression de néphrite mixte, et pourquoi la dénomination de néphrite diffuse avec prédominance des lésions glomérulaires nous paraissait beaucoup mieux justifiée.

La symptomatologie de la néphrite diffuse subaiguë ou chronique, caractérisée par la prédominance des lésions épithéliales, correspond au tableau clinique de la néphrite parenchymateuse chronique vulgaire, à celle qui a été considérée comme la maladie de Bright par excellence.

Dans cette forme, les lésions du glomérule sont suffisamment accentuées pour expliquer le passage de l'albumine, dont la quantité est presque toujours moindre que dans la forme précédente. Cette quantité est naturellement sujette à variations ; il existe des périodes où elle est minime. Les urines sont alternativement pâles, blanchâtres, foncées ou sombres, mais les crises hématuriques, les changements d'aspect sont beaucoup moins fréquents et moins prononcés que dans la néphrite glomérulaire. On trouve dans les urines des cylindres de toutes formes et de toutes dimensions, d'autant plus épais, plus compactes et plus réfringents que la maladie est plus ancienne.

L'examen microscopique du dépôt urinaire révèle encore la présence de cellules épithéliales ou de débris de cellules à protoplasma grenu et à noyau volumineux, généralement chargées de granulations graisseuses. On rencontre en même temps de gros corpuscules granulo-graisseux, analogues aux corpuscules de Gluge, des cellules épithéliales, entières ou fragmentées ; ces fragments proviennent en grande partie des cellules du revêtement des tubes contournés dont ils rappellent la structure.

On y trouve également les éléments du sang en proportion variable, et des cellules ovoïdes à gros noyau et à protoplasma clair, venues des tubes droits et collecteurs. Mais il faut être averti que l'élimination des cylindres ou des éléments figurés constitue un phénomène essentiellement intermittent. On ne saurait trop engager ceux qui veulent tirer quelque profit de l'examen des dépôts urinaires, à répéter fréquemment les recherches microscopiques. Si l'on s'astreint à pratiquer quotidiennement l'examen des urines, on verra combien se modifient les dépôts urinaires, suivant les périodes de la maladie, mais on s'assurera également de l'importance au point de vue du diagnostic de certains éléments, considérés à tort comme n'ayant aucune valeur.

Par moments, on ne trouve dans l'urine que des globules

blancs, peu ou point altérés, avec quelques globules rouges et de rares cylindres; puis tout à coup, ceux-ci et les globules rouges deviennent prédominants, les urines sont alors plus foncées; on trouve également des cellules épithéliales ou des débris de cellules avec les caractères que nous avons indiqués tout à l'heure. Ces débâcles ont une valeur absolue et permettent d'affirmer l'existence d'une néphrite assez accentuée, mais leur production n'est même pas nécessaire pour que le diagnostic d'une lésion profonde du parenchyme puisse être porté. En effet, les déchets cellulaires grenus et chargés de granulations graisseuses, coïncident presque constamment avec des lésions très prononcées des cellules des tubes contournés. On les rencontre dans les urines avec des cylindres hyalins pâles, aux bords desquels sont adhérentes de nombreuses cellules lymphatiques, et ces deux faits réunis suffisent pour affirmer l'existence d'une néphrite chronique. L'examen des urines est rarement poursuivi avec méthode et persévérance, aussi n'a-t-il donné, jusqu'à ce jour, que des résultats imparfaits et peu satisfaisants, mais cet examen est si facile à pratiquer et donne des renseignements si rapides qu'on ne saurait le négliger plus longtemps.

Les altérations des cellules épithéliales, dans les néphrites diffuses subaiguës et chroniques, évoluent très lentement, la dyscrasie survient tardivement, et l'on voit des malades qui ont présenté de l'albumine et des cylindres dans les urines, pendant un temps considérable, sans avoir jamais présenté de symptômes graves. Longtemps, en effet, les tubes les moins altérés suffisent à l'élaboration des produits excrémentitiels; peu à peu surviennent des œdèmes, fugaces d'abord, puis tenaces, et la cachexie termine la scène morbide entrecoupée de complications urémiques ou d'œdèmes généralisés.

Quand un malade meurt d'une néphrite diffuse subaiguë ou chronique, on trouve à l'autopsie soit un gros rein blanc, lisse, soit un gros rein blanc granuleux, soit un rein blanc de moyen ou de petit volume lisse ou granuleux. Au point de vue clinique, ces variétés anatomo-pathologiques présentent, à bien peu de chose près, les mêmes symptômes; elles ne diffèrent entre elles que par la durée plus ou moins longue de l'affection.

La lésion dominante dans toutes ces variétés, c'est la lésion du labyrinthe, l'altération, la destruction progressive du revêtement épithélial des tubes contournés, avec fusion des cellules entre elles et abrasement progressif de leur protoplasma, ou dégénérescence graisseuse continue; les lésions des glomérules sont moins prononcées.

Suivant les prédispositions individuelles, suivant la durée de la maladie, on peut trouver des variétés anatomiques assez nombreuses dont nous avons signalé les principales.

Le tissu conjonctif se développe lentement et se rétracte par places en produisant des granulations de volume inégales, les unes volumineuses, les autres très petites, visibles à la surface. Dans certains cas, si la maladie dure longtemps, le rein peut diminuer sensiblement de volume et présenter l'aspect du petit rein gras granuleux. C'est à cette forme que Grainger Stewart, Bartels, Senator, donnent très justement le nom d'atrophie secondaire, en l'opposant à l'atrophie primitive ou sclérose rénale. Le développement du tissu conjonctif n'a qu'un intérêt histologique; qu'il existe en grande quantité dans le rein, ou qu'il y en ait à peine, la symptomatologie générale de l'affection n'en est nullement modifiée. Sa présence n'a aucune iufluence sur l'abondance ou la rareté des urines, ni sur la proportion d'albumine qu'elles contiennent; aucun symptôme n'est en rapport avec son existence dans le rein.

Il n'est pas absolument certain que le tissu conjonctif ne se développe dans le rein que par suite d'un retentissement des altérations des tubes sur lui, ou consécutivement à un affaissement de ces tubes. Il est possible que, dans les néphrites diffuses, à partir d'un certain moment, le tissu conjonctif évolue pour son propre compte et soit le siège de modifications en rapport avec l'état des vaisseaux qui le traversent. Ces altérations secondaires du tissu conjonctif doivent se rencontrer chez les individus présentant des maladies constitutionnelles ou acquises dont l'action est mal déterminée (goutte, alcoolisme, syphilis, etc.). D'un autre côté, nous avons vu que le tissu conjonctif pouvait être atteint primitivement chez certains malades dans la néphrite interstitielle diffuse subaiguë (*voir* chapitre VIII, page 211).

Il est un fait qui prouve toutefois que le tissu conjonctif peut être soumis aux mêmes influences que le reste du parenchyme rénal, c'est lorsqu'il est développé assez régulièrement autour des tubes, en formant autour d'eux des mailles plus épaisses qu'à l'état normal. Si les cellules des tubes contournés offrent une dégénérescence graisseuse avancée, le tissu conjonctif intertubulaire et même celui de la capsule d'enveloppe du rein présentent quelquefois la même altération. Les fibrilles qui le composent sont fragmentées, séparées par des granulations de graisse, et les cellules fixes du tissu en contiennent une grande proportion.

Malgré tout, quel que soit son mode de développement, le tissu conjonctif, nous le répétons, ne joue qu'un rôle effacé dans la symptomatologie générale des néphrites, et reste toujours à l'état de lésion silencieuse. Son développement explique certains aspects anatomiques, et la formation des granulations; son abondance, loin d'influer sur la durée de la néphrite, dépend de cette durée ; son importance est secondaire.

Nous avons suffisamment insisté sur les détails anatomopathologiques dans les chapitres précédents, et nous ne méconnaissons pas l'intérêt qu'il y a à chercher la cause de leur existence, mais, nous n'hésitons pas à répéter que beaucoup d'entre eux ne modifient en rien le tableau clinique des néphrites chroniques. Le développement du tissu conjonctif, dans les néphrites diffuses, se fait sans ordre, contrairement à ce qui a lieu dans les néphrites systématiques où son développement est proportionnel à la destruction et à l'atrophie primitive de la glande ou à l'atrophie de la glande consécutive au rétrécissement progressif du système artériel.

Au point de vue anatomo-pathologique, les différences entre les deux grandes classes de néphrites sont bien tranchées; au point de vue symptomatique, elles ne sont point moins nettes, et malgré la production abondante du tissu fibreux dans les néphrites diffuses subaiguës ou chroniques, la symptomatologie ne sera jamais celle de la cirrhose rénale d'origine vasculaire, telle qu'elle a été tracée par les auteurs anglais, S. Wilks, Grainger Stewart, Dickinson, et reproduite en France par Lecorché, Lancereaux, Charcot, et par Bartels, en Allemagne. Les néphrites diffuses ne sauraient pour aucun motif être dénommées néphrites mixtes, elles se différencient à tous les points de vue des cirrhoses rénales.

Nous ne sommes pas à même de dire, étant donné le petit nombre d'observations dont nous disposons, quelle est la symptomatologie de la cirrhose rénale glandulaire, et s'il existe des différences bien marquées entre cette symptomatologie et celle de la cirrhose artérielle. Nous ferons remarquer, toutefois, que dans les expériences de MM. Charcot et Gombault, pratiquées sur des cobayes, l'albuminurie a fait presque constamment défaut, et que dans le fait observé chez l'homme dont nous avons donné la description histologique, le malade avait présenté une très faible quantité d'albumine dans les urines. Toutes les observations précédentes se rapportent à des cas de néphrite saturnine. Leur symptomatologie se rapproche beaucoup de celle que nous observons dans les premières périodes de la cirrhose rénale d'origine artérielle.

Il semble donc qu'il y ait une certaine analogie entre ces deux espèces de néphrite. D'ailleurs, on peut faire remarquer que si le point de départ des lésions est différent, ces deux néphrites ont cependant pour résultat la destruction du rein, tube par tube, depuis le glomérule ou le labyrinthe jusqu'à la papille. Dans les deux cas, certains systèmes de tubes sont peu altérés, d'autres s'atrophient, mais très lentement. Dans aucune de ces néphrites le glomérule ne présente de désorganisation rapide; il passe à l'état fibreux sans avoir présenté à aucun moment d'inflammation aiguë ou même subaiguë. De nouvelles observations sont nécessaires pour juger la question de savoir si les crises albuminuriques sont plus fréquentes dans la cirrhose glandulaire que dans la cirrhose artérielle, ou si, dès le début et dans leurs premières périodes, ces deux séries de néphrites ne donnent lieu qu'à des troubles fonctionnels insignifiants. Si le fait est démontré par la suite, il pourra être considéré comme un des caractères appartenant en propre à l'évolution des atrophies rénales.

Les cirrhoses rénales seraient comparables à la cirrhose hépatique qui ne se révèle pas toujours par des signes cliniques, alors qu'elle existe déjà anatomiquement et qui peut être rencontrée à l'autopsie d'une façon inopinée. Dans d'autres faits, on voit un malade atteint de cirrhose hépatique et jusqu'alors dans un état de santé en apparence excellent, mourir très rapidement avec des symptômes d'ictère grave, et l'on trouve dans le foie les vestiges d'une ancienne cirrhose. Il faudra donc rechercher si, dans la cirrhose glandulaire du rein, de même que dans la cirrhose vasculaire, il existe toujours une période latente, et si cette néphrite ne se révèle à nous que dans ses dernières périodes.

Laissant de côté la cirrhose glandulaire, nous pouvons indiquer quelques points inhérents à la symptomatologie de la cirrhose artérielle.

La première période de cette néphrite est également latente; plus tard apparaissent la polyurie nocturne et diurne et les troubles fonctionnels du cœur; l'albuminurie et les œdèmes manquent d'habitude; exceptionnellement ils apparaissent de bonne heure, et sont toujours alors en rapport avec l'asystolie cardiaque.

Comment se termine cette néphrite? On voit apparaître peu à peu ou très brusquement les symptômes de l'urémie sans que ces symptômes aient été précédés par des modifications notables du côté des urines ou du côté de la circulation des capillaires généraux; l'albuminurie et les œdèmes peuvent faire défaut jusqu'à la fin. En même temps la respiration offre un rythme spécial, les fonctions digestives sont perverties; cependant il peut se faire qu'il n'y ait ni râles dans la poitrine, ni catarrhe gastro-intestinal. Comment expliquer cette symptomatologie, sinon par le fait d'un empoisonnement spécial? Les troubles fonctionnels des principaux viscères dépendent sans aucun doute de la rétention des produits non élaborés au niveau des épithéliums des tubes contournés. Dans certaines formes d'urémie les troubles nerveux sont de beaucoup les plus accentués, et les modifications de la respiration, ainsi que les désordres gastro-intestinaux paraissent subordonnés à cette modification primitive du système nerveux central. Tant que le rein suffit à sa tâche, aucun trouble ne vient démontrer que le malade soit menacé d'accidents graves; si l'organe devient insuffisant, ces troubles apparaissent bientôt et quelquefois d'une manière foudroyante.

Dans les cas d'urémie plus lente, aux troubles nerveux s'ajoutent des troubles viscéraux divers dus à l'élimination des produits retenus dans le sang à travers certains organes (estomac, intestin, poumon), d'où les vomissements, la diarrhée ou les broncho-pneumonies bâtardes.

Cette urémie particulière à l'atrophie rénale se distingue de l'urémie convulsive, accompagnée d'œdème, que l'on observe dans la néphrite glomérulaire, ou dans les néphrites diffuses. Si le cœur faiblit avant que les fonctions du rein ne soient anéanties, les urines deviennent moins copieuses, prennent une couleur foncée, contiennent une notable proportion d'albumine et les troubles cardiaques peuvent être la cause de la mort (Debove et Letulle). Ce qui démontre bien qu'en pareille circonstance c'est l'état du cœur qui domine la scène pathologique, c'est qu'à l'autopsie les poumons sont congestionnés, le foie présente l'aspect du foie muscade, et le rein est très distendu par le sang.

Mais quand on examine les reins atteints de cirrhose artérielle, alors que l'atrophie n'est pas encore très prononcée, on trouve quelquefois d'autres lésions qui expliquent la présence de l'albumine dans les urines et la terminaison fatale. Nous signalerons d'abord une inflammation embryonnaire autour des glomérules et des tubes les moins altérés, ou encore, ce qui est plus fréquent que la disposition précédente, la dilatation et la congestion des vaisseaux du rein avec thromboses multiples dans les artères restées perméables, et hémorragies interstitielles. Quelles sont les causes de ces poussées inflammatoires terminales ou de ces thromboses multiples? Faut-il invoquer pour les thromboses l'influence d'une cachexie, ou d'une maladie intercurrente? C'est ce que nous ne pouvons dire.

D'autres complications modifient parfois la symptomatologie de la cirrhose artérielle. Nous ne pouvons nous y arrêter parce que le seul point qui nous occupe en ce moment, c'est la relation des symptômes avec les altérations du rein. On connaît entre autres la fréquence relative des hémorragies cérébrales que nous considérons aujourd'hui comme symptomatiques de lésions artérielles, et que Bartels mettait sur le compte du seul excès de la tension vasculaire.

Nous croyons que les faits précédents établissent, pour les cirrhoses rénales, une symptomatologie particulière en rapport avec le point de départ des lésions, leur systématisation initiale, la lenteur de leur évolution et les complications qui peuvent survenir.

Les symptômes de la dégénérescence kystique des reins se confondent absolument avec ceux de la néphrite interstitielle la plus pure, car le développement des kystes paraît être, comme nous l'avons dit, un accident d'évolution de la cirrhose rénale; en tous cas, si l'origine des kystes est différente, ils ne sauraient par eux-mêmes donner lieu à des symptômes spéciaux et n'agissent qu'en diminuant de plus en plus le champ de la sécrétion urinaire.

Certains auteurs ont prétendu, comme on le sait, que la néphrite interstitielle (cirrhose rénale) débutait par une infiltration diffuse aiguë de tous les espaces conjonctifs, par une grande quantité de cellules embryonnaires. Il suffit de se reporter à tout ce qui a été dit à propos de la néphrite scarlatineuse, pour être édifié à ce sujet. L'organisation ultérieure de ce tissu jeune et riche en cellules, sa rétraction progressive aboutiraient à la néphrite interstitielle commune, au petit rein rouge granuleux. Une semblable évolution nous paraît impossible : la néphrite scarlatineuse présente, en effet, dans ses premières périodes, des hématuries répétées, des urines très foncées en couleur et très albumineuses. Ces symptômes persistent jusqu'à la terminaison fatale, ou disparaissent complètement si la santé se rétablit. Lorsque les malades meurent, les reins sont volumineux, lisses, hémorragiques au début, plus tard blancs, grisâtres et correspondent à la néphrite diffuse glomérulaire. Ces caractères anatomo-pathologiques, les lésions histologiques, la marche de ces lésions, la symptomatologie séparent complètement la néphrite scarlatineuse des cirrhoses rénales. On peut au contraire les prendre comme types d'altérations absolument opposées.

Combien de fois n'examine-t-on pas de cirrhoses rénales à n'importe quel moment de leur évolution sans rencontrer cette phase embryonnaire si bien décrite par les auteurs! Et cette absence de lésions diffuses dans les cirrhoses rénales n'est-elle pas la condition indispensable de la latence de leurs symptômes?

Nous avons pu donner une autre preuve indirecte de l'opinion que nous défendons actuellement. Nous avons observé des néphrites diffuses que l'on peut appeler *néphrites interstitielles, diffuses, subaiguës*, dans lesquelles le tissu conjonctif intertubulaire était infiltré d'un très grand nombre d'éléments jeunes, aussi bien au niveau du labyrinthe que dans les pyramides. Les tubes étaient dissociés d'une façon très irrégulière, les lésions des glomérules étaient très inégalement réparties. Dans les tubes on trouvait peu de sécrétions pathologiques, les épithéliums en partie sains, en partie atrophiés, abrasés ou cubiques contenant une faible proportion de graisse. Nous avons même comparé l'ensemble de ces lésions à celles de l'hépatite diffuse subaiguë. Et quelle fut la symptomatologie de ces néphrites ? Elle fut presque identique à celle des néphrites diffuses ordinaires, leur marche fut rapide, l'albumine existait en notable proportion dans l'urine. Elles se séparent donc complètement des cirrhoses rénales et par leur lésions diffuses et par l'absence de toute systématisation et par leur symptomatologie.

Dans ce chapitre, nous n'avons fait qu'esquisser rapidement la symptomatologie des néphrites, dans ses rapports avec les formes anatomo-pathologiques dont le rein peut être le siège. Nous avons laissé de côté l'étude complète et la pathogénie des symptômes qui accompagnent les néphrites arrivées à leur période d'état ou à leur déclin, parce que beaucoup de ces symptômes ne peuvent être expliqués directement par les lésions rénales.

La pathogénie de plusieurs d'entre eux est encore mal assise, et pour ne parler que des principaux, nous savons que l'hypertrophie cardiaque est très diversement expliquée par les pathologistes. Sans rappeler toutes les théories qui ont été émises à ce sujet, il semble qu'une réaction se produise en ce moment en faveur de la théorie de Traube. Les observations relevées par Grawitz et Israël en Allemagne, par Straus et Artaud en France, semblent démontrer l'influence d'un excès de pression et d'une cause toute mécanique, puisque l'hypertrophie du cœur s'observe dans tous les cas où les reins sont soit supprimés, soit détruits, soit comprimés, c'est-à-dire dans tous les cas où leur action physiologique est réduite au minimum.

Pour les œdèmes, l'anasarque, nous trouvons la même difficulté d'interprétation. L'influence de l'anurie et de l'hydrémie peut être invoquée (Bartels). Faut-il accorder également une grande importance aux troubles du système nerveux, à la dyscrasie sanguine secondaire, aux lésions des capillaires, à la dilatation aiguë du cœur (Lecorché)? C'est ce qui reste à démontrer.

En tous cas, il est certain qu'il faut tenir un grand compte des altérations du sang et des perturbations secondaires du système nerveux consécutives à la dyscrasie, car les lésions rénales ne sauraient expliquer directement cet ensemble symptomatique.

Nous sommes loin, on le voit, d'admettre les idées émises autrefois par des auteurs de premier mérite, tels que Rayer, Reinhardt et Frerichs, et de considérer les néphrites comme les différents stades d'une maladie univoque. Les néphrites ne se confondent pas les unes dans les autres, elles ne succèdent pas les unes aux autres; l'unité n'existe ni au point de vue des symptômes, ni au point de vue des lésions. Il n'y a pas de maladie de Bright, en un mot, il y a, comme disait Grainger-Stewart, des maladies de Bright, nous disons aujourd'hui des néphrites. Et encore nous savons qu'il convient de faire, au point de vue de la nature des lésions, une restriction importante, puisque des lésions dégénératives peuvent amener à la longue la symptomatologie des néphrites chroniques vulgaires.

Qu'on admette la nature inflammatoire des néphrites, ou qu'on les considère comme des lésions d'un tout autre ordre, elles ne nous apparaissent pas comme des altérations primitives du rein, mais comme le résultat de l'action sur le rein de maladies générales et infectieuses, diathésiques et constitutionnelles. Les lésions rénales résultent de la réaction du tissu en présence d'irritants très divers. Ces agents produisent des altérations diffuses, ou localisées, et les formes anatomo-pathologiques qu'ils déterminent, varient suivant l'intensité, la durée, la qualité de l'irritation.

Existe-t-il une maladie primitive du rein qui mérite le nom de maladie de Bright? On sait que cette opinion a été soutenue par Graves, Prout, et surtout par Semmola; ce dernier suppose que le sang est primitivement altéré, et que les lésions du rein sont secondaires à l'altération du sang. La modification du sang consisterait en une altération des matériaux albuminoïdes devenus inassimilables; ces matières albuminoïdes se retrouveraient dans les principales humeurs de l'économie, en particulier dans la salive et dans la bile, et, en s'éliminant par les reins, elles produiraient des lésions du parenchyme. Le même auteur, en injectant pendant un espace de temps assez considérable, dans le tissu cellulaire des animaux qu'il expérimentait, de l'albumine du blanc d'œuf, aurait reproduit expérimentalement la symptomatologie de la maladie de Bright et les lésions rénales qui lui correspondent. Mais bien que Semmola affirme que les matériaux albuminoïdes du sang soient modifiés et altérés, il ne donne pas de preuve irréfutable de cette altération. D'ailleurs, aurions-nous à notre disposition des procédés chimiques plus délicats, qui nous démontreraient la réalité de l'altération des substances albuminoïdes, il resterait à démontrer que cette altération est primitive.

Nous ne voyons pas, pour notre part, ce qui sépare la maladie de Bright telle que la conçoit Semmola, des néphrites que nous venons d'étudier. Voyons-nous donc les maladies générales, diathésiques ou constitutionnelles, agir sur le rein autrement que par l'intermédiaire du sang? C'est là une question à peine ébauchée, mais dont on entrevoit aujourd'hui l'importance, et nul doute qu'on ne trouve, en même temps qu'une modification des principes albuminoïdes, des altérations très variables des éléments figurés du sang au point de vue qualitatif. C'est alors seulement que nous connaîtrons la raison des altérations du rein dans chaque cas particulier, que nous comprendrons pourquoi les vaisseaux sont altérés à l'exclusion du parenchyme, pourquoi certaines néphrites sont diffuses et d'autres systématiques. Nous l'avons dit en commençant ce chapitre, la physiologie pathologique des altérations rénales ne pourra être faite que du jour où nous aurons des notions précises sur la physiologie générale des éléments, des tissus et des humeurs, et sur les modifications qu'ils subissent dans les maladies.

CHAPITRE X

DÉGÉNÉRESCENCES

A. — DÉGÉNÉRESCENCE GRAISSEUSE.

A côté des néphrites, nous étudierons certaines dégénérescences du rein, la dégénérescence graisseuse et la dégénérescence amyloïde.

Les dégénérescences graisseuses sont de deux ordres, les unes survenant d'emblée, les autres apparaissant à la période terminale de certaines néphrites chroniques. Les dégénérescences graisseuses primitives sont seules importantes à étudier; elles offrent une marche tantôt lente, tantôt rapide, et se confondent presque avec les néphrites dans certains cas, à tel point que la limite entre les dégénérescences et les néphrites n'est pas toujours facile à tracer.

Dans les cachexies de longue durée, à la période terminale de la tuberculose pulmonaire, de la scrofule, des carcinomes viscéraux, etc., on trouve quelquefois des reins de volume moyen ou de gros volume, presque toujours lisses, blancs, gris ou jaunes. Leur coupe est humide, le parenchyme est mou et se laisse déprimer et malaxer avec la plus grande facilité. La teinte pâle et plus ou moins jaunâtre de la substance corticale se distingue assez nettement de la substance des pyramides légèrement rosée.

Que révèle l'examen histologique? Une dégénérescence graisseuse plus ou moins avancée des cellules ou simplement une désintégration de leur protoplasma. La graisse siège, comme toujours, à la partie basale de la cellule, et celle-ci conserve à peu près sa forme habituelle. La lumière des tubes est exempte de sécrétion morbide. Aux degrés les moins avancés de la dégénérescence, des coupes faites suivant l'axe de la pyramide, ou perpendiculairement à cet axe dans le labyrinthe, montrent que les tubes sont très inégalement pris. On trouve, de place en place, un peloton de tubes contournés dont la teinte sombre tranche un peu sur celle des tubes voisins, et d'après la disposition que présente la lésion sur des coupes longitudinales, il est facile de voir que les parties malades appartiennent au même système de tubes.

Quand la lésion est plus ancienne, il y a plus d'uniformité dans l'aspect offert par la substance corticale ou labyrinthique : en effet, presque tous les tubes étant malades, il y a une opposition de teintes beaucoup moins tranchée. Le fait capital, c'est que dans la première période des dégénérescences graisseuses, lentes et progressives du rein, on voit les tubes conserver leur autonomie, et s'altérer les uns après les autres, les uns indépendamment des autres. Cette indépendance des tubes, nous l'avons déjà signalée en étudiant les cirrhoses rénales; elle apparaît évidente pour peu que l'on étudie attentivement l'anatomie pathologique du rein; soumis aux mêmes causes de destruction ou d'atrophie, les tubes résistent d'une façon très inégale.

Dans la plupart des cas, les cellules conservent leurs formes, ou du moins ne présentent que de légères modifications; il n'en est pas de même dans le cours des néphrites chroniques, et l'on sait combien, pendant leur évolution, les cellules se déforment et présentent de lésions diverses.

La graisse n'existe pas toujours en grande quantité dans les cellules, mais le protoplasma a néanmoins subi une altération très avancée. Certains systèmes de tubes contiennent des cellules volumineuses, remplies par une substance semi-liquide tenant en suspension des granulations hydropiques très pâles, ou même des gouttelettes colloïdes assez réfringentes; ces cellules subissent un morcellement continu et tombent peu à peu dans la cavité des tubes, où se trouvent accumulés les produits venus de plus haut, quelquefois des globules graisseux suspendus dans une matière homogène, réfringente. Ces lésions représentent véritablement une dégénérescence avec mortification du parenchyme, une nécrose cellulaire.

Les cellules de revêtement de la capsule de Bowmann peuvent être atteintes par la dégénérescence graisseuse; celles du revêtement externe du glomérule sont moins fréquemment touchées, mais elles présentent parfois les mêmes altérations.

Si les lésions du parenchyme ne dépassaient jamais ce degré, s'il existait seulement dans le rein une infiltration graisseuse, limitée à quelques tubes, ou étendue à la plupart, la dénomination de dégénérescence graisseuse serait d'une exactitude rigoureuse; mais quelquefois le tissu conjonctif intertubulaire présente un certain épaississement. Il est formé de faisceaux de tissu fibreux, décomposables en fibrilles minces et délicates, en rapport avec des cellules plates ou fusiformes chargées de graisse; il existe aussi de la graisse libre à l'état de gouttelettes entre les fibres du tissu.

Quelle est la cause du développement du tissu conjonctif? Est-il dû à une inflammation vraie? Cela est peu probable, il semble surtout dépendre de l'affaissement et du collapsus de certains tubes; peut-être aussi est-il en rapport avec une irritation lente accompagnant la résorption des cellules mortifiées. D'ailleurs il est toujours peu abondant. Quand on essaie de colorer de pareils reins avec le picrocarminate d'ammoniaque, on est frappé du peu d'affinité que présente leur tissu pour la matière colorante. Cela tient d'une part à la grande quantité de graisse contenue dans le parenchyme, et à une altération profonde des fibres du tissu conjonctif. On sait, par contre, avec quelle intensité se colorent les cellules à peu près normales par les préparations à base de carmin ou les autres réactifs. Dans la dégénérescence graisseuse du rein, malgré un contact prolongé avec la substance colorante, on ne réussit à communiquer au tissu qu'une teinte lie de vin plus ou moins sombre, mais toute différente de la coloration éclatante que présentent les tissus sains.

Ces altérations confinent aux néphrites diffuses à marche très lente caractérisées à l'œil nu par un gros rein blanc ou jaunâtre, lisse, et histologiquement par une altération plus ou moins avancée des épithéliums sécréteurs, des cellules du glomérule, et par un épaississement plus ou moins marqué du tissu conjonctif. Nous avons déjà fait remarquer qu'il est difficile de se prononcer dans quelques-uns de ces faits sur le siège primitif de la lésion, mais que toutefois lorsque les glomérules étaient atteints, l'appellation de néphrite diffuse était parfaitement justifiée.

On ne saurait méconnaître qu'il existe une certaine analogie, pour le moins anatomique, entre les néphrites diffuses chroniques, à évolution lente, néphrites bâtardes, et les dégénérescences graisseuses du parenchyme, lorsque le tissu conjonctif prend un certain développement.

Quelques auteurs ont prétendu qu'il y avait entre les dégénérescences et les néphrites une différence absolue au point de vue symptomatologique; l'albuminurie, par exemple, manquerait dans les dégénérescences. Cette opinion n'est pas exacte : les auteurs qui soutiennent que l'albuminurie ne peut être la conséquence d'une dégénérescence graisseuse, s'appuient sur ce fait que les lésions épithéliales sont insuffisantes pour expliquer le passage de l'albumine dans l'urine [1]. Nous n'y contredisons pas, bien que la démonstration manque, mais il faut se rappeler que les glomérules sont presque toujours altérés, et cela suffit pour expliquer le passage de l'albumine dans les urines. Si l'altération des glomérules n'a pas toujours été facilement constatée, cela tient à la structure délicate de cet appareil et à l'emploi de méthodes d'examen tout à fait insuffisantes. Aujourd'hui nous pouvons déceler dans les glomérules les lésions les plus légères. Nous savons qu'il n'est pas nécessaire que les glomérules présentent des altérations très accentuées pour laisser passer l'albumine.

Cependant, l'albuminurie n'est pas observée dans les premières périodes des dégénérescences graisseuses, mais il s'en faut qu'elle manque constamment; bien des faits démontrent le contraire. Labadie-Lagrave, Lancereaux, signalent également la possibilité de l'albuminurie. Leyden, cité par Lépine, décrit une variété de néphrite sans lésions interstitielles, se rapprochant de l'infiltration graisseuse, et au cours de laquelle l'albumine s'observe dans l'urine en même temps que des gouttelettes de graisse et des corps granulo-graisseux; parmi les symptômes

1. Il n'est pas démontré qu'à l'état pathologique, lorsque le protoplasma des cellules des tubuli contorti est presque complètement détruit, l'albumine ne passe pas dans les tubes en petite quantité. A l'état normal, le protoplasma des cellules des tubes contournés transforme les matériaux nutritifs qu'il reçoit du sang suivant ses propriétés physiologiques, mais lorsque la cellule est très altérée, peut-être se laisse-t-elle traverser par le sérum sanguin sur lequel elle n'a plus d'action. Les expériences de Nussbaum sur la grenouille ne répondent pas à ce desideratum, car elles portaient sur des animaux dont les reins étaient absolument sains.

cliniques, Leyden signale l'hydropisie comme un des plus communs.

La dégénérescence graisseuse peut se compliquer de dégénérescence amyloïde dans les dernières périodes de son évolution ; dans beaucoup de cas celle-ci ne survient qu'accidentellement, et aussi peu développée qu'elle l'est, elle représente une lésion négligeable. Elle indique seulement que la maladie s'est terminée avec l'appareil symptomatique des cachexies de longue durée.

En résumé, et sans tenir compte des faits exceptionnels, la dégénérescence graisseuse du rein, comme celle du foie, porte presque exclusivement sur les cellules épithéliales, et de préférence sur les épithéliums actifs, glandulaires. Très rarement, si la dégénérescence offre une longue durée, ou si elle se généralise, les tubes s'affaissent et le tissu conjonctif prend un certain développement.

On ne saurait trouver d'autres lésions. Cependant Kelsch et Kiener ont décrit, comme intimement liées à la dégénérescence graisseuse, des altérations beaucoup plus complexes, et en particulier les kystes du rein. Nous ne pouvons admettre que la condition la plus favorable à la production des kystes soit une dégénérescence des épithéliums et des parois des tubes ; pour notre compte, nous n'avons jamais constaté de ramollissement ou de fonte de la paroi des tubes consécutive à la dégénérescence des épithéliums, et, s'il est exact que cette lésion existe, elle doit être excessivement rare. Au contraire, nous avons quelquefois trouvé des tubes plus ou moins dilatés remplis de détritus cellulaires, de globules blancs et d'hématies en voie de désintégration, mais la paroi de ces tubes était toujours facile à distinguer, et ne présentait sur aucun point de solution de continuité. La lésion que nous venons de signaler n'a aucun rapport avec les kystes tels que nous les avons décrits au chapitre VIII ; les kystes, nous ne saurions trop le répéter, se forment par suite d'une évolution particulière des épithéliums dans un segment de tube isolé au milieu d'une plaque de sclérose. Le revêtement des kystes est formé d'un épithélium cubique ou plat, la cavité est remplie de liquide et de boules muqueuses, ou colloïdes. Telle est la règle. Le mécanisme invoqué par Kelsch et Kiener nous paraît exceptionnel, les lésions qu'ils

Explication de la planche XV.

EMPOISONNEMENT PAR LE PHOSPHORE ET L'ARSENIC

Les figures 9 *et* 10 *se rapportent aux lésions du rein.*

Fig. 1. — Foie normal du cobaye durci par l'acide osmique.

a, protoplasma des cellules; *b*, leur paroi; *c*, leurs noyaux présentant des prolongements protoplasmiques rameux; *v*, vaisseaux capillaires contenant des globules rouges. — 350 diamètres.

Fig. 8. — Cellules de la périphérie des lobules hépatiques dans l'intoxication par le phosphore.

p, paroi de ces cellules; *o*, granulations graisseuses; *r*, globules de graisse plus volumineux. — 350. diamètres.

Fig. 9. — Section transversale du rein, vingt-quatre heures après l'empoisonnement par le phosphore.

a, granulations de graisse situées dans les cellules un peu tuméfiées; *c*, liquide contenu dans la lumière des tubes au milieu desquels on voit des boules colloïdes *b; v, v*, vaisseaux capillaires; *n*, noyau des cellules; *m*, paroi hyaline du tube. — 350 diamètres.

Fig. 10. — Section d'un tube urinifère dans un empoisonnement par le phosphore datant de quatre jours.

La limite des cellules n'est plus reconnaissable; leur substance protoplasmique est remplie de petites et de grosses granulations graisseuses; *m, n*, paroi du tube. — 350 diamètres.

Fig. 11. — Section du poumon dans un cas d'empoisonnement par le phosphore, au quatrième jour.

p, paroi des alvéoles; les cavités sont remplies par un liquide exsudé coagulé et coloré par l'acide osmique, elles présentent souvent des globules rouges épanchés *g*.

a, cellules épithéliales de la paroi des alvéoles qui sont globuleuses, tuméfiées, souvent détachées et remplies de granulations graisseuses. — 200 diamètres.

Fig. 12. — Section du poumon d'un cobaye empoisonné par l'acide arsénieux.

Les vaisseaux capillaires *v* font saillie dans la cavité des alvéoles, et sont pleins de globules rouges. Le protoplasma *a* des cellules est rempli de granulations graisseuses. Dans ces cellules, les noyaux *n* sont bien conservés. — 350 diamètres.

Fig. 13. — Paroi d'un alvéole pulmonaire dans l'empoisonnement par le phosphore.

La paroi *p* de l'alvéole est dépouillée de ses cellules épithéliales; *a*, cellules épithéliales détachées, rondes et pleines de granulations graisseuses. — 350 diamètres.

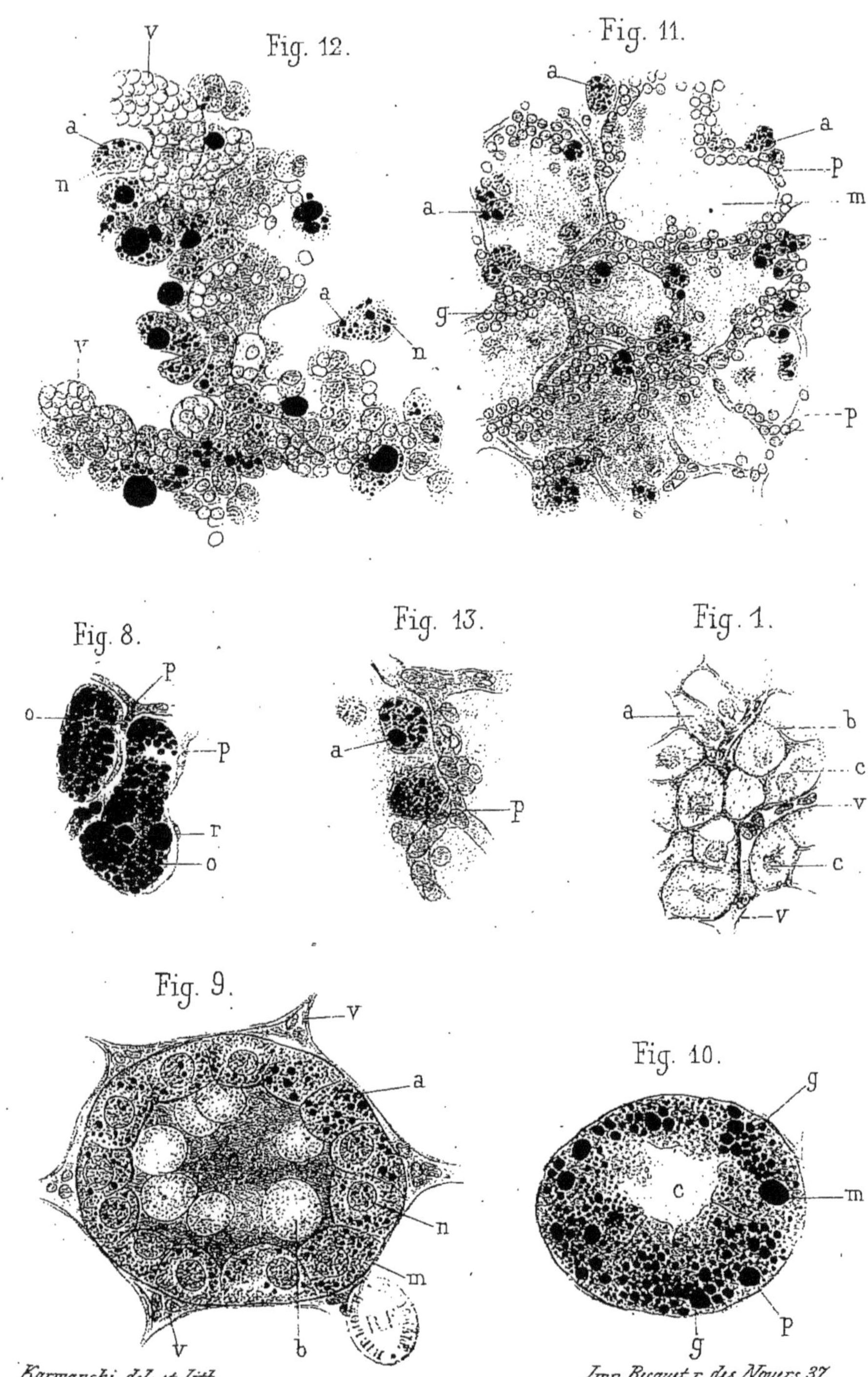

Karmanski del. et lith.

Imp. Becquet r. des Noyers, 37.

Felix Alcan Editeur
Ancienne Librairie Germer Baillière & Cie

ont décrites ne correspondant pas aux vrais kystes. Rappelons aussi que les lésions que nous venons de signaler ont été désignées par Kiener et Kelsch sous le nom générique de dégénérescences phlegmasiques; elles se rencontreraient toujours dans des reins dont le volume est diminué, dont la surface est chagrinée, granuleuse et difficile à décortiquer; sur des coupes microscopiques, on constatait des lésions de sclérose assez avancée. Ceci nous autorise à faire quelques réserves sur la nature de la lésion observée par Kelsch et Kiener, et sur l'interprétation qu'ils ont proposée de l'évolution des lésions. Nous aurions au contraire une certaine tendance à accorder quelque valeur à cette sclérose concomitante, et à lui attribuer un certain rôle dans le développement des kystes.

Nous ne nous sommes occupés jusqu'à présent que des dégénérescences graisseuses lentes, survenues dans le décours des maladies chroniques; il nous reste à passer en revue les dégénérescences graisseuses, rapides, aiguës, si l'on peut employer cette expression. Celles-ci sont de deux espèces : les unes, symptomatiques des maladies générales et infectieuses plus ou moins accusées, ont été décrites dans le chapitre V; mais elles ne représentent qu'une partie des lésions, tandis que les autres, qui sont presque toujours la conséquence d'une intoxication accidentelle, constituent à elles seules toute l'altération du rein.

Le type le plus net de la dégénérescence graisseuse aiguë du rein est celui qui succède à l'empoisonnement accidentel ou expérimental par le phosphore. Nous résumerons ici ce que nous en avons dit ailleurs [1]. D'autres substances toxiques peuvent produire des résultats analogues, l'arsenic, l'animotine, l'acide sulfurique, l'oxyde de carbone, l'iodoforme [2].

Dans l'empoisonnement par le phosphore, les lésions du rein n'apparaissent pas aussi vite que celles du foie. Chez des cobayes, après six heures d'empoisonnement, il existe des modifications à peine appréciables, mais au bout de vingt-quatre heures les lésions des tubes contournés sont déjà manifestes.

1. Cornil et Brault, Recherches histologiques relatives à l'état du foie, du rein et du poumon dans l'empoisonnement par le phosphore et par l'arsenic. *Journal de l'Anatomie et de la Physiologie* de Robin, janvier 1882.

2. Gaetano Rummo, Étude expérimentale sur l'action physiologique de l'iodoforme. *Archives de physiologie*, 1883.

Toutes les cellules des tubuli contorti sont en place, leurs limites sont encore nettement dessinées, mais leur contenu est trouble, granuleux et mélangé d'une grande quantité de très fines granulations graisseuses. La figure 9, planche XV, représente ces détails avec une grande précision; le centre du tube est occupé par un coagulum noirâtre assez homogène, contenant quelques boules grenues. Les noyaux des cellules sont volumineux, ils contiennent des granulations proétiques, claires, leur nucléole est moins apparent. Les cellules endothéliales des capillaires intertubulaires et celles des glomérules ne présentent pas, au bout de ce temps, d'altérations bien appréciables. En aucun point du parenchyme rénal, on ne trouve d'autres lésions que celles que nous venons de signaler.

Au quatrième jour de l'empoisonnement, l'épithélium des tubes contournés est presque complètement détruit, ainsi que le montre la figure 10 de la planche XV; à peine le bord des cellules est-il conservé du côté de la lumière des tubes. Dans le reste de leur étendue, les cellules sont confondues les unes avec les autres; elles sont tellement infiltrées de graisse qu'on n'y retrouve plus les noyaux dont la plupart sont probablement détruits. Dans un grand nombre de tubes il n'existe pas d'exsudat, le tube représenté dans la figure 10 est un type du genre. Plus l'empoisonnement est ancien, plus les lésions sont marquées. Beaucoup d'animaux meurent spontanément vers le sixième ou septième jour. Au niveau des glomérules de Malpighi et des capillaires intertubulaires, on trouve les endothéliums granulo-graisseux, mais surtout granuleux, les cellules du revêtement externe du glomérule sont gonflées, leur noyau est hydropique et leur protaplasma très altéré contient quelques granulations graisseuses mais surtout des gouttelettes protéiques œdémateuses.

Nous n'insistons pas sur ces altérations aujourd'hui bien connues; elles sont remarquables par la constance et la régularité de leur développement et parce qu'elles sont identiques à celles que l'on trouve chez l'homme dans certaines maladies et en particulier dans l'ictère grave. La dégénérescence graisseuse, généralisée à tous les organes de l'économie, nous apparaît comme le type des lésions nécrobiotiques d'emblée sans la moindre trace de lésion inflammatoire; les congestions, les hémorragies qui surviennent dans le cours de certaines intoxications ne reconnaissent pas d'autre origine qu'une altération profonde de la paroi des capillaires. Sans parler des autres substances, nous ne croyons pas, d'après nos propres expériences, que le phosphore puisse jamais déterminer d'inflammation primitive. Cette restriction est nécessaire, car on peut trouver, en sacrifiant les animaux au moment voulu, des lésions inflammatoires secondaires développées autour des foyers de congestion ou des infarctus hémorrhagiques.

B. — DÉGÉNÉRESCENCE AMYLOÏDE

La dégénérescence amyloïde, décrite également sous les noms de dégénérescence lardacée, cireuse, serait mieux dénommée dégénérescence albuminoïde puisque la substance qui infiltre les parois des vaisseaux est une substance quaternaire, ainsi que l'ont établi les travaux de Kékulé de Rudneff et de Schmidt. Mais le qualificatif d'albuminoïde prête à la confusion parce qu'on entend généralement sous le nom de dégénérescence ou d'infiltration albuminoïde, une modification du protoplasma des cellules dont les grains protéiques deviennent gros, translucides et comme œdémateux.

Aussi, malgré l'inexactitude de cette expression, et bien que certains auteurs aient proposé d'autres dénominations (*leucomatose*, Lancereaux), l'ancienne appellation a prévalu.

Nous employons avec intention le terme de dégénérescence amyloïde contrairement à ceux qui, rangeant cette altération particulière dans la maladie de Bright, la considèrent comme une forme particulière de néphrite et lui ont consacré l'expression impropre de néphrite amyloïde.

Dans le rein, comme dans le foie, et tous les autres organes, l'infiltration amyloïde des vaisseaux n'amène pas à sa suite de réaction inflammatoire des tissus au milieu desquels elle se développe; elle conserve toujours ses caractères de lésion dégénérative.

Dans l'étude que nous commençons, il faut partir de ce fait, établi depuis longtemps déjà, que la dégénérescence amyloïde peut exister dans le rein à l'état isolé, et sans qu'il y ait de modifications importantes du parenchyme. On ne peut nier toutefois que la dégénérescence amyloïde ne se rencontre dans le rein en même temps que des lésions d'un tout autre ordre : néphrites diffuses ou chroniques, cirrhose d'origine vasculaire, dégénérescence graisseuse, transformation kystique des reins. Elle survient consécutivement à ces diverses maladies, et ne représente qu'un épiphénomène secondaire. Nous nous occuperons d'abord de la dégénérescence amyloïde simple, car elle détermine dans le rein des altérations secondaires assez mal connues, et qui méritent d'être décrites avec grand soin.

Dans la dégénérescence amyloïde pure, il arrive fréquemment que le rein n'est altéré que dans une partie restreinte de son étendue. La substance corticale est beaucoup plus souvent le siège de la dégénérescence que la substance médullaire, mais celle-ci peut en être cependant parfois le siège presque exclusif.

Quand on examine la substance corticale d'un rein atteint de dégénérescence amyloïde, on observe que les lésions sont localisées à certaines parties et que presque constamment elles portent sur un nombre plus ou moins grand de glomérules. Tantôt le bouquet vasculaire est envahi le premier, tantôt l'infiltration débute par l'artère afférente qui lui sert de pédicule. Dans aucun de ces cas, la dégénérescence n'envahit les vaisseaux avec régularité et de proche en proche; au contraire on voit souvent (si l'on a eu soin de colorer les coupes avec le violet de Paris, ou le violet d'Hoffmann), le bouquet vasculaire coloré en bleu pâle, parsemé de petites taches rouges lie de vin caractéristiques de la réaction de la substance amyloïde en présence de ce réactif.

Quand la dégénérescence amyloïde n'est pas trop avancée, ce résultat est constant; l'infiltration amyloïde se fait donc sur plusieurs points à la fois, et la destruction complète du glomérule résulte de la confluence des petites plaques primitives.

Si la dégénérescence est simple, le bouquet vasculaire n'est le siège d'aucune inflammation, les cellules du revêtement externe des anses sont même beaucoup moins nombreuses qu'à l'état normal; elles disparaissent à mesure que la dégénérescence fait des progrès.

Le maximum des altérations n'existe pas toujours au niveau des glomérules; quelquefois les artérioles afférentes sont infiltrées dans une certaine partie de leur étendue et surtout dans la portion qui avoisine immédiatement la capsule de Bowmann. Par contre, les glomérules peuvent être complètement indemnes, ainsi que nous l'avons vu récemment. Cette irrégularité dans la topographie des lésions appartient d'ailleurs en propre à la dégénérescence amyloïde, et assez fréquemment on trouve dans le foie les gros vaisseaux interlobulaires atteints par la dégénérescence, alors que les capillaires des lobules sont intacts.

Qu'elle débute par un point quelconque du glomérule de Malpighi, la dégénérescence amyloïde transforme complètement le bouquet vasculaire, et il arrive un moment où l'on n'aperçoit plus, entre les anses, que de petits éléments, très peu nombreux, atrophiés, colorés en bleu pâle, derniers vestiges de la couche périvasculaire. Nous avons dit ailleurs, qu'à aucun moment de cette évolution, nous n'avions constaté la glomérulite desquamative signalée par Ribbert, au début de la dégénérescence amyloïde.

Ordinairement, peu de glomérules sont complètement transformés ; la plupart sont encore perméables au sang, quelques-uns sont indemnes; il y a à cet égard de grandes différences, suivant les points examinés. Les artérioles qui aboutissent aux glomérules, ou qui en sortent, ne sont altérées que dans un très court trajet et il est rare de voir les artères plus volumineuses prises dans toute leur longueur. Quelques vaisseaux droits sont également dégénérés; on aperçoit aussi de place en place les parois des tubes contournés, des tubes droits ou des tubes collecteurs envahis par la dégénérescence.

Tel est l'état du rein dans la majorité des cas où les autres viscères, foie, rate, intestin, sont également pris.

Avec de pareilles altérations, il est de règle de constater la présence de l'albumine dans l'urine, sans que toutefois la quantité d'albumine égale celle que l'on trouve dans beaucoup de néphrites diffuses et en particulier dans la néphrite glomérulaire. Certains auteurs ont prétendu que l'albumine, dans la dégénérescence amyloïde, était surtout formée de globuline (Senator); cette assertion demande à être vérifiée.

Nous allons maintenant nous occuper de certaines formes de la dégénérescence amyloïde un peu plus rares que les variétés décrites précédemment. La dégénérescence peut envahir dans le rein certaines régions, sans qu'il en résulte aucun trouble du côté des fonctions urinaires, et sans qu'il passe la moindre quantité d'albumine dans l'urine. Plusieurs auteurs avaient déjà signalé ce fait, lorsque M. Straus, reprenant cette étude, en fit le sujet d'une communication à la Societé des hôpitaux [1].

Il réunit sept observations (une de Pleisch et Klob, 1860; une de Grainger Stewart, 1871; quatre de Litten, 1878; et une observation personnelle 1879) dans lesquelles l'albuminurie avait fait défaut. Comparant ces observations entre elles, il arriva à reconnaître que, dans aucune, les reins ne présentaient de lésions soit des tubes, soit du tissu conjonctif, et que la dégénérescence amyloïde avait à peine touché quelques glomérules. Elle s'était portée au contraire presque exclusivement sur les artères droites.

Notre attention n'avait pas été attirée sur ce point à l'époque où nous avions observé plusieurs faits de localisation de la dégénérescence amyloïde à la pyramide et aux vaisseaux droits, et nous ne pouvons dire si l'albuminurie manquait dans nos observations. Mais cette localisation de la dégénérescence amyloïde dans la pyramide ne paraît pas très rare; nous avons même vu un fait dans lequel après la coloration d'une coupe par le violet de méthylaniline, le sommet de la pyramide apparaissait comme un cône rougeâtre compacte se détachant sur un fond bleu; les glomérules étaient presque tous sains.

L'envahissement des pyramides par la dégénérescence s'observe également dans tous les cas où l'infiltration du rein est très avancée, mais le fait intéressant mis en relief par M. Straus, c'est que la dégénérescence peut être limitée aux vaisseaux de la pyramide, sans qu'il soit possible, pendant l'existence des malades, de supposer qu'il existe une lésion rénale. M. Straus, dans les conclusions de son mémoire, s'exprime ainsi : « Les auteurs qui font dater le début de la dégénérescence amyloïde dans l'économie, du moment où l'on constate la présence de l'albumine dans l'urine, commettent une double erreur ; *a*) parce que la dégénérescence amyloïde est loin de commencer toujours par envahir le rein; c'est au contraire la rate et le foie qui habituellement sont pris les premiers; *b*) parce que le rein lui-même

1. Straus, Société méd. des hôp. de Paris, 1881.

peut être frappé de dégénérescence amyloïde sans qu'il y ait albuminurie. Il faut donc se méfier des calculs d'après lesquels on a cherché à fixer la durée possible de la vie chez les sujets atteints de cachexie amyloïde en faisant dater celle-ci du moment de l'apparition de l'albumine. »

Nous venons d'examiner des faits où l'altération occupait soit le parenchyme tout entier par foyers disséminés, soit exclusivement la pyramide. Il existe d'autres variétés de la dégénérescence où les lésions secondaires ont pris des proportions considérables. Nous citerons un de ces faits en détail parce qu'il nous permettra de mettre en lumière certains côtés de l'évolution des lésions consécutives aux altérations du glomérule, et en particulier à leur altération complète. A l'autopsie d'un individu mort de tuberculose pulmonaire avec complication rénale (albuminurie assez marquée, anasarque dans les dernières périodes), on trouva les deux reins d'un volume un peu moindre qu'à l'état normal, blancs grisâtres, légèrement mamelonnés, mais non granuleux, assez fermes à la coupe qui était sèche en certains points. La substance corticale et la substance médullaire étaient diminuées de volume.

L'examen microscopique révéla les lésions suivantes : tous les glomérules sans exception étaient envahis par la substance amyloïde, mais à un tel degré, que même sur des coupes d'une grande finesse, on n'apercevait pas sur la plupart d'entre eux le moindre vaisseau capillaire béant. L'artère afférente à son entrée dans le glomérule, l'artère efférente à sa sortie, et toutes deux dans une petite partie de leur trajet, étaient complètement infiltrées. De côté et d'autre quelques tubes étaient atteints dans la substance corticale, également dans la pyramide. Mais nous le répétons, le fait important c'était la généralisation et l'intensité de la lésion au niveau des glomérules.

Sur le même rein, en examinant d'une façon un peu superficielle la substance corticale et la substance médullaire, on aurait pu croire que l'organe était atteint de néphrite interstitielle diffuse, mais il n'en était rien, un examen plus attentif permettant d'éviter l'erreur.

Sur des coupes longitudinales ou transversales, examinées à un faible grossissement, il était impossible de découvrir la moindre trace de la lumière des tubes; avec un grossissement plus considérable on constatait que les tubes étaient réduits à l'état de fentes étroites, longitudinales ou transversales, suivant le sens de la coupe. Les parois de ces fentes représentées par les parois hyalines des tubes étaient très épaissies, et dans toute l'étendue du labyrinthe elles offraient le même épaississement. Entre elles, les vaisseaux capillaires intertubulaires avaient presque tous disparu au sein d'une gangue de tissu fibreux, non pas très épaisse, mais très dense. A l'intérieur de ces fentes on reconnaissait la présence d'éléments cellulaires extrêmement petits, irrégulièrement cubiques ou arrondis, se colorant très mal sous l'influence des principaux agents colorants et presque entièrement désintégrés par places. Les mêmes altérations se retrouvaient assez loin dans la pyramide.

Les seules parties où il était possible de constater une cavité étaient les grosses artères et les grosses veines situées à la limite de la zone intermédiaire et les principales branches qui y aboutissaient ou en partaient. D'ailleurs, si l'on en excepte les artérioles afférentes et efférentes, le système artériel était complètement sain; les grosses artères avaient leur dimension normale, leur endartère n'était nullement épaissie.

Cet état d'affaissement des tubes, cette désintégration cellulaire avancée à leur intérieur, l'épaississement uniforme et régulier de leur paroi hyaline doublée par un tissu conjonctif dense, à peine deux ou trois fois plus épais qu'à l'état normal, donnaient à l'ensemble des préparations une disposition analogue à celle que présentent les gros infarctus rénaux arrivés à la période de transformation fibreuse. Et de fait, il s'agissait bien là d'un processus essentiellement régressif et nullement inflammatoire.

Il est impossible de comprendre l'évolution de l'altération des reins dans ce fait particulier, si l'on n'accorde pas à la dégénérescence amyloïde des glomérules le rôle prépondérant. Si, au contraire, on essaye de reconstituer l'enchaînement des phénomènes pathologiques, en admettant que la transformation amyloïde est la lésion initiale, les lésions secondaires s'expliquent avec la plus grande simplicité. D'après ce que nous avons dit quelques lignes plus haut, les glomérules étaient complètement infiltrés de substance amyloïde; cette infiltration s'était faite lentement, sans réaction aucune, et il était arrivé un moment où la circulation glomérulaire et par suite la circulation de l'artère efférente étaient devenues tout à fait insuffisantes, peut-être même complètement nulles au niveau de beaucoup de points de la substance corticale. La conséquence de ce rétrécissement progressif de la circulation s'était fait peu à peu sentir, les épithéliums souffrant dans leur vitalité se sont atrophiés, ou sont tombés en désintégration et ont été résorbés; les parois des tubes se sont affaissées et presque accolées l'une à l'autre; le tissu conjonctif seul a résisté plus longtemps et s'est légèrement épaissi. Quant à l'épaississement des parois hyalines des tubes, il dépendait en grande partie de ce que les tubes étaient revenus sur eux-mêmes, et aussi d'une légère irritation de voisinage.

Ce fait, comme nous l'avons dit, est des plus instructifs; il s'agit bien ici d'un affaissement progressif des tubes contournés, d'un véritable collapsus par rétrécissement graduel de la circulation. Nous avons déjà décrit de pareils affaissements des tubes depuis le glomérule jusqu'à la papille. Ces affaissements se produisent d'une façon isolée, irrégulière et inconstante dans les néphrites diffuses, d'une façon plus systématique, plus fréquente et plus régulière dans les cirrhoses glandulaires et dans les cirrhoses vasculaires.

Dans l'observation que nous venons de rappeler, le collapsus des tubes est général, sans aucun mélange de lésions épithéliales comme dans les néphrites diffuses, ni de lésions des grosses ou des moyennes artères, comme dans les cirrhoses artérielles.

La seule lésion des glomérules nous permet de comprendre cette altération curieuse, si difficile à interpréter au premier abord. Partout les lésions des glomérules étaient arrivées au même degré, partout elles présentaient les mêmes caractères, et les modifications du parenchyme qu'elles avaient entraînées à leur suite, montraient, comme les altérations initiales, une très grande simplicité et une très grande uniformité. De pareils résultats doivent être consignés avec soin; il est impossible, en effet, que la pathologie expérimentale nous permette jamais d'obtenir une systématisation aussi régulière des lésions. Nous ajouterons que parmi toutes les altérations du rein, la dégénérescence amyloïde est la seule qui puisse produire un pareil ensemble; la cirrhose artérielle et la cirrhose glandulaire offrent une évolution beaucoup moins régulière. L'altération que nous venons de décrire équivaudrait en effet à la ligature progressive, régulière, jusqu'à oblitération complète des artérioles afférente et efférente et du glomérule lui-même [1].

On peut voir, d'après cet exemple, combien il faut être réservé sur la dénomination qu'il convient de donner à une lésion, et que c'eût été une grossière erreur que d'appeler un pareil processus, *néphrite interstitielle* avec dégénérescence amyloïde. Il y a loin d'une pareille lésion à celles d'une néphrite. D'une façon générale, d'ailleurs, les lésions épithéliales qui accompagnent la dégénérescence amyloïde, à quelque variété qu'elle corresponde, appartiennent moins à la néphrite qu'aux dégénérescences.

Il nous reste à examiner maintenant les faits dans lesquels la dégénérescence amyloïde est associée à d'autres lésions rénales, c'est-à-dire aux principales formes des néphrites diffuses chroniques et des néphrites systématiques.

On sait que la dégénérescence amyloïde coïncide fréquemment avec les lésions du gros rein blanc (néphrite diffuse chronique). Beaucoup d'auteurs ont signalé l'association des lésions de la dégénérescence amyloïde avec les néphrites. L'un de nous avait insisté sur cette complication dans sa thèse de doctorat en 1864 [2]; Bartels a mis également en relief ce point important des lésions rénales. Weigert pense même que la coïncidence de ces lésions est la règle, ce que nous ne croyons pas d'une façon aussi absolue.

Presque toujours la dégénérescence amyloïde se surajoute comme lésion de second ordre à la néphrite diffuse, mais sans en changer la physionomie générale. Elle occupe de place en

1. De tout temps on a constaté, depuis les premières recherches de Virchow, qu'il est impossible d'injecter avec une masse à injection colorée, les glomérules complètement amyloïdes.

On trouvera dans le traité de Bartels, traduction de Edelmann, 1883, page 512, des figures faites d'après des préparations de Heller qui n'avait pas réussi à injecter les glomérules envahis par la dégénérescence amyloïde. Dans un certain nombre de glomérules, l'injection pénétrait et dessinait le trajet des anses restées saines.

2. Cornil, thèse de doctorat, 1864, et *Journal de l'anatomie de Robin*, 1865.

place un ou deux glomérules, quelquefois quelques artérioles afférentes, quelques vaisseaux droits dans les pyramides, et c'est tout. Dans d'autres faits, elle est plus marquée, mais toujours sur le second rang. Les néphrites au cours desquelles elle se développe surviennent généralement chez des individus affaiblis, strumeux, tuberculeux ou cachectiques, et s'éloignent sensiblement des néphrites glomérulaires. Il est assez difficile parfois de dire si la lésion mérite dans ce cas le nom de néphrite. Nous avons plusieurs fois fait allusion à ces néphrites bâtardes dans les chapitres précédents, et ces types d'altération rénale se rapprochent beaucoup plus des dégénérescences que des néphrites proprement dites.

Les épithéliums des tubes contournés sont gonflés, remplis de gouttelettes albumineuses et graisseuses, et en voie de désintégration ; la lumière des tubes contient peu d'exsudats, le tissu conjonctif est peu développé. En tous cas les lésions dégénératives du parenchyme l'emportent toujours sur les lésions amyloïdes, et il serait inexact d'appeler ces lésions dégénérescence amyloïde avec néphrite parenchymateuse ou néphrite diffuse.

Le point le plus important à signaler, c'est que la dégénérescence amyloïde ne se trouve guère que dans les formes les plus lentes des néphrites diffuses chroniques, et qu'elle accompagne également ces lésions bâtardes qui confinent aux néphrites mais qui sont bien plutôt des dégénérescences (dégénérescence graisseuse avec épaississement du tissu conjonctif, dégénérescence colloïde des cellules avec ou sans graisse, dégénérescence parenchymateuse de Ziegler, etc.). Ces faits renferment une partie de ceux sur lesquels se sont appuyés autrefois les auteurs allemands, Traube et Klebs entre autres, et Kelsch en France (1875), pour affirmer que la néphrite parenchymateuse n'existait pas et n'était qu'une lésion dégénérative.

On peut voir maintenant la distance qui sépare ces altérations nécrosiques des lésions des néphrites diffuses que nous avons étudiées dans le chapitre VI. En tous cas, nous n'avons jamais vu la dégénérescence amyloïde associée à ces néphrites diffuses aiguës ou subaiguës.

Au contraire, la dégénérescence amyloïde peut accompagner la cirrhose artérielle; c'est aujourd'hui un fait établi par de nombreuses observations. Elle apparaît encore dans ces conditions comme lésion accessoire tout à fait secondaire, et ne présente jamais un grand développement. On pourrait se demander pourquoi la dégénérescence amyloïde survient dans le décours d'une cirrhose artérielle, mais cette coïncidence ne saurait surprendre si l'on discute un peu les faits. La cirrhose rénale d'origine vasculaire qui a reçu communément le nom de néphrite interstitielle, n'est rien moins qu'une lésion inflammatoire; d'une façon générale on peut même dire que les cirrhoses se rapprochent par certains points des dégénérescences. Elles ont une marche généralement très lente, et à moins de complications imprévues peuvent durer plusieurs années; la cirrhose rénale, nous le savons, n'échappe pas à cette règle. Dans les cas ordinaires, chez les malades qui présentent les symptômes d'une cirrhose viscérale (cirrhose hépatique, cirrhose rénale), la mort est précédée d'une période de cachexie véritable, et la nutrition de tous les organes est fortement compromise. On s'explique ainsi que la dégénérescence amyloïde complique parfois la cirrhose artérielle du rein, surtout chez les gens âgés, affaiblis, et sans qu'il existe nécessairement soit une syphilis antérieure, soit une tuberculose pulmonaire, ainsi que nous avons pu le constater à plusieurs reprises.

Nous avons vu des coïncidences plus curieuses encore, la dégénérescence amyloïde alliée à la transformation kystique. Nous avons déjà parlé de cette observation à propos de la transformation kystique des reins (p. 207). Les deux reins, nous le rappelons, pesaient chacun de 35 à 40 grammes; ils étaient transformés en kystes véritablement microscopiques, car la plupart n'avaient pas à l'œil nu la grosseur d'une petite tête d'épingle, il fallait une loupe pour les apercevoir. Beaucoup de glomérules et presque tous les vaisseaux étaient amyloïdes. Quelles avaient été les phases antérieures de cette lésion spéciale, la dégénérescence amyloïde n'existait-elle dans ce rein qu'à l'état de lésion concomitante? c'est ce que nous n'avons pu déterminer. La genèse de cette transformation kystique est la même que celle exposée plus haut à propos de la cirrhose vasculaire; quant à la dégénérescence amyloïde, elle n'était peut-être survenue que parce que la malade qui avait présenté ces altérations était syphilitique.

Nous avons observé la dégénérescence amyloïde associée à

l'infiltration tuberculeuse des reins. Les granulations tuberculeuses étaient disséminées sans ordre dans le parenchyme rénal ; quelques-unes présentaient des cellules géantes ; la plupart des tubes étaient détruits par la néoformation tuberculeuse, et les glomérules étaient amyloïdes. A la surface d'un de ces reins il existait une petite tumeur blanchâtre en forme de coin ayant l'aspect d'un infarctus et de la grosseur d'une petite noisette ; l'examen histologique démontra que cette petite tumeur était un bloc amyloïde dans lequel tous les tubes étaient affaissés, les parois propres étaient infiltrées et très épaisses, la lumière de ces tubes avait totalement disparu.

Enfin nous signalerons en terminant un fait de dégénérescence amyloïde observé chez un paludéen à la période de cachexie, le foie du même malade présentait toutes les lésions de l'hépatite paludéenne. Nous ne signalons ce fait que parce que Kelsch et Kiener disent n'avoir jamais observé cette dégénérescence dans l'impaludisme.

CHAPITRE XI

DES ALTÉRATIONS DU REIN CONSÉCUTIVES A LA LIGATURE, A LA COMPRESSION OU A L'OBSTRUCTION DES URETÈRES

Les lésions du rein consécutives à un obstacle au cours de l'urine portant sur les calices, les bassinets ou l'uretère, sont différentes suivant la durée de la rétention; néanmoins, si les lésions éloignées sont variables, si des complications viennent parfois modifier leur aspect ordinaire, il faut se rappeler que le mécanisme qui les engendre est au début absolument le même. Aussi est-il impossible de les décrire séparément et d'en dissocier l'étude.

Quand l'obstacle au cours de l'urine porte sur un point de l'uretère éloigné du rein, les phénomènes pathologiques sont d'une grande simplicité, les lésions du rein consécutives sont subordonnées à une cause toute mécanique et à l'excès de pression dans les tubes urinifères situés au-dessus de l'obstacle. C'est ce qui a lieu dans certains faits de compression de l'uretère par un cancer de l'utérus, c'est ce que l'on peut reproduire expérimentalement par la ligature de l'uretère en ayant soin d'employer les procédés antiseptiques.

Si, au contraire, l'urine retenue au-dessus de l'obstacle est modifiée dans sa composition, si elle contient des principes irritants, si elle tient en suspension des matières fermentescibles ou des micro-organismes, alors les choses changent de face, et une néphrite diffuse, accompagnée de suppuration du rein, est la terminaison inévitable d'une pareille complication.

Lorsqu'on pratique la ligature expérimentale de l'uretère et qu'on néglige de prendre les précautions antiseptiques, ou si la plaie consécutive à l'opération, au lieu de cicatriser par première intention, suppure, des désordres graves et la néphrite diffuse suppurée en sont bientôt la conséquence. Il y a donc lieu d'examiner séparément les cas simples et les cas compliqués en les opposant les uns aux autres et en indiquant les particularités inhérentes à leur évolution spéciale.

a. — *Compression, obstruction de l'uretère sans retentissement inflammatoire. — Ligature expérimentale simple.*

Les conditions nécessaires pour produire les lésions que nous allons étudier sont, comme nous venons de le dire, des obstacles à l'écoulement de l'urine par suite de la compression ou du rétrécissement de l'uretère, ou encore de l'envahissement de ses parois par une tumeur. On sait combien sont nombreuses les causes qui peuvent amener un pareil résultat, aussi bien est-il inutile de les énumérer, attendu que les altérations secondaires du rein sont absolument identiques.

Nous prendrons comme type de cette altération celle qui survient à la suite de l'obstruction progressive de l'uretère par une tumeur éloignée du rein (cancer de l'utérus par exemple). Que se passe-t-il? L'uretère, non loin de son embouchure dans la vessie, est comprimé de dehors en dedans par la néoplasie cancéreuse, sa paroi s'épaissit après avoir résisté quelquefois assez longtemps avant d'être envahie par la tumeur. L'uretère peut même n'être pas envahi par la tumeur, mais malgré cela sa cavité se rétrécit parce que ses parois sont le siège d'une inflammation plus ou moins vive qui amène tôt ou tard l'oblitération du conduit.

L'urine retenue dans l'uretère s'accumule dans le bassinet, puis dans les tubes urinifères jusques et y compris la capsule de Bowmann. L'aspect macroscopique offert par le rein est différent, suivant qu'on l'examine dans les premières périodes de la rétention d'urine, ou au contraire au bout d'un temps fort long.

Dans le premier cas, l'organe, loin d'être diminué de volume, présente au contraire des dimensions plus considérables. Il est absolument lisse à sa surface et d'une pâleur remarquable. Sa couleur diffère absolument de celle du rein amyloïde, son aspect est différent de celui que présentent les nombreuses variétés des néphrites diffuses. Tandis que le rein amyloïde est légèrement blanc jaunâtre, qu'il est ferme et dur à la coupe et que sa surface de section est sèche, le rein que nous envisageons est d'un blanc laiteux presque uniforme, et c'est à peine si l'on peut distinguer les deux substances, sauf en regardant de très près, la substance médullaire étant sillonnée de stries très fines parallèles les unes aux autres. De plus le rein, à cette période de la compression des uretères, est plutôt mou que ferme, et sa section offre une surface œdémateuse de laquelle s'écoule un liquide incolore en plus ou moins grande quantité. Ce liquide est de l'urine presque pure.

L'examen histologique fournit des résultats extrêmement précis. Sur des coupes longitudinales examinées à un faible grossissement, on voit que les substances corticale et médullaire sont sillonnées et traversées par des tubes dont la dimension est beaucoup plus considérable que celle des autres. Leur cavité est limitée par des bords sinueux, elle ne contient d'ailleurs aucun élément figuré et se détache en blanc sur le tissu environnant relativement beaucoup plus serré et beaucoup plus compacte, absolument comme le ferait une grosse veine, vide de sang, coupée en long dans un organe quelconque.

Cette disposition est d'autant plus nette que le nombre des tubes dilatés au maximum est relativement restreint. Sur les mêmes coupes en long dans la substance corticale, on voit des tubes contournés dont les courbures sont en partie redressées et qui aboutissent quelquefois à des glomérules dont la capsule est distendue.

La même disposition peut s'observer sur des coupes transversales faites à différentes hauteurs. L'impression que l'on retire de ces premiers examens, c'est que les systèmes glomérulo-tubulaires résistent d'une façon bien différente à la pression qui s'exerce de dedans en dehors sur leurs parois. Ici encore se manifeste l'indépendance de chaque tube depuis le glomérule jusqu'à la papille. L'inégalité de dilatation des tubes suivant les points observés est un fait qui paraît au premier abord assez difficile à expliquer, car l'on peut admettre que l'obstacle portant sur le conduit excréteur principal de la glande (uretère), la pression doit être sensiblement la même dans tous les points. Mais il est certain que le contraire a lieu, et ce phénomène ne peut tenir qu'à deux causes : ou bien certains systèmes offrent des parois moins résistantes, ou bien le travail de filtration urinaire se fait plus activement dans certains glomérules que dans d'autres, et par conséquent la pression augmente dans le tube correspondant; peut-être ces deux causes agissent-elles simultanément.

L'examen histologique pratiqué avec de forts grossissements montre que les lésions élémentaires sont au contraire très comparables et répandues dans le rein d'une manière beaucoup plus uniforme. On peut, en ce qui concerne les épithéliums, les résumer en un seul mot : la lésion dominante est l'*atrophie.* Cette atrophie est la même dans les tubes collecteurs, les tubes droits et les tubes contournés, et le mécanisme qui préside à cette régression cellulaire est identique. Sous l'influence de la pression exagérée, les épithéliums sont appliqués contre la paroi, ils subissent cette compression lente sans réaction aucune, et s'atrophient peu à peu. Dans deux faits que nous avons observés récemment, tous les épithéliums étaient réduits à l'état de petites cellules à protoplasma mince sans granulations dans leur intérieur. Dans aucun point des tubes urinifères les épithéliums ne faisaient de saillie appréciable, même pas au niveau des tubes contournés, à l'exception de quelques-uns où les cellules étaient très petites, légèrement grenues et irrégulièrement cubiques.

Le tissu conjonctif n'est pas indemne. Il est même assez développé entre les tubes, de telle sorte que la gangue fibreuse du rein est très apparente. Quand on détaille les modifications dont elle est le siège, on voit qu'elle n'est pas formée de trousseaux fibreux denses, résistants comme dans les inflammations chroniques, mais de fibrilles de tissu conjonctif, très fines, entrelacées les unes avec les autres et limitant des mailles occupées par une substance liquide semi-transparente, légèrement granuleuse. Ce tissu renferme des cellules lymphatiques en petit nombre, des cellules plates et fusiformes de tissu conjonctif et des cellules ramifiées de tissu muqueux. Il semble d'après cela que les fibres du tissu conjonctif ancien aient été dissociées les unes des autres par une sorte d'œdème urineux. En quelques points les phénomènes d'irritation secondaire sont plus marqués, le tissu conjonctif est plus épais, et les éléments embryonnaires sont disposés par groupes, mais cette disposition est relativement peu fréquente.

Les glomérules de Malpighi sont généralement peu altérés, au moins à cette période. Plus tard, au contraire, les lésions s'accentuent à leur niveau, surtout si la maladie a duré longtemps.

En résumé, nous voyons que dans quelques cas la lésion se résume à une distension mécanique des tubes par l'urine retenue, distension inégalement répartie dans le parenchyme. Les phénomènes qui l'accompagnent se résument à l'atrophie progressive et de plus en plus prononcée des épithéliums avec infiltration du tissu conjonctif de l'organe. La distension, l'excès de pression et l'infiltration qui en est la conséquence suffisent à expliquer la dilatation parfois extrême des tubes contournés et des capsules de Bowmann, l'aplatissement des épithéliums et l'anémie de l'organe dont la couleur est si caractéristique à l'œil nu.

MM. Straus et Germont ont obtenu des résultats analogues par la ligature de l'uretère : leurs expériences sont même beaucoup plus démonstratives que les faits que nous venons de relater. En effet, toute cause d'irritation ayant été éliminée, les procédés antiseptiques ayant été employés pendant l'opération avec toute leur rigueur, ils se sont placés dans les meilleures conditions pour n'obtenir que des lésions d'ordre purement mécanique.

Six à huit heures après la ligature, le rein correspondant est plus volumineux et surtout plus pâle que le rein sain; du premier au vingtième jour de la ligature, on voit s'accentuer la dilatation de l'uretère et du bassinet, avec une augmentation apparente du volume de l'organe dont la pâleur est de plus en plus accusée. A ce moment les calices et le bassinet sont déjà distendus par l'urine; si on évacue ce liquide par une ponction, l'organe se flétrit. Plus tard, à l'augmentation apparente de l'organe succède une diminution de volume de plus en plus nette. La surface du rein est toujours lisse et sans vestige de granulations. Au bout de 4 ou 5 mois, l'épaisseur de la substance rénale ne dépasse pas 2 ou 3 millimètres et la distinction entre l'écorce et la pyramide n'est plus possible à l'œil nu. La saillie de la pyramide, totalement effacée, est même remplacée par une dépression, et la plus grande épaisseur de l'organe correspond, contrairement à ce qui a lieu à l'état normal, aux deux extrémités du grand diamètre. Le liquide contenu dans la poche est absolument limpide et ne contient qu'un peu d'albumine et de l'urée.

L'examen histologique montre que la dilatation est plus précoce et plus accusée dans les tubes contournés que dans les rayons médullaires et les tubes collecteurs, ce que les expérimentateurs précédents expliquent en disant que c'est au niveau du glomérule que doit régner la pression maxima.

On doit donc distinguer deux phases à ce processus : 1° une phase d'*ectasie* des canalicules; 2° une phase de *collapsus atrophique* [1].

La deuxième phase s'établit quatre à cinq semaines après la ligature, elle est caractérisée par le collapsus des tubes urinifères, tant contournés que droits; la dilatation ne persiste qu'en un seul point, sur la capsule de Bowman qui peut subir une distension kystique considérable, le bouquet glomérulaire refoulé et atrophié n'en occupant plus qu'un des pôles. Nulle part, dans le parenchyme, autour des tubes affaissés, il n'existe d'infiltration embryonnaire ou de sclérose. Il faut cependant ajouter qu'un processus scléreux se manifeste en deux points circonscrits, autour des capsules de Bowmann dilatées et autour des artérioles.

On ne retrouve pas dans la pathologie humaine de faits qui soient la reproduction exacte des expériences de MM. Straus et Germont; la description que nous avons indiquée plus haut montre en effet qu'à un degré peu avancé de la rétention d'urine par compression des uretères on note déjà des lésions mécaniques, un certain degré d'épaississement du tissu conjonctif délié entre les tubes, ce qui ne peut dépendre que d'une irritation locale.

On ne saurait méconnaître néanmoins tout l'intérêt qui se rattache à ces expériences, justement en raison de ce fait que la pathologie humaine ne reproduit pas les conditions pour ainsi dire idéales dans lesquelles les expérimentateurs se sont

1. Straus et Germont, Des lésions histologiques du rein chez le cobaye à la suite de la ligature de l'uretère. *Archives de physiologie*, 1882.

placés. Si MM. Straus et Germont n'ont pas obtenu par leur procédé opératoire de néphrites diffuses ou de sclérose consécutive, c'est parce qu'ils ont employé la méthode antiseptique. C'est tout au moins la raison qu'ils en donnent. Si au contraire MM. Aufrecht et Charcot ont obtenu dans leurs expériences des résultats tout différents, c'est qu'il s'est produit une suppuration de la plaie, ou une irritation des bassinets et des premiers conduits. Dans ces expériences, on trouve en effet relevés, l'état trouble ou purulent du liquide contenu dans les bassinets et la coexistence d'inflammations suppuratives étendues, une péritonite par exemple dans un fait publié par Aufrecht.

Chez l'homme, les inflammations diffuses du parenchyme rénal consécutives à l'oblitération de l'uretère, ne sont pas toujours les mêmes. Dans une première série de faits il s'agit de suppurations franches, dans une autre série, la nature de l'inflammation est différente, mais en tous cas, elle n'aboutit pas à la suppuration, et, chose beaucoup plus importante, la durée de l'altération rénale peut être indéfinie. L'une des terminaisons possibles des lésions de ce dernier groupe, c'est l'atrophie complète du rein réduit à l'état de coque fibreuse coiffant l'uretère à la manière d'un capuchon. Examinons l'évolution des lésions dans ce dernier cas.

b. — *Compression, obstruction de l'uretère accompagnées de phénomènes inflammatoires.*

Les mêmes causes que nous avons signalées déjà peuvent amener un retentissement inflammatoire sur le parenchyme rénal.

Ici, en outre des phénomènes de dilatation des uretères, des calices, des tubes collecteurs et des capsules de Bowmann avec un léger épaississement du tissu conjonctif, il existe toujours une infiltration embryonnaire plus ou moins marquée du tissu conjonctif autour des capsules de Bowmann et des artères qui traversent la substance corticale. Le tissu conjonctif est beaucoup plus épaissi que dans les premières périodes, mais il est toujours fibrillaire et ne contient qu'un nombre assez restreint de cellules fusiformes ou de cellules du tissu muqueux. Son développement se fait d'une façon assez régulière, son épaisseur est presque partout la même. Les glomérules, sans être très malades, présentent aussi une irritation de leur membrane périvasculaire. Les lésions épithéliales sont encore plus marquées que précédemment. Les cellules traitées par l'acide osmique ne présentent généralement pas de granulations graisseuses à leur intérieur.

Sous l'influence du carmin ou des autres agents colorants, elles conservent une teinte pâle, le noyau lui-même est beaucoup moins apparent que dans la plupart des lésions rénales. Cette réaction spéciale tient à ce que les épithéliums comprimés depuis longtemps sont comme momifiés, et à ce que leur vitalité est compromise à un haut degré.

A mesure que s'accentuent les lésions, l'aspect microscopique du rein change et rappelle par ses principaux traits ce que l'on observe à la suite de la ligature prolongée de l'uretère : le bassinet se distend de plus en plus, la pointe des pyramides s'émousse et, dans les degrés ultérieurs de l'altération rénale, la pyramide est réduite à un très petit volume ; à sa place on trouve quelquefois une dépression à concavité inférieure.

Le rein est distendu à l'excès, son épaisseur totale, du bassinet à la capsule, est très variable ; elle peut n'avoir qu'un centimètre, un demi-centimètre, quelquefois même encore moins. L'examen microscopique montre que les tubes sont plongés dans un tissu conjonctif abondant et tassé sur lui-même ; un grand nombre de glomérules sont fibreux, mais l'atrophie est toujours plus marquée au niveau de la pyramide que dans la substance corticale, et cette différence persiste jusqu'à la fin. La pyramide apparaît à l'œil nu comme un petit bloc de tissu conjonctif d'une très grande dureté ; au microscope tous les tubes qui la traversent sont réduits à l'état de fentes, quelquefois leur lumière est complètement bouchée. Au contraire, au niveau de la substance corticale, quelques tubes persistent avec une lumière assez nette et un épithélium plat de revêtement.

Dans quelques cas exceptionnels, l'atrophie du rein peut être plus marquée encore. Nous nous rappelons l'autopsie d'un individu mort avec des phénomènes urémiques et dans laquelle on trouva une hydronéphrose du côté gauche, avec occlusion de l'uretère par un calcul enchatonné. On cherchait en vain le rein droit et on pensait qu'on était en présence d'un rein unique.

Toutefois, en cherchant très attentivement, on découvrit, au milieu de l'atmosphère adipeuse notablement épaissie, le rein droit représenté par une poche ayant 1 à 2 millimètres d'épaisseur dans presque tous les points. Cette poche ouverte avec précaution montra que les parois étaient simplement accolées l'une à l'autre comme les parois d'un kyste hydatique flétri, mais sans adhérence. Il est probable qu'il y avait eu, plusieurs années auparavant, une distension énorme du rein de ce côté, et que le liquide avait fini par se résorber. Nous n'avons cité ce fait que pour montrer à quel degré de minceur peut être réduite la substance du rein dans certains cas.

D'une façon générale, on peut dire qu'un excès de pression dans l'uretère détermine d'abord la dilatation des systèmes tubulaires jusqu'à la papille; secondairement une inflammation du tissu conjonctif interstitiel, et enfin une cirrhose diffuse avec atrophie progressive de l'organe. Les lésions des épithéliums dans ces conditions sont surtout caractérisées par l'atrophie pure et simple. Lorsque les pyramides sont déjà notablement émoussées et que la cirrhose se développe à leur intérieur, il semble que la dilatation des tubes ne puisse plus se faire. Quelle est la cause de l'irritation du tissu conjonctif? Il est difficile de ne pas admettre l'influence de l'altération et de la décomposition de l'urine, or nous savons qu'elle imbibe le parenchyme rénal lorsque la pression dans les tubes est élevée.

Au point de vue pathogénique, on peut conclure des observations précédentes que, dans la première période, la lésion rénale gît presque tout entière dans la dilatation d'un certain nombre de systèmes tubulaires primitifs, et qu'elle est caractérisée dans sa seconde période par la production d'une néphrite interstitielle disséminée sinon diffuse. Si, en effet, la lésion est à la fois mécanique et systématique à son début, puisqu'elle porte sur certains tubes urinifères dans toute leur longueur, lorsque survient l'inflammation, la néphrite interstitielle qui en résulte s'édifie dans un tissu conjonctif dont les propriétés physiologiques sont sensiblement modifiées par le liquide urinaire dont il est infiltré. D'autre part, les épithéliums sont incapables d'aucune réaction et réduits à l'état de lames protoplasmiques à noyaux plus ou moins nets. Pour tous ces motifs nous ne croyons pas comme M. Charcot que la lésion soit dans ce fait ainsi que dans la néphrite saturnine expérimentale une cirrhose épithéliale, les épithéliums étant voués dès le début à l'atrophie à cause de la compression qu'ils subissent et aussi parce que la circulation sanguine est insuffisante. Nous ne retrouvons pas ici les mêmes causes d'irritation lente des épithéliums, la même altération de la glande que lorsqu'une substance nuisible s'élimine lentement à travers l'épithélium.

Dans ses périodes plus avancées, la néphrite saturnine systématique se différencie encore plus de la néphrite consécutive à l'obstruction des uretères, puisque le maximum des lésions, dans la première, a lieu chez le cobaye au niveau de la substance intermédiaire, chez l'homme au niveau du labyrinthe, tandis que la seconde détermine une atrophie fibreuse prédominante dans la pyramide. La première, lorsqu'elle dure longtemps, se termine presque toujours par un état granuleux de la surface ; dans la seconde, au contraire, la surface du rein est toujours lisse, parce que les lésions sont à peu près les mêmes dans toute l'étendue du labyrinthe et qu'elles obéissent à la distribution du tissu conjonctif et non à celle de certains tubes.

M. Artaud[1] qui a étudié dernièrement un certain nombre

1. G. Artaud, De la néphrite déterminée par la compression des uretères dans le cours du cancer de l'utérus et de l'hypertrophie du cœur consécutive. *Revue de médecine*, novembre 1883.

Voici les conclusions du travail de M. G. Artaud :

A. — Dans le cours du cancer de l'utérus, il peut se développer, à la suite de la compression de l'uretère, des lésions rénales dont les caractères sont différents, suivant le degré et la durée de la compression.

Quand la compression a été peu prononcée, le rein présente un volume normal ou légèrement augmenté : les lésions histologiques consistent dans une *infiltration nucléaire* autour des tubes urinifères et des vaisseaux (glomérules et artères), une *hypertrophie des glomérules* et une *dilatation des tubes contournés*, dont l'épithélium a subi la dégénérescence granulo-graisseuse. Les tubes collecteurs ont conservé à peu de chose près leur diamètre normal, et leurs épithéliums ne paraissent pas altérés (1re période).

Quand la compression a été longue, que l'uretère et le bassinet ont été très distendus, le rein s'atrophie et le degré de l'atrophie est en raison directe de la dilatation de l'uretère et du bassinet. Les lésions histologiques consistent dans le *passage à l'état fibreux de l'infiltration nucléaire du début*, *l'affaissement des tubes droits et des tubes collecteurs dont l'épithélium a subi la régression embryonnaire*. Les glomérules sont ou fibreux ou kystiques. Les tubes contournés, revenus sur eux-mêmes, présentent les mêmes altérations de leurs épithéliums que dans la première période (2e période).

Ces lésions se rapprochent de celles que détermine la ligature de l'uretère chez les animaux. Elles en diffèrent en ce qu'elles constituent une *néphrite diffuse à marche rapide* au développement de laquelle l'élément inflammatoire prend la plus grande part, tandis que l'élément mécanique est surtout en jeu de « néphrites déterminées par la compression des uretères dans le cours du cancer de l'utérus » au double point de vue de la lésion rénale et de l'hypertrophie cardiaque consécutive, arrive à cette conclusion que la lésion rénale est caractérisée par une néphrite diffuse à marche rapide absolument distincte de l'atrophie par ligature de l'uretère, et accompagnée d'une dégénérescence granulo-graisseuse.

Il existe, comme nous le disions plus haut, une différence très grande suivant les observations et suivant qu'il y a ou non retentissement inflammatoire. Quant à la différence essentielle entre les cas d'obstruction ou de compression de l'uretère et la ligature de ce conduit, elle se montre dès le début. Dans le second cas, la pression étant immédiatement très considérable dans les tubes du rein, il en résulte que les glomérules se dilatent d'une façon bien plus générale et pour ainsi dire constante, mais ce détail mis de côté, les lésions sont les mêmes. L'oblitération brusque peut également se produire chez l'homme dans la lithiase rénale.

c. — *Compression, obstruction, ligature de l'uretère avec suppuration consécutive.*

Il nous reste à examiner une des variétés les plus fréquentes de l'altération des reins à la suite de la compression des uretères, nous voulons parler de la néphrite diffuse suppurée. Cette suppuration diffuse ne diffère des autres suppurations diffuses que parce qu'elle est précédée d'une dilatation des voies d'excrétion (tubes droits et tubes collecteurs), mais

dans l'évolution des lésions rénales qu'entraîne la ligature aseptique de l'uretère.

B. — Ces lésions rénales déterminées par la compression de l'uretère dans le cours du cancer de l'utérus, amènent fréquemment une *hypertrophie du cœur qui porte exclusivement sur le ventricule gauche.*

Cette hypertrophie ne s'*accompagne presque jamais de myocardite interstitielle.* C'est là une variété encore peu étudiée de ces hypertrophies cardiaques, consécutives aux néphrites qui se développent dans le cours des affections des voies urinaires.

Cette forme de néphrite décrite par M. Artaud est peut-être la plus fréquente de toutes celles que détermine le cancer de l'utérus, mais nous avons observé des faits plus simples où les cellules étaient surtout atrophiées, momifiées pour ainsi dire, et sans aucune trace de graisse. Le tissu conjonctif était peu altéré. Cette forme par atrophie des éléments nobles de l'organe mène rapidement à l'urémie. Ces lésions sont dues à la distension simple et peuvent exister alors que le rein offre son volume normal ou augmenté.

comme cette dilatation est souvent peu marquée au moment où la suppuration se produit, il n'y a aucun inconvénient à décrire simultanément ces deux formes. Toutes les affections suppurées des voies urinaires depuis l'urèthre jusqu'à la vessie en y comprenant la prostate et les glandes annexes de l'urèthre, peuvent donner lieu à des pyélo-néphrites ascendantes généralement d'une gravité extrême et presque toujours doubles.

La pyélo-néphrite calculeuse, la compression des uretères par des tumeurs (corps fibreux utérin, cancer du même organe), les calculs des bassinets dont une des extrémités est engagée dans l'uretère, et quantité d'autres affections qui peuvent donner lieu en même temps à une obstruction de l'uretère et à une inflammation suppurée, s'accompagnent souvent de pyélo-néphrite ascendante suppurée. Il en est de même dans certains cas de ligature expérimentale de l'uretère lorsque les précautions antiseptiques n'ont pas été prises. Tout cet ensemble de causes s'accompagne d'une suppuration diffuse du rein qui a reçu le nom générique de rein chirurgical.

Quelles sont donc les conditions qui amènent la production du rein chirurgical? Deux seules suffisent : il faut qu'il y ait à la fois stagnation de l'urine et altération du liquide retenu. Aujourd'hui que l'on connaît mieux certains modes de propagation des organismes inférieurs, on sait qu'il n'est même pas nécessaire qu'il y ait rétention d'urine au-dessus de la vessie pour que pareil phénomène se produise, et l'inflammation suppurative peut se propager de proche en proche en remontant du côté des bassinets.

Quoi qu'il en soit, dans toute dilatation de l'uretère, qu'elle soit consécutive à un calcul enclavé ou à un carcinome utérin, il peut se produire une suppuration rapide qui transforme le liquide transparent de l'hydronéphrose en liquide purulent. C'est alors que se développe une néphrite suppurée véritablement diffuse. Autour des tubes droits et collecteurs, le long de leurs parois, se forment des foyers allongés de globules de pus qui s'infiltrent peu à peu dans le tissu conjonctif avoisinant. Cette suppuration peut se faire également autour des capsules de Bowmann. Les parois des tubes les plus altérés sont détruites, et il y a mélange intime de l'urine et du pus disposé en foyers. Ce qui distingue à l'œil nu cette suppuration de celle qui est consécutive à une infection purulente ou à des embolies septiques d'endocardite ulcéreuse, c'est qu'elle est disposée beaucoup plus irrégulièrement : ici on verra un très petit abcès, quelques millimètres plus loin un abcès beaucoup plus volumineux, et cela dans toutes les régions du rein. Les abcès métastatiques de l'infection purulente ou des embolies septiques sont au contraire presque toujours coniques parce qu'ils sont disposés suivant les divisions artérielles; de plus, ils sont de volume beaucoup plus régulier et siègent généralement à la périphérie sous la capsule à travers laquelle ils sont faciles à observer.

Il ne faut pas exagérer ces différences, car, dans les rétentions d'urine, les abcès qui se produisent peuvent occuper en assez grand nombre la périphérie de l'organe sous la forme de très petites collections miliaires. Mais ces petits abcès sont arrondis et ne répondent pas du tout au trajet d'une petite artériole. Ils sont développés soit dans le tissu conjonctif soit autour d'un petit capillaire, mais la disposition en coin est chez eux exceptionnelle.

Il nous paraît inutile de nous arrêter à décrire toutes les variétés que peuvent présenter les abcès du rein; il suffit de rappeler que toutes les hydronéphroses avec atrophie plus ou moins complète du rein peuvent, à un moment donné, se compliquer d'abcès plus ou moins volumineux. Les plus volumineux sont ceux qui se développent dans l'extrémité des pyramides et qui communiquent bientôt avec les bassinets dilatés. La collection purulente peut acquérir dans ces conditions des dimensions énormes, et si la mort n'arrive pas par le mécanisme de l'infection purulente, il est fréquent de voir des abcès se propager aux organes circonvoisins, soit au tissu cellulaire en produisant des phlegmons périnéphrétiques, soit à la séreuse abdominale avec péritonite ultime.

Nous pensons, dans les lignes qui précèdent, avoir suffisamment insisté sur les conditions qui président au développement des altérations du rein dans le cas d'obstruction, de compression ou de ligature des uretères. Ces phénomènes, quand on les étudie d'un peu près, sont d'ailleurs assez faciles à analyser, et la pathologie expérimentale nous a permis une fois de plus de réaliser des expériences simples qui ont eu pour résultat de faciliter cette analyse.

En tous cas, nous croyons pouvoir affirmer que les phénomènes pathologiques sont au nombre de trois principaux : 1° action mécanique, dilatation simple, atrophie des épithéliums; 2° irritation du tissu conjonctif par un liquide excrémentitiel non altéré : néphrite diffuse simple; 3° irritation du tissu conjonctif par un liquide altéré : néphrite diffuse suppurée (rein chirurgical).

Aucun de ces trois modes d'altération n'offre de point de rapprochement soit avec les néphrites diffuses, soit avec les néphrites systématiques glandulaires ou artérielles. Ce sont des lésions tout à fait spéciales dont le mécanisme et la pathogénie sont distincts.

CHAPITRE XII

LÉSIONS DU REIN EN RELATION AVEC LES DIFFÉRENTES ESPÈCES DE BACTÉRIES

Ce chapitre, dans lequel nous nous proposons d'étudier les altérations rénales déterminées par le passage et par l'accumulation de différentes espèces de bactéries dans le rein, sera nécessairement incomplet car la question est loin d'être épuisée; c'est à peine si l'on commence à comprendre de quelle façon agissent les micro-organismes sur les tissus et en particulier sur l'organe que nous avons en vue. Comme nous nous en tiendrons uniquement aux données qui nous paraissent bien établies aujourd'hui, ce chapitre sera nécessairement assez court. Nous donnerons, à propos de chacun des micro-organismes, les meilleures méthodes propres à les mettre en évidence, afin d'être pour le moins utiles à ceux de nos lecteurs qui voudraient pousser plus avant cette attrayante étude.

Les bactéries, lorsqu'il s'en trouve dans le rein, paraissent presque constamment s'y introduire par la voie de la circulation du sang et par l'intermédiaire de ce véhicule. On les trouve en effet, le plus souvent, soit dans les vaisseaux des glomérules, soit dans les capillaires, dans les veines et même dans les artérioles. S'ils ne sont pas rencontrés dans l'intérieur des vaisseaux, les amas qu'ils forment et les nodules d'inflammation aiguë, subaiguë ou chronique dont ils s'entourent siègent à la périphérie des vaisseaux; la forme de ces inflammations est généralement en rapport avec celle d'un territoire vasculaire affecté par suite de l'arrêt des bactéries dans une artériole et dans les capillaires qui commandent la circulation sanguine d'un segment du rein. De leur présence dans les vaisseaux du rein et tout particulièrement dans les branches artérielles glomérulaires, il s'ensuit que la substance corticale sera primitivement et essentiellement leur lieu de prédilection et que les inflammations diffuses, nodulaires ou en foyers causées par les bactéries seront observées surtout dans l'écorce du rein. De là les micro-organismes pourront passer dans l'intérieur des tubes urinifères et être évacués par les voies d'excrétion de l'urine.

S'il en est ainsi dans le plus grand nombre des faits, il n'est pas moins vrai que des bactéries peuvent suivre un chemin inverse et pénétrer de la vessie dans l'uretère et le bassinet s'il s'en trouve à la surface de la vessie, dans une cystite chronique calculeuse, par exemple. C'est ainsi que depuis longtemps M. Klebs a décrit la pyélo-néphrite, consécutive à la cystite, et dans laquelle les bactéries s'accumulent dans les tubes droits du rein [1].

Voici comment nous classerons les faits relatifs à ce chapitre :

1° Nous étudierons d'abord le passage, dans les vaisseaux sanguins du rein, de bactéries qui peuvent s'éliminer par les urines sans causer habituellement de lésion manifeste de l'épithélium et du parenchyme rénal; tels sont par exemple les bacilles du jéquirity, du charbon, et de certaines affections septiques artificiellement provoquées chez les animaux (septicémie de la souris et du lapin d'après les expériences de Koch).

2° Puis nous analyserons ce qu'on connaît jusqu'ici des affections rénales de l'homme dans leur relation avec les microbes, dans la série des maladies fébriles infectieuses : fièvre jaune, fièvre typhoïde, variole, diphthérie, scarlatine, érysipèle, etc.

3° Les affections rénales consistant dans des îlots d'inflammation, des infarctus ou des abcès métastatiques ou dans la suppuration diffuse du rein déterminés par des thromboses ou des embolies de microbes dans les vaisseaux, avec des coagulations fibrineuses et des oblitérations vasculaires.

Et 4° la tuberculose rénale.

1. *Handbuch der path. Anatomie*, t. I, p. 655. — Berlin, 1868.

a. — *Bactéries circulant dans le sang de la circulation rénale sans produire de coagulations intravasculaires ni de lésions manifestes du parenchyme.*

L'un de nous a étudié, en commun avec M. Berlioz [1], le mode d'action des *bacilles de la macération du jéquirity* sur le rein dans une série d'espèces animales et les données qui résultent de ces expériences précisent bien la façon dont certains bacilles pathogènes peuvent circuler dans le sang du rein et même s'éliminer sans qu'il en résulte d'inconvénient grave ou même de lésion apparente du côté du parenchyme rénal. C'est à ce titre que nous en parlons ici. En injectant sous la peau d'une grenouille une ou deux gouttes de la macération du jéquirity, on produit une affection septique caractérisée par une enflure progressive, un œdème sous-cutané avec des ecchymoses qui se termine par la mort de la grenouille au bout de 8 à 10 jours. Les bacilles du jéquirity se sont multipliées en quantité considérable dans la lymphe et dans le sang où ils vivent et jouissent de mouvements très actifs. Le sang du cœur et de tous les organes en contient, si bien qu'on en voit une quantité considérable dans tous les vaisseaux sur les coupes de tous les organes examinés. Naturellement le sang qui circule dans le rein est chargé des mêmes bactéries, et un certain nombre d'entre elles s'élimine incessamment par l'intermédiaire des voies d'excrétion de l'urine. On en a la preuve en prenant, dans la vessie d'une grenouille empoisonnée, avec une pipette de verre, l'urine qui y est contenue et l'examinant de suite au microscope ; on y voit alors une grande quantité de bâtonnets animés de mouvements. Les bâtonnets et spores peuvent être très bien observés dans les liquides qui en contiennent en grand nombre, avec l'objectif 8 à sec et l'oculaire 3 de Vérick ; les mouvements incessants dont ils sont agités, leur forme et leur dimension sont tout à fait caractéristiques. Ils se colorent très facilement avec la liqueur d'Ehrlich [2], et avec le violet de méthyl B de la fabrique de Bâle. Pour les examiner dans l'urine ou dans la

1. Expériences sur l'empoisonnement par les bacilles de la macération du jéquirity, par MM. Cornil et Berlioz. *Archives de physiologie*, 3e série, t. II, 1883, p. 414. *Semaine médicale*, 25 janvier et 31 janvier, 1884.

2. Nous préparons ce liquide avec de l'eau distillée additionnée d'huile

lymphe, il suffit de faire passer entre les deux lames de verre une goutte de la liqueur d'Ehrlich. Les bacilles se teignent en rouge aussitôt que le liquide coloré les baigne; ils continuent encore à se mouvoir pendant quelques secondes, mais leur mouvement cesse bientôt lorsqu'ils sont colorés.

Il est donc absolument certain que les bactéries passent du sang dans l'urine de la grenouille. On en a la preuve directe en examinant au microscope les coupes du rein de la grenouille.

Aussitôt après la mort, on fait durcir un rein dans l'alcool et on en fait des coupes minces au microtome de Thoma. On laisse séjourner les coupes pendant trois ou quatre heures dans le liquide d'Ehrlich ou dans une solution aqueuse concentrée de violet de méthyl B. Après quoi on les passe dans l'eau distillée, dans l'alcool absolu, l'essence de girofle et on les monte dans le baume. Les bactéries et les noyaux des cellules sont très colorés en rouge par le premier liquide, en violet par le second.

Les coupes examinées avec un objectif à immersion homogène $\frac{1}{12}$ de Zeiss ou n° 10 de Verick montrent d'abord un nombre variable de bacilles contenus dans tous les vaisseaux du rein. Généralement, lorsque la grenouille est morte de l'intoxication jéquiritique, ils sont beaucoup plus nombreux que les globules du sang, mais ils peuvent être en nombre égal ou un peu inférieur. Toutes les anses glomérulaires et les capillaires en sont remplis. On rencontre quelquefois des bacilles accolés à la capsule, dans la cavité des glomérules, en sorte que leur élimination peut se faire par les glomérules. Il est également facile de s'assurer qu'il existe des bacilles dans la lumière des tubes contournés. Il importe toutefois de ne pas se contenter d'un examen superficiel, car sur les coupes du rein, comme les tubes sont entourés de capillaires qui contiennent des bacilles et comme ces capillaires croisent souvent la direction des tubes, on pourrait se tromper et croire que les bacilles con-

d'aniline, à laquelle nous ajoutons, après la filtration, une quantité suffisante de chlorhydrate de rosaniline, de la fabrique de M. Poirier à Saint-Denis, en solution concentrée dans l'alcool absolu. Le liquide doit avoir une couleur rouge très intense. Après cette première coloration, si l'on veut ne conserver la coloration que sur les bacilles, on place les préparations pendant quelques minutes dans une solution d'iodure de potassium ioduré à $\frac{1}{20}$, et on traite ensuite par l'alcool et par l'essence de girofle. On monte ensuite dans le baume.

tenus dans un vaisseau qui passe sur un tube se trouvent dans la cavité de ce dernier. Ces réserves faites, on constate très facilement, sur la coupe de tubes contournés, nettement sectionnés en travers, et dans leur lumière assez étroite, quelques bacilles libres ou adhérents au bord des cellules. On peut même en découvrir qui sont situés entre les cellules striées des mêmes tubes. Ce passage des bactéries du jéquirity s'effectue dans le rein de la grenouille sans causer la moindre lésion des cellules. Les vaisseaux capillaires cependant sont pleins de sang et dilatés. Il y a assurément un certain degré de congestion rénale, mais les tubes urinifères ne sont pas modifiés, leur lumière est étroite et leurs cellules, nettement striées en long, ne présentent ni tuméfaction trouble ni granulations graisseuses. Il n'y a pas non plus de sécrétions ni d'exsudations anormales dans la lumière des tubes.

Dans ces mêmes recherches faites en commun avec M. Berlioz, nous avons déterminé, chez le lapin, le moment précis où se faisait l'élimination par le rein des bacilles du jéquirity. Lorsqu'on injecte une quantité assez grande de la macération, jusqu'à 3 centimètres cubes, dans les veines apparentes de l'oreille, après s'être assuré, en sondant la vessie, que l'urine prise dans son réservoir naturel ne contenait aucun microorganisme, on trouve, dans l'urine prise de la même façon, une heure et demie après l'injection, une grande quantité de bacilles animés de mouvements. L'élimination continue à se faire par cette voie pendant tout le temps que dure l'intoxication, laquelle se termine, au bout de 6 heures environ, par la mort de l'animal. Les cellules des tubes urinifères ne présentent pas non plus d'altérations manifestes dues au passage des bactéries.

Nous avons tenu à rapporter ces expériences parce qu'elles établissent d'une façon précise ce fait que des bactéries données à une dose déterminée, et dont l'action est mortelle chez certaines espèces animales, passent des vaisseaux à travers le revêtement épithélial des tubes urinifères contournés et sont éliminées par les urines sans provoquer d'altérations matérielles notables du parenchyme rénal. Les cellules rénales sont indemnes, non seulement dans l'empoisonnement très aigu des lapins qui succède à l'injection intraveineuse du jéquirity, mais aussi après l'intoxication très lente des grenouilles, durant de 8 à 10 jours, qui est produite avec une goutte de jéquirity.

Nous pouvons citer bien d'autres exemples analogues.

Dans le *charbon* expérimental aigu tel qu'on le détermine par l'injection dans le tissu cellulaire du cobaye d'une goutte de liquide de culture de charbon virulent, l'animal meurt au bout de 24 heures environ. Le sang de tous les organes contient des quantités considérables de bactéries; le sang du rein en est rempli. Sur les coupes du rein [1], on peut s'assurer que les micro-organismes siègent dans l'intérieur des capillaires et des vaisseaux de tout ordre, et que les cellules rénales sont absolument normales. Les bactéridies du charbon passent à travers les reins dans les urines et sont éliminées par la voie urinaire si la durée de l'intoxication est suffisante. Ainsi les moutons atteints par le charbon rendent à un moment donné des urines

1. Pour examiner le sang et les liquides qu'on suppose contenir des bactéries et en particulier le *bacillus anthracis* ou bactéridie charbonneuse, il suffit d'étaler ce liquide en couche extrêmement mince à la surface d'une lamelle couvre-objet, de le laisser sécher, ce qui a lieu au bout de quelques minutes. Après quoi on fait surnager la lamelle dans un liquide coloré, en faisant baigner la face enduite du liquide desséché. On se sert comme bain coloré de la liqueur d'Erhlich, ou d'une solution alcoolique assez forte de chlorhydrate de rosaniline, ou d'une solution concentrée de violet de méthyl B ou d'une solution de violet de gentiane, de brun de Bismark, etc. Au bout d'une heure ou deux, on retire les lamelles, on les lave à l'eau distillée, puis à l'alcool absolu, puis on les laisse sécher et on les monte dans le baume. Ce procédé de coloration simple est très facile à employer, assez expéditif et il donne d'excellents résultats.

Pour colorer les coupes des organes atteints de charbon, on peut employer les mêmes procédés; seulement il est nécessaire de laisser les coupes plus longtemps dans les bains colorés. Ainsi on les mettra, pendant 15 à 20 heures, dans ces divers liquides à froid, ou bien pendant 4 ou 5 heures dans la solution forte, en ayant soin de placer les verres de montre ou cristallisoirs contenant les liquides colorants et les coupes, dans une étuve à 40°. Après quoi on plonge les coupes dans de l'eau distillée, puis dans l'alcool absolu, en ayant soin de bien les étaler et déplier si elles étaient chiffonnées ou pelotonnées; puis on les met dans l'essence de girofle et enfin on les monte sur une lame de verre. On laisse tomber sur elles une goutte de baume de Canada et on les recouvre d'une lamelle.

Si l'on veut obtenir une double coloration, on retire les coupes du premier bain coloré, et on les met dans un second bain de picro-carmin on de carmin aluné. Dix minutes ou un quart d'heure après on les en retire, on les déshydrate dans l'alcool absolu et dans l'essence de girofle et on les monte dans le baume.

Au lieu de picro-carminate, on peut employer l'éosine en solution aqueuse dans laquelle on laisse pendant une ou deux minutes les pièces colorées par le violet, puis on les déshydrate comme ci-dessus et on les monte dans le baume. Avec ces deux derniers procédés les bacilles restent colorés en violet, tandis que les éléments du tissu sont colorés en rouge. On peut se servir pour la seconde coloration de coccidine ou du rouge ponceau ou amaranthe.

Les bactéridies du charbon se colorent très facilement et sont toujours très reconnaissables en raison de leurs dimensions relativement considérables et de leur forme.

colorées, sanguinolentes, qui tachent leur toison et contiennent des bactéridies. Mais on ne trouve une quantité notable de bactéries, par l'examen microscopique, que si le sang passe aussi dans les urines. Cependant la culture de l'urine, même lorsqu'elle contient trop peu de bactéries pour qu'on les voie facilement au microscope, donne des résultats positifs. (Straus et Chamberland, *Arch. de physiologie*, 1883.)

Nous n'avons jamais examiné par nous-mêmes de reins d'animaux chez lesquels le début du charbon remontait à plusieurs jours. Mais nous avons eu entre les mains, il y a peu de temps, les pièces d'un individu qui avait succombé le quinzième jour d'une pustule maligne dans le service de M. le docteur Reynier [1] à l'hôpital Saint-Louis. Chez ce malade, dont l'observation a été analysée dans une leçon de l'un de nous, l'élimination des bactéridies charbonneuses avait eu lieu presque en totalité. Il n'en restait plus que quelques-unes dans le sang de la rate et un assez grand nombre encore dans la circulation capillaire du foie. L'estomac présentait des lésions inflammatoires qui furent regardées comme étant causées par l'élimination des bactéries sur la muqueuse. Cet homme avait rendu, dans les derniers jours de sa maladie, des urines teintées par le sang et albumineuses. A l'examen du rein nous ne trouvâmes pas de bactéridies, mais seulement des lésions du parenchyme cellulaire de la substance corticale consistant en une tuméfaction trouble des cellules et en exsudats sous forme de boules granuleuses et de cylindres dans la lumière des tubes contournés. Nous fîmes alors l'hypothèse que dans le rein, comme dans l'estomac, l'élimination des bacilles, prolongée pendant une quinzaine de jours, avait déterminé un certain degré de néphrite portant sur les cellules épithéliales et que cet état inflammatoire et nécrosique des cellules avait persisté jusqu'à la mort, bien que les bacilles eussent disparu par la voie de l'urine. C'est là une hypothèse, il est vrai, car nous n'avons pas constaté la présence antérieure de ces micro-organismes, mais cette supposition nous paraît très vraisemblable et conforme à ce que nous connaissons concernant l'élimination des bacilles.

1. *Journal des connaissances médicales*, n° du 7 février 1884, p. 43, 2e colonne.

Parmi les diverses affections qu'il a produites expérimentalement, M. Koch[1] a repris en 1874 les recherches faites antérieurement par MM. Coze et Feltz avec les liquides septiques. En injectant, dans diverses espèces d'animaux, une infusion de sang ou de chair musculaire putréfiés, M. Koch a produit deux affections septiques au premier chef, c'est-à-dire terminées rapidement par la mort, avec une grande quantité de bactéries dans le sang et sans qu'il y eût de métastases, d'abcès ni de coagulations fibrineuses dans les vaisseaux. Il a déterminé ainsi : 1° une septicémie chez les souris des maisons et 2° une septicémie chez le lapin; ces deux maladies spéciales, à évolution propre, reconnaissaient pour cause des micro-organismes de forme et de grosseur tout à fait différentes et n'ayant aucun rapport les uns avec les autres.

Par l'injection de l'infusion du sang putréfié sous la peau de la souris, il a déterminé chez un certain nombre de ces animaux une maladie septique mortelle; en injectant une goutte du sang de l'un de ces animaux malades à d'autres souris, il reproduisait la même maladie. Il suffisait même de tremper la pointe d'une aiguille fine dans le sang septique, puis de piquer la peau d'une souris saine pour déterminer les mêmes accidents mortels au bout de 40 à 60 heures.

La septicémie des souris est causée par un bacille extrêmement petit que M. Koch (sur les préparations qui ont séjourné, il est vrai, dans l'alcool et qui ont été colorées avec le violet de méthyl, puis montées dans le baume), estime avoir une longueur de 1 μ et une épaisseur de 0,1 μ. Ces micro-organismes existent à l'état de liberté dans l'œdème sous-cutané et dans le sang. Dans ce dernier liquide, ils n'atteignent jamais les globules rouges, mais ils entrent souvent, en quantité plus ou moins grande, dans les cellules lymphatiques, dont ils peuvent remplir tout le protoplasma. On les rencontre dans le sang du rein au même titre que dans le sang de tous les organes; ils se montrent par exemple dans les capillaires du rein; mais ils ne déterminent aucune lésion des cellules des tubes urinifères.

M. Koch a produit avec les mêmes infusions de chair mus-

1. *Untersuchungen uber die Ætiologie der Wundinfectionskrankheiten*. Leipzig, 1878.

culaire putréfiée une autre maladie septique chez le lapin. Il s'était d'abord collecté un abcès putride chez un de ces animaux à la suite d'une injection sous la peau du dos. Dans cet abcès et dans l'œdème périphérique, il y avait un grand nombre de bactéries. Il injecta sous la peau du dos d'un autre lapin le liquide œdémateux du premier. Le second lapin mourut 24 heures après avec une grande quantité de microbes dans le sang de la plupart des organes, et la culture de ces bactéries dans l'organisme du lapin donnait toujours la même maladie septique. A l'autopsie de ces animaux on ne trouvait ni infarctus, ni abcès, mais seulement des ecchymoses sur le péritoine, une tuméfaction de la rate et de la congestion pulmonaire. Dans les capillaires du poumon, du rein et dans le sang de quelques veines, il existait une grande quantité de bactéries ovoïdes et volumineuses mesurant 1 μ en longueur et 0μ,8 en épaisseur. Il y avait, par exemple, des colonies de ces bactéries tapissant la cavité des vaisseaux glomérulaires. Mais le tissu rénal lui-même ne présentait aucune lésion et les micro-organismes ne pénétraient pas dans les tubuli. Ces microbes diffèrent de ceux de la pyémie du lapin.

Les deux maladies expérimentales qui résultent de ces recherches de M. Koch, la septicémie de la souris de maison et celle du lapin, sont à proprement parler des types de septicémie, c'est-à-dire des maladies infectieuses générales, mortelles, sans suppuration ni métastases, sans thrombose vasculaire, dues à la généralisation de micro-organismes dans le sang et la lymphe. Dans ces deux maladies septiques, les bactéries ne paraissent pas sortir des vaisseaux ni s'éliminer par le rein, et elles sont probablement trop rapidement terminées par la mort pour que le parenchyme rénal soit altéré. Les cellules des tubuli ne sont nullement modifiées, pas plus que dans l'intoxication charbonneuse aiguë expérimentale ni que dans l'intoxication rapide par le jéquirity. Nous ferons remarquer toutefois que la durée de l'intoxication est ici moins importante à considérer que la nature de l'agent toxique, car il est des poisons, la cantharidine notamment, dont l'action sur le rein est tellement rapide qu'elle s'y fait sentir une demi-heure ou une heure après l'injection sous-cutanée.

b. — *Néphrites liées aux maladies générales infectieuses en relation avec des bactéries (fièvre jaune, variole, fièvre typhoïde, fièvre récurrente, diphthérie, scarlatine, rougeole, érysipèle, pneumonie, choléra).*

Il est plus que probable que toutes les néphrites passagères, observées dans les fièvres infectieuses, sont dues à la présence de bactéries dans le sang, à l'action spéciale de ces bactéries sur le rein et à leur élimination par les urines.

Bien que les faits connus jusqu'ici ne permettent pas d'étayer cette généralisation par l'analyse de ce qui se passe dans chacune des maladies fébriles infectieuses prise en particulier, cependant les plus récents travaux autorisent à croire à son exactitude.

On peut admettre tout d'abord que l'urine des individus bien portants ne contient pas d'organismes inférieurs. M. Pasteur a montré que l'urine recueillie avec toutes les précautions nécessaires, abandonnée au contact de l'air pur, se conserve indéfiniment, sans donner lieu à la fermentation ammoniacale et sans donner naissance à des organismes [1]. Ce fait a été confirmé par MM. Roberts [2], Meissner, Cazeneuve, Livon [3] et Leube [4]. Cependant ces expériences ne sont pas absolues car il pourrait se rencontrer dans l'urine des germes en petit nombre qui n'y déterminent pas de fermentation, et qui n'y trouvent pas le milieu nutritif propre à leur développement.

M. Kannenberg prétend, au contraire, que l'urine des sujets sains contient des bactéries. (*Zeitschrift f. Klin. med.*, Bd I.)

Pour recueillir et examiner l'urine, il faut en prendre un peu moins d'une goutte sur une lamelle mince au moment de l'émission ou à la fin de l'émission, en ayant la précaution de faire laver au préalable l'extrémité de l'urèthre. Cela vaut mieux que de prendre l'urine en sondant les malades, car on pourrait introduire ainsi des micro-organismes de l'air dans la

1. Pasteur, *Comptes rendus de l'Académie des Sciences*, 1863.
2. *Philosophical Transactions*, 1874.
3. *Revue mensuelle*, t. II, p. 166.
4. *Zeitschrift f. Klinisch. med.*, t. III, p. 233, cités par M. Lépine, note additionnelle VII, *loc. cit.*

vessie. L'urine des femmes est toujours souillée, lorsqu'on la recueille ainsi, par les microbes qui se trouvent à la vulve; aussi convient-il de s'en tenir aux examens faits chez l'homme. L'urine étendue sur une ou plusieurs lamelles est desséchée puis colorée par les procédés que nous avons indiqués plus haut, par la liqueur d'Ehrlich ou par le violet B.

M. le professeur Bouchard a développé, dans plusieurs communications [1], cette idée générale que, dans toutes les maladies infectieuses, rougeole, érysipèle, ostéomyélite, amygdalite, pseudo-rhumatismes, angine diphthéritique, fièvre typhoïde, etc., l'urine contenait les microbes spéciaux de ces maladies en même temps qu'une variété particulière d'albumine, de l'albumine non rétractile; au contraire, dans l'albuminurie des néphrites chroniques, l'albumine est rétractile après qu'elle a été coagulée par la chaleur et qu'on la laisse reposer dans le tube à expérience. M. Bouchard avait observé, sur 65 dothiénentériques, 21 malades qui présentaient dans les urines de l'albumine, rétractile et chez tous il y avait des bactéries bacillaires pendant la durée de l'albuminurie. Sur ces 21 typhiques 9 ont succombé, et l'autopsie, toutes les fois qu'elle a pu être faite, a révélé la présence de bactéries bacillaires dans le tissu rénal et démontré les lésions épithéliales particulières aux néphrites transitoires. Malheureusement les autopsies se font, en France, à un moment trop éloigné de la mort pour que les examens *post mortem* aient toute la rigueur désirable.

Kannenberg [2], qui poursuivait en même temps des recherches analogues, a rencontré quelquefois, dans les urines fraîches, des micro-organismes de forme sphéroïde ou en courts bâtonnets; mais dans toutes les maladies aiguës le nombre des bactéries est augmenté d'après cet auteur, principalement dans les maladies infectieuses. Il y avait en particulier beaucoup de ces organismes dans la fièvre récurrente. Mais le microbe spécial de la fièvre récurrente, le spirille découvert par Obermaier dans cette maladie, ne se montrait généralement pas dans l'urine; il

1. Bouchard, *Bulletin de la Société clinique de Paris*, 25 juin 1880; *Société de Biologie*, 6 nov. 1880, et Transactions du *Congrès médical international de Londres*, vol. I, 1881, p. 346 : Des néphrites infectieuses.

2. Sur la néphrite dans les maladies infectieuses, *Zeitschrift für klin. Med. von Frerichs u. Leyden*, Fascic. 3.

n'y passait que lorsque l'urine contenait du sang (Lépine, *Note additionnelle* VII, p. 640). M. Kannenberg pense, il est vrai, que les micrococci contenus dans l'urine des malades atteints de fièvre récurrente proviennent des spirilles; mais rien ne le démontre.

M. Lépine ajoute en guise de conclusion :

« En somme, la présence de microbes dans le rein, surtout *si l'autopsie est faite au moment de la mort*, témoigne en faveur de l'origine infectieuse de la néphrite ; en l'absence du corps de délit dans le rein, l'existence des microbes, dans l'urine recueillie avec les précautions voulues, n'est démonstrative que si l'on peut démontrer que ces microbes sont identiques au microbe que l'on sait ou que l'on croit être l'agent de la maladie. La preuve serait absolue si, en cultivant le microbe contenu dans l'urine et en inoculant le produit de cette culture à des animaux, on reproduisait la maladie générale. »

Ces conclusions sont parfaitement sages et justes, mais il n'est pas possible de prétendre réaliser toutes ces conditions probatoires pour plusieurs maladies infectieuses comme la scarlatine, le typhus, la fièvre typhoïde, la fièvre intermittente, car, jusqu'ici, il est douteux qu'elles se reproduisent avec des caractères indéniables chez les animaux. On ne peut avoir en ce moment de données complètes que pour le charbon et pour les maladies expérimentales, en particulier celles qui succèdent au jéquirity [1]. Provisoirement on recherche le premier élément du problème posé à savoir la détermination de l'espèce et des caractères morphologiques des microbes observés sur les reins frais, de leur siège, de leur disposition et des lésions du parenchyme qui sont liées à leur présence.

Dans cette voie nous pouvons enregistrer une série d'observations intéressantes publiées récemment et qui serviront de complément aux descriptions que nous avons déjà données des lésions à propos des néphrites aiguës et subaiguës.

Fièvre jaune. — La fièvre jaune est une des maladies géné-

1. M. Markwald a fait sous la direction de Leyden des injections de liquides putrides, renfermant des bactéries; il a ainsi déterminé des néphrites, de l'albuminurie et les cylindres examinés dans l'urine étaient couverts de bactéries; M. Litten arrive à des conclusions analogues (*Zeitschrift für kl. Medicin.*, t. II, p. 452, cités par M. Lépine, note add. VII, p. 637).

rales dont la localisation sur le rein est la plus intense et la plus constante. Il semble, d'après la marche et les symptômes de la maladie, que les troubles des sécrétions biliaire et urinaire dominent à un moment donné la scène pathologique, et il résulte aussi de l'anatomie pathologique que le foie et le rein, ainsi que l'estomac sont atteints très profondément. La recherche des microbes tentée par MM. Carmone Villa, Domingo Freire et de Lacerda n'a abouti à aucun résultat sérieux faute de méthodes réellement scientifiques. M. de Lacerda a eu l'obligeance de nous envoyer au laboratoire d'anatomie pathologique, au milieu de l'année 1883, des morceaux du rein et du foie recueillis peu de temps après la mort et qui étaient très bien conservés. M. Babes [1] en a fait l'examen. Il a trouvé par places, dans les vaisseaux du rein et du foie, des filaments courbés du diamètre de 0μ,6 à 0μ,8, de longueur variable, composés par des grains elliptiques, presque cylindriques, disposés deux à deux, formant de petits groupes dans lesquels ils sont unis par une substance intermédiaire pâle. Les filaments sont composés ainsi de deux à six diplococcus. Ils tapissent la paroi des vaisseaux ou bien ils forment des pelotons plus ou moins denses dans leur intérieur. (Voyez *pl.* XVI, *fig.* 2 *c'*.) Lorsque ces bactéries intravasculaires sont disposées en amas volumineux, les filaments se colorent moins bien que lorsqu'ils sont plus isolés ; cependant on en voit toujours quelques-uns qui sont plus colorés que les autres. Les vaisseaux, remplis de bactéries, ne contiennent plus de globules sanguins. Pour mettre en évidence les bactéries, on colore les coupes du rein avec le violet de méthyl B de la fabrique de Bâle.

Ces bactéries sont en relation avec des lésions inflammatoires assez intenses du parenchyme rénal qu'elles dominent.

La capsule fibreuse du rein est épaissie et embryonnaire à sa partie profonde. Ce tissu enflammé se continue par places dans l'écorce rénale sous forme de cônes dont la base confine à la capsule, et dont le sommet profond répond d'habitude à des vaisseaux artériels remplis des microbes précédents. Il existe aussi dans la profondeur de petits foyers inflammatoires où l'on

1. *Comptes rendus de l'Acad. des sc.*, 17 sept. 1883, et Contribution à l'étude des lésions aiguës du rein, liées à la présence des microbes ; le rein et le foie dans la fièvre jaune. (*Archives de physiologie*, 3e série, t. II, 1883, p. 442).

trouve des vaisseaux contenant les mêmes bactéries. Le tissu conjonctif est œdémateux et en partie embryonnaire dans tous ces foyers superficiels ou profonds. Quelques glomérules sont enflammés, homogènes; les vaisseaux capillaires sont remplis de sang. Les cellules épithéliales des tubuli contorti sont tuméfiées, granuleuses, parfois vésiculeuses. La lumière des tubes est remplie par une masse granuleuse avec des vacuoles à sa limite. Les cylindres qui occupent souvent la lumière des tubes, sont formés les uns de gouttelettes hyalines à double contour, volumineuses, comme framboisées, très fortement colorées par le violet de méthyl, les autres de petites gouttes égales, pâles, isolées ou réunies.

Les figures 1 et 2 de la planche XVI représentent, la première, les lésions d'un glomérule, la seconde celle des tubes contournés.

Dans la figure 1 on voit l'artériole afférente d'un glomérule et quelques-uns des vaisseaux glomérulaires qui lui font suite remplis en partie de filaments allongés composés de spores. Les vaisseaux du glomérule sont dilatés et remplis de sang.

Dans la figure 2 on apprécie les lésions des cellules épithéliales des tubuli contorti qui sont tuméfiées, granuleuses, vacuolaires comme dans une néphrite aiguë parenchymateuse. Au centre de plusieurs tubes, il existe un vaisseau capillaire dilaté *c'* contenant une grande quantité de filaments composés de grains qui sont très faciles à voir parce que la figure est dessinée à un très fort grossissement.

La coexistence des mêmes microbes et d'inflammations parenchymateuses du foie et du rein, fait supposer qu'il s'agit bien, dans ce fait, des micro-organismes de la fièvre jaune, mais il faudrait assurément que leur constance et que les lésions rénales fussent affirmées par d'autres examens ; il serait utile de savoir aussi si les bactéries passent dans les urines. En un mot, l'excellente description anatomo-pathologique de M. Babes constitue simplement un jalon, une pierre d'attente.

Variole. — Les microbes ronds ou micrococci de la variole, ont été étudiés et décrits par M. Weigert, dans la peau d'abord en 1874 [1]; dans une seconde publication sur le même sujet,

1. Weigert, *Anatomische Beitrage zur Lehre von den Pocken*. Breslau, 1874.

Explication de la planche XVI.

LÉSIONS DU FOIE ET DU REIN DANS LA FIÈVRE JAUNE. — LÉSIONS DU REIN CONSÉCUTIVES A UNE OSTÉOMYÉLITE

Fig. 1. — Elle représente une partie d'un glomérule dans la fièvre jaune; l'artériole afférente *v* du glomérule est presque entièrement remplie par des bactéries en filaments, composées de petits grains. Quelques bactéries de même nature se trouvent dans quelques-uns des vaisseaux qui font suite à l'artériole. Le glomérule occupe la gauche de la figure. A droite et en haut on voit une section d'un tube urinifère.

Fig. 2. — Coupe de la substance corticale représentant en *t* une section d'un tube urinifère dont les cellules sont tuméfiées, granuleuses et possèdent un protoplasma vacuolaire à leur bord libre. En *t'* une partie de la section d'un tube altéré de la même façon dans la lumière duquel on voit des boules claires entourées de fines granulations. Le vaisseau capillaire sanguin *c'*, est dilaté et contient une quantité de filaments composés de spores. Grossissement objectif nº 10 à imm. homog. de Vérick, oc. 3.

Entre les deux figures 1 et 2 se trouve une petite figure qui représente un capillaire *m*, rempli de filaments bactériens, entouré de cellules hépatiques *ch*. Ces cellules hépatiques sont percées de vacuoles *g*. Grossissement de 250 diamètres.

Fig. 3. — Un glomérule de Malpighi dans une néphrite consécutive à l'ostéomyélite. Le glomérule *g* présente plusieurs anses vasculaires *c* remplies de micrococci et formant par leur agglomération une masse grenue; *v*, capillaire péricapsulaire; *v'* section de l'artériole afférente du glomérule qui est remplie de microbes.

Ces trois figures ont été dessinées par M. Babes d'après ses préparations.

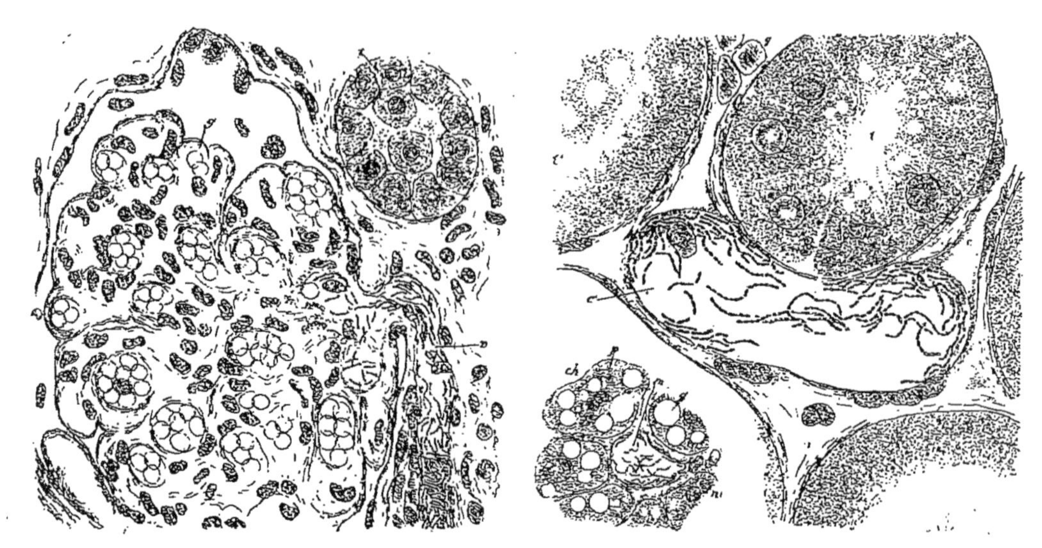

(Fig. 1). (Fig. 2).

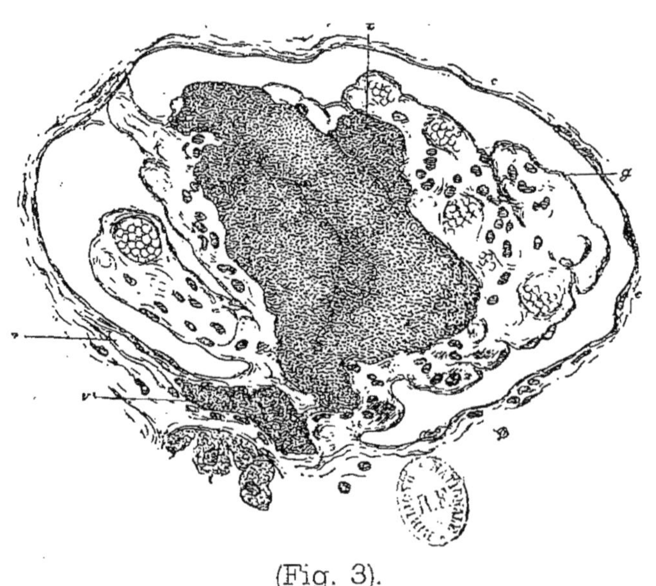

(Fig. 3).

Félix Alcan, Éditeur

Ancienne Librairie Germer Baillière et Cie

en 1875, cet auteur a décrit les amas que forment quelquefois les micro-organismes dans les organes internes, dans le foie et exceptionnellement dans le rein. M. Weigert attribue aux micro-organismes de la variole, la propriété de déterminer la mortification des cellules avec lesquelles ils sont en contact, *la nécrose de coagulation.* D'après lui, le rein n'échapperait pas à cette règle. Quant aux lésions de la néphrite variolique, elles ne diffèrent pas de celles que nous avons décrites à propos des néphrites diffuses aiguës. (*Voir* chapitre V.)

Scarlatine. — Jusqu'ici les examens des reins scarlatineux n'ont pas réussi à démontrer d'une façon absolue la présence de micro-organismes accompagnant la néphrite scarlatineuse. Carl Friedlander n'a réussi à trouver les microbes de la scarlatine que dans un petit nombre de cas [1]. On observe cependant des micro-organismes dans les reins de personnes qui ont succombé à des affections complexes à la suite de la scarlatine. Ainsi M. Babes [2], qui n'a jamais rencontré de microbes à la suite de la néphrite scarlatineuse simple, en a vu dans un cas de scarlatine terminée par la diphthérie. Dans un autre fait de fièvre typhoïde compliquée de scarlatine pendant la convalescence de la dothiénentérie, et suivie d'une néphrite scarlatineuse, avec urine sanguinolente, anasarque et urémie mortelle, M. Babes a trouvé dans le sang des vaisseaux capillaires du rein une quantité énorme de petits diplococci un peu allongés, de 0μ,25 à 0μ,3 d'épaisseur, fortement colorés par les couleurs d'aniline, et réunis quelquefois en chaînettes de quatre grains. Il y avait très peu de ces bactéries dans le sang des autres organes. Le rein était atteint d'une néphrite très caractérisée. M. Babes pense que ces bactéries ne sont caractéristiques ni de la fièvre typhoïde ni de la scarlatine, maladies qui s'étaient succédé chez ce même malade. Il rapproche ce fait d'un autre cas observé par lui où une articulation atteinte d'arthrite développée après la scarlatine, présentait un grand nombre de bactéries.

II[tor] Theile. *Uber pockenähnliche Gebilde in parenchymatösen Organe und deren Beziehung zur Bacteriencolonien.* Breslau, 1875.

Weigert employait à cette époque, pour la recherche des microbes, le violet d'hématoxyline, pour colorer des coupes traitées d'abord par un bain de potasse. Le violet de méthyl B en coloration simple, réussit beaucoup mieux.

1. Friedlander, *Fortschritte der Medicin,* 1883, n° 3.

2. Babes, *loc. cit.*

Diphthérie. — MM. Hueter, Tommasi Crudeli en 1868, Œrtel en 1871, ont décrit le micrococcus de la diphthérie dans le rein; Gaucher [1] a de plus signalé la présence de microbes dans les cellules épithéliales des reins des dipthéritiques. Mais les résultats des dernières recherches de Fürbringer [2] qui a employé les méthodes de coloration des microbes les plus perfectionnées dans le laboratoire de M. Weigert ont été infructueuses.

Diabète. — Chez un diabétique phtisique, M. Weigert [3] a trouvé dans le rein un fait très curieux d'accumulation de *cocci* très volumineux, présentant 0μ,5 de diamètre, qu'il a appelés *megacocci;* ils siégeaient dans les canalicules. C'est là un fait isolé jusqu'ici [4].

c. — *Affections rénales caractérisées par des îlots inflammatoires, des infarctus, des abcès métastatiques ou de la suppuration diffuse déterminés par l'oblitération des vaisseaux sanguins par des microbes. — Pyémie.*

Nous avons décrit précédemment les lésions du rein dans lesquelles des microbes circulent en quantité plus ou moins grande dans le sang, mais sans causer l'arrêt et la coagulation de ce liquide dans les vaisseaux. Nous groupons dans cet alinéa les diverses maladies dans lesquelles les micro-organismes ont de la tendance à s'arrêter dans les vaisseaux, soit que leur masse plus considérable et leur forme zoogléique oblitère par places des artérioles ou des groupes de capillaires, soit qu'ils déterminent par leur présence une coagulation de la fibrine et des concrétions fibrineuses volumineuses, ainsi que cela a lieu dans le cœur, à la surface des valvules aortiques et mitrale, dans l'endocardite ulcéreuse, observée dans le rhumatisme articulaire infectieux, dans l'endocardite de la fièvre puerpérale ou dans l'infection purulente. A ce groupe appartiennent les affections

1. *Société de biologie*, 1881, et *Gaz. méd.* de Paris, 1881.

2. Furbringer, *Virchow's Archiv.*, t. XCI, 1883.

3. Weigert, *Virchow's Archiv.*, t. LXXXIV, p. 312.

4. M. Litten (cité par M. Lépine, note IX, p. 663) a récemment publié deux cas d'anurie causée par la présence et l'accumulation de microbes dans les tubes urinifères. Ils avaient déterminé des dilatations variqueuses et ampullaires depuis les tubes collecteurs jusque dans la substance corticale. M. Aufrecht aurait observé de son côté deux faits analogues.

rénales causées par les diverses maladies qui s'accompagnent de suppuration, de pyémie, comme la méningite cérébro-spinale, l'ostéomyélite, la pneumonie aiguë infectieuse, etc., que le rein présente ou non de véritables abcès.

Méningite cérébro-spinale. — Dans un fait de méningite cérébro-spinale peu prononcée observé dans le service de M. Rigal en 1883, il survint une néphrite parenchymateuse et une dégénérescence graisseuse du cœur et du foie avec splénisation de la partie inférieure des poumons. M. Babes[1] par l'étude du rein, constata de petits foyers inflammatoires de la substance corticale au milieu desquels le tissu interstitiel était épaissi et embryonnaire ; une partie des vaisseaux du rein était remplie d'une masse qui se colorait fortement par les couleurs d'aniline. Ces masses renflées par places, variqueuses, ramifiées, qu'on pouvait prendre au premier abord pour des cylindres hyalins, n'étaient autres que des masses zoogléiques. L'emploi de l'acide acétique glacial faisait distinguer les bactéries sous forme de spores et de filaments, composés de grains serrés les uns contre les autres, du diamètre de 0μ,4 environ. Dans ce fait, au milieu des îlots d'inflammation, on trouvait aussi quelques bactéries, soit dans les espaces du tissu conjonctif, soit dans quelques cellules épithéliales des tubes placées autour des vaisseaux sanguins altérés.

Ostéomyélite. — Dans un fait d'ostéomyélite gangréneuse, provenant d'un enfant du service de M. le Dr Lannelongue, il y avait, dans le rein, des abcès entourés d'un tissu hémorragique et mortifié. M. Babes[2] a trouvé des microbes ronds assez volumineux, de 0μ,6 environ, formant des zooglées très serrées, dans les abcès, dans les vaisseaux et en particulier dans les anses vasculaires des glomérules. La figure 3 de la planche XVI représente un glomérule de ce rein. Les anses vasculaires *c* sont remplies de micrococci en zooglée. L'artère afférente *v'* du glomérule en est également remplie et oblitérée. Les autres vaisseaux *g* du glomérule sont en partie vitreux, transparents, privés de sang. Il y avait aussi, dans ce fait, un foyer analogue dans le tissu musculaire du cœur, avec des bactéries dans les vaisseaux et dans le sarcolemme des muscles.

1. Babes, *loc. cit.*, p. 456.
2. *Loc. cit.*, p. 457.

Endocardite ulcéreuse et rhumatisme infectieux. — Eberth et Klebs ont signalé la présence de micrococci dans les infarctus rénaux de l'endocardite ulcéreuse.

M. Babes[1] a rapporté un cas de néphrite parenchymateuse avec des abcès métastatiques, consécutive à un rhumatisme articulaire très intense. Le malade mourut un mois après le début de la maladie avec des signes d'urémie, après avoir présenté des urines sanguinolentes. Le liquide de l'articulation altérée, examiné huit heures après la mort, contenait une masse énorme de petits bacilles mobiles de 0μ,5 d'épaisseur et de 2μ de longueur. Il y avait aussi des zooglées de micrococci dans les capsules cartilagineuses. Dans les reins on voyait des îlots inflammatoires avec un état embryonnaire de tous les éléments du rein. Un grand nombre de capillaires étaient remplis de zooglées formées des mêmes microbes ronds que ceux du cartilage articulaire. Autour d'eux, les cellules étaient vitreuses ou bien il y avait des foyers inflammatoires contenant des microbes. Ces derniers siégeaient aussi dans les espaces lymphatiques du tissu enflammé.

Dans une autre observation de M. Babes, il s'agissait d'un homme couché dans le service de M. Millard, à l'hôpital Beaujon. Cet homme, après avoir présenté un rhumatisme articulaire subaigu, était atteint d'albuminurie avec anasarque généralisée. Les urines, brunes, contenaient beaucoup d'albumine, de cylindres hyalins et de globules blancs. Il succomba à une pneumonie fibrineuse. A l'autopsie, la substance corticale du rein était pâle, élargie, molle, sans infarctus ni abcès. Les cellules épithéliales des tubuli contorti étaient dégénérées, granuleuses, avec des vacuoles dans leur protoplasma. La lumière des tubes contenait des cylindres. Les glomérules montraient souvent une multiplication des cellules de leurs anses et de la capsule de Bowmann. Les vaisseaux capillaires contenaient des bacilles très volumineux de 0μ,8 à 1μ d'épaisseur, de 1μ,6 à 2μ de longueur, quelquefois courbés, pouvant atteindre jusqu'à 20 et 60μ. Ces bacilles formaient des amas denses qui remplissaient des vaisseaux et parfois des anses extrêmement dilatées d'un glomérule.

Il semblerait, d'après les faits qui précèdent, que les mi-

1. *Id.*, p. 454.

crobes observés dans le rein à la suite des affections rénales d'origine rhumatismale ne soient pas toujours les mêmes. Mais dans la série des observations faites jusqu'ici, et depuis si peu de temps, sur le siège et la nature des micro-organismes qu'on rencontre dans les néphrites albumineuses, nous devons enregistrer provisoirement et isolément les faits en attendant qu'ils soient assez nombreux pour les classer.

Abcès du rein dans la pyémie. — Les expériences par lesquelles Coze et Feltz ont déterminé des abcès métastatiques, celles de M. Pasteur qui a isolé et cultivé le microbe pyogène pris dans l'eau de Paris et qui l'injectait dans les veines d'un animal, produisant ainsi des abcès métastatiques dans tous les organes, la pyémie du lapin déterminée par Koch avec les liquides contenant de la viande putréfiée, toutes ces recherches concourent à nous montrer le microbe de la pyémie comme un micrococcus ou un diplococcus très petit, disposé parfois en chaînettes. Ce microbe se cultive dans le sang, adhère aux globules rouges et détermine par places, dans certains organes comme le foie et le rein, des thromboses vasculaires qui sont le point de départ d'abcès métastatiques. Il est difficile de se prononcer aujourd'hui sur la question de savoir si les bactéries de la pyémie qui suit les traumatismes et les grandes opérations chirurgicales, si celles de la fièvre puerpérale, des lymphangites, des pleurésies purulentes, des arthrites suppurées, du rhumatisme articulaire aigu et de l'endocardite appartiennent à la même espèce. Nous aurions pour notre compte une tendance à admettre l'identité des bactéries pyogènes dans les phlegmons consécutifs aux traumatismes, dans les lymphangites superficielles suivies de suppuration, dans les accidents du même ordre consécutifs aux accouchements. Quoi qu'il en soit, dans les abcès métastatiques du rein à leur début, on trouve, dans le foyer de suppuration, des vaisseaux capillaires intercanaliculaires et des anses glomérulaires remplies de micrococci isolés ou réunis deux par deux, ou en zooglée; la circulation sanguine a été ralentie ou interceptée dans un territoire vasculaire plus ou moins considérable et consécutivement, le tissu périphérique, tissu conjonctif et tubuli ont été infiltrés de cellules migratrices ou se sont mortifiés [1].

1. Pour étudier ces bactéries de la suppuration, il faut avoir recours aux

Les affections rénales que nous avons décrites jusqu'ici sont toutes aiguës ou subaiguës; elles évoluent dans un espace de temps qui varie de 8 à 15 ou 30 jours. Mais il est très probable qu'elles peuvent durer plus longtemps et devenir le point de départ de néphrites chroniques albumineuses dans lesquelles les micro-organismes, qui en ont été la cause initiale, ont disparu plus ou moins complètement.

d. — *Néphrites liées à la tuberculose rénale.*

Nous n'avons pas l'intention de décrire ici d'une façon complète la tuberculose rénale pas plus que nous ne sommes entrés, dans ce livre, dans l'étude des tumeurs du rein ni des affections calculeuses. Mais dans ce chapitre consacré aux lésions du rein en rapport avec les diverses espèces de bactéries, nous avons cru devoir relater les altérations pathologiques en rapport avec les bacilles de la tuberculose.

On sait que la tuberculose rénale est tantôt consécutive à celle du poumon, tantôt liée à une tuberculose généralisée d'emblée, tantôt primitive ou prédominante. Des individus, de jeunes sujets en particulier, peuvent être atteints de tuberculose des deux reins, des calices, du bassinet, de la vessie et même de l'uretère avant toute manifestation pulmonaire. Cette maladie primitivement rénale a de la tendance à se propager aux organes génitaux chez l'homme comme chez la femme.

Anatomiquement, la tuberculose rénale secondaire, qui est la

procédés de teinture avec les couleurs de l'aniline. Celle qui nous a le mieux réussi est le violet de méthyl B de Bâle. On place les coupes fines et larges obtenues ou microtome dans une solution aqueuse très concentrée de ce violet pendant 15 à 20 heures à la température ordinaire, ou pendant 4 heures à la température de 40°. On les lave ensuite dans l'eau distillée, puis dans l'alcool absolu. Après un séjour de une ou plusieurs heures dans un verre de montre contenant de l'alcool absolu, on les met dans un verre de montre contenant de l'essence de girofle, où on les laisse une ou plusieurs heures, suivant leur degré de coloration. Pour obtenir une décoloration plus complète, on les met de nouveau dans de l'alcool absolu, puis dans de l'essence de girofle pendant quelques heures ou un jour. Après quoi on les monte dans le baume. La safranine, moitié en solution alcoolique, moitié en solution aqueuse concentrée, est aussi un excellent bain colorant. Après un séjour de 15 à 20 heures dans ce liquide, on passe les préparations dans l'eau, puis dans l'alcool absolu et l'essence de girofle, et on les monte dans le baume. Le violet de gentiane en solution alcoolique concentrée, ajouté à de l'eau distillée contenant de l'huile d'aniline de façon à avoir une couleur assez intense, la liqueur d'Ehrlich donnent aussi de bons résultats. Pour décolorer rapidement et complètement, on traite les coupes par la solution d'iodure de potassium iodé.

plus commune, se caractérise surtout par des granulations miliaires grises, un peu opaques à leur centre, siégeant sous la capsule, dans la substance corticale et dans la substance tubuleuse; les granulations sont isolées ou confluentes. Elles se confondent par leur périphérie avec le tissu normal ou congestionné qui les entoure. Elles sont généralement peu nombreuses. La tuberculose primitive prend dès le début un accroissement plus considérable. Les îlots de tubercules confluents envahissent de grandes masses du rein, s'étendent dans les pyramides, deviennent caséeux, transforment en un tissu de granulations la muqueuse des calices et du bassinet. Ces muqueuses sont atteintes bientôt d'un catarrhe puriforme qui se mêle en flocons à l'urine. Les deux reins sont pris, mais à des degrés différents ou consécutivement.

Par l'examen microscopique des coupes de granulations récentes, on constate que les îlots sont formés par de petites cellules infiltrées dans les cloisons fibreuses intercanaliculaires et dans le tissu qui entoure la capsule des glomérules, que les canalicules présentent des cellules troubles et atrophiées. Bientôt tout le tissu du centre de la granulation est transformé en un amas de petites cellules au milieu desquelles on voit souvent des cellules géantes; comme dans toute granulation tuberculeuse, les vaisseaux sont oblitérés par de la fibrine. Les glomérules de Malpighi sont aussi profondément modifiés, et leur bouquet glomérulaire est imperméable au sang dans le tissu tuberculeux. Nous avons vu quelquefois des amas de cellules lymphatiques situées dans la cavité des glomérules. Les masses plus considérables, formées par la confluence de follicules tuberculeux, présentent les lésions bien connues de la dégénérescence caséeuse.

Les bacilles de Koch existent presque toujours en nombre plus ou moins considérable dans les petits tubercules opaques et jaunâtres peu anciens du parenchyme rénal. Sur les coupes[1]

1. Pour obtenir des préparations de tubercules du rein on met les coupes minces obtenues au microtome dans l'eau additionnée d'huile d'aniline colorée avec la fuschine ou le chlorhydrate de rosaniline ou dans l'eau d'aniline colorée par le violet de méthyl. Après un séjour de 24 heures, on place ces coupes dans de l'eau distillée, puis on les décolore dans de l'acide nitrique au tiers pendant quelques secondes, jusqu'à une ou deux minutes. On les replonge dans l'eau distillée d'où on les fait passer dans l'alcool absolu et dans l'essence de girofle.

du tissu rénal qui passent à travers ces granulations, les bacilles se montrent disposés comme ils le sont généralement, dans la paroi souvent hyaline des vaisseaux et à leur pourtour, dans le tissu devenu caséeux, dans les fentes ou pertes de substance de ce tissu. Ils sont assez nombreux aussi à la limite de la portion caséifiée, à la circonférence de la granulation, dans le tissu embryonnaire, dans les cellules géantes et quelquefois aussi dans la cavité des tubuli altérés. Les bacilles sont plus rares dans les nodules ou masses caséeuses anciennes de la tuberculose infiltrée. Ils peuvent même manquer complètement. On en trouve cependant d'habitude à leur limite et au niveau des ulcérations du bassinet et des calices.

L'examen de l'urine, dans la tuberculose rénale, comme dans la tuberculose vésicale, permet de faire le diagnostic par la recherche des bacilles [1]. M. Babes a montré à la Société anatomique, dans la séance du 26 janvier 1883, les bacilles de l'urine de deux individus atteints de tuberculose urinaire. Plus tard il en a vu dans d'autres cas, dont deux suivis d'autopsie [2]. Le professeur Rosenstein [3] a communiqué de son côté des faits analogues.

Nous avons plusieurs fois depuis, M. Babes et l'un de nous [4], observé les bacilles dans l'urine des phtisiques atteints de tuberculose rénale. Ils se présentent, soit avec les caractères

On les monte ensuite dans le baume. Après avoir décoloré par l'action de l'acide azotique, on peut colorer en bleu les cellules et les fibres du tissu en mettant les coupes dans une solution concentrée de bleu de méthylène pendant dix minutes ou un quart d'heure. On lave ensuite rapidement; on passe les coupes par l'alcool et l'essence de girofle et on monte dans le baume. De cette façon, les bacilles de la tuberculose sont seuls colorés en rouge ou en rouge violet, tandis que les éléments du rein sont colorés en bleu.

1. On opère pour cette recherche comme pour celle des mêmes éléments dans les crachats des tuberculeux. On étale une goutte d'urine sur plusieurs lamelles en choisissant les grumeaux ou les parties puriformes de l'urine. On fait sécher rapidement à l'air; puis on met les lamelles dans la liqueur d'Ehrlich. Au bout de 1 à 2 heures on décolore à l'acide nitrique au tiers, puis on lave à l'alcool et on laisse sécher la lamelle. Après quoi on la monte dans le baume de Canada. Comme les sels et l'urée sont hygrométriques, l'urine ne se sèche pas toujours complètement sur la lamelle. Il faut alors la passer avec précaution dans les divers liquides employés afin de ne pas enlever l'enduit à examiner.

2. *Centralblatt für die med. Wissenschaften*, 3 mars 1883.

3. *Centralblatt für die med. Wissenschaften*, 3 févr. 1883.

4. Babes et Cornil, Note sur les bacilles de la tuberculose et sur leur topographie dans les tissus altérés par cette maladie. *Journal de l'Anatomie de Robin*, n° 4, juillet-août, 1883.

habituellement notés dans les crachats, soit en touffes, en broussailles, en petits faisceaux irréguliers dans lesquels les bâtonnets sont très allongés et disposés les uns par rapport aux autres dans diverses directions. Quelquefois on voit une cellule lymphatique ou une cellule épithéliale sphéroïde qui contient un bacille, mais le plus souvent ils n'ont aucun rapport avec les cellules. Il peut se faire, en l'absence de toute lésion constatable du côté du poumon, que leur présence dans l'urine soit le seul élément sur lequel on puisse se fonder pour faire le diagnostic. Leur présence bien constatée dans une urine recueillie avec soin permet d'affirmer la tuberculose des organes urinaires.

FIN

TABLE DES MATIÈRES

PREMIÈRE PARTIE

CONSIDÉRATIONS ANATOMIQUES. — HISTOLOGIE NORMALE. — TECHNIQUE A SUIVRE POUR L'EXAMEN DES REINS A L'ÉTAT PATHOLOGIQUE CHEZ L'HOMME. 1

§ I. Structure des cellules du rein à l'état normal chez les animaux. 2

§ II. Structure des cellules du rein à l'état normal chez l'homme. 5

§ III. Structure de l'appareil glomérulaire chez l'homme et chez les animaux. 7

§ IV. Lymphatiques. 12

§ V. Artères 13

§ VI. Topographie des parties élémentaires du rein. 14

§ VII. Technique à suivre pour l'examen anatomo-pathologique du rein chez l'homme. 16

DEUXIÈME PARTIE

HISTOLOGIE PATHOLOGIQUE GÉNÉRALE DU REIN. 19

CHAPITRE Ier. — ALTÉRATIONS DES CELLULES ÉPITHÉLIALES. 20

§ I. Altérations des cellules épithéliales des tubes contournés. . 20

a. Altération granuleuse. 20

b. Dégénérescence graisseuse 23

c. État vacuolaire. — Altération vésiculeuse. 26

d. Disparition des parois cellulaires. — Fusion des cellules entre elles. 31

e. Hypertrophie des cellules des tubes contournés. 34

f. Multiplication et prolifération des cellules des tubuli contorti. 42

g. Atrophie. 44

h. Infiltration des cellules par des pigments spéciaux. — Pigment sanguin. — Pigment biliaire. 46

i. Infiltration des cellules par des sels. — Urate de soude. — Sels calcaires, carbonates et phosphates. 47

j. Dégénérescence amyloïde. 48

§ II. Lésions des cellules des tubes droits et des tubes collecteurs. 48

Chapitre II. — Troubles de sécrétion. — Formation des cylindres. . . 51
Éléments figurés. 53
Cylindres. 57
a. Cylindres dits muqueux 57
b. Cylindres hyalins. 58
c. Cylindres granuleux 59
d. Cylindres graisseux. 61
e. Cylindres graisseux et colloïdes. 61
f. Cylindres épithéliaux. 62
g. Cylindres composés. 63
Théories émises sur la formation des cylindres. 64
1° Les cylindres sont formés par de la fibrine exsudée. . . . 64
2° Les cylindres sont formés par les cellules elles-mêmes. . .
a. Soit que les cellules altérées, dégénérées, tombent dans la lumière des tubes et forment des agglomérations qui se fusionnent peu à peu. 65
b. Soit que les cellules sécrètent ou élaborent les substances coagulables. 65
3° Les cylindres hyalins sont dus à une transsudation du plasma sanguin. 66

Chapitre III. — Altérations des parois hyalines des tubes. — Distension. — Atrophie des tubes. 74

Chapitre IV. — Altérations des glomérules de Malpighi. 79
A. Glomérulite aiguë. 80
a. Congestion, hémorrhagie, diapédèse. 80
b. Inflammation des éléments de la couche périvasculaire. . 86
c. Inflammation du revêtement de la capsule de Bowmann. 87
B. Glomérulite subaiguë. 90
a. Inflammation de la couche périvasculaire. 90
b. Inflammation de la capsule de Bowmann. 93
C. Glomérulite chronique 95

Chapitre V. — Lésions du tissu conjonctif, des artères et des veines. . 100
A. Lésions du tissu conjonctif. 100
B. Lésions des vaisseaux du rein (artères, veines, capillaires). . . 105

TROISIÈME PARTIE

DESCRIPTION DES ALTÉRATIONS DU REIN PRISES EN PARTICULIER. 109

Chapitre Ier. — Congestion rénale. 109
a. De la congestion rénale aiguë. 109
b. Congestion rénale chronique (rein cardiaque). 116
c. Effets de la ligature complète de la veine rénale. 123
d. Effets de la ligature incomplète de la veine rénale. 126

Chapitre II. — Des infarctus du rein. 132
a. Infarctus du rein chez l'homme. 133
b. Effets du rétrécissement ou de la ligature de l'artère rénale. 140

Chapitre III. — Des néphrites. 146
Division des néphrites. 146

CHAPITRE IV. — NÉPHRITE DIFFUSE AIGUË EXPÉRIMENTALE. 149
Néphrite cantharidienne. 149
a. Empoisonnement aigu par la cantharidine. 149
b. Empoisonnement lent par la cantharidine. 154

CHAPITRE V. — NÉPHRITES DIFFUSES AIGUËS ÉTUDIÉES CHEZ L'HOMME. 161
Néphrites des maladies générales. 161
a. Néphrites avec prédominance des phénomènes congestifs et inflammatoires. 162
b. Néphrites avec prédominance des phénomènes de diapédèse. 165
c. Néphrites avec prédominance des lésions dégénératives. . 167

CHAPITRE VI. — NÉPHRITES DIFFUSES SUBAIGUËS. — NÉPHRITES DIFFUSES CHRONIQUES 170
a. Néphrite diffuse avec prédominance des lésions des glomérules (néphrite glomérulaire, glomérulo-néphrite). 170
b. Néphrite diffuse avec prédominance des lésions épithéliales. 174
c. Néphrite diffuse avec prédominance des lésions du tissu conjonctif. — Néphrite diffuse chronique. 175

CHAPITRE VII. — NÉPHRITES SYSTÉMATIQUES 181
§ I. Cirrhose glandulaire. 181
a. Lésions du rein dans la néphrite saturnine expérimentale. 182
b. Lésions du rein dans un cas de néphrite saturnine chez l'homme. 185

CHAPITRE VIII. — NÉPHRITES SYSTÉMATIQUES (*suite*). 189
§ II. Cirrhose vasculaire. 189
Kystes. 199
Dégénérescence kystique des reins. 203
Adénomes. 208
Néphrite interstitielle diffuse subaiguë. 211
Rein sénile. 212

CHAPITRE IX. — REMARQUES GÉNÉRALES SUR LES NÉPHRITES. 214

CHAPITRE X. — DÉGÉNÉRESCENCES. 247
A. Dégénérescence graisseuse. 247
B. Dégénérescence amyloïde 255

CHAPITRE XI. — LES ALTÉRATIONS DU REIN CONSÉCUTIVES A LA LIGATURE, A LA COMPRESSION OU A L'OBSTRUCTION DES URETÈRES. 266
a. Compression, obstruction de l'uretère sans retentissement inflammatoire. — Ligature expérimentale simple. 267
b. Compression, obstruction de l'uretère accompagnées de phénomènes inflammatoires. 272
c. Compression, obstruction, ligature de l'uretère avec suppuration consécutive. 276

CHAPITRE XII. — LÉSIONS DU REIN EN RELATION AVEC LES DIFFÉRENTES ESPÈCES DE BACTÉRIES. 280
a. Bactéries circulant dans le sang de la circulation rénale sans produire de coagulations intravasculaires, ni de lésions manifestes du parenchyme. 282

b. Néphrites liées aux maladies infectieuses en relation avec des bactéries (fièvre jaune, variole, fièvre typhoïde, fièvre récurrente, diphtérie, scarlatine, rougeole, érysipèle, pneumonie, choléra) 289
c. Affections rénales caractérisées par des îlots inflammatoires, des infarctus, des abcès métastatiques ou de suppuration diffuse, déterminées par l'oblitération des vaisseaux sanguins par des microbes. — Pyémie 296
d. Néphrites liées à la tuberculose rénale 300

TABLE DES PLANCHES

PLANCHE I. Altération des cellules épithéliales des tubes contournés . . 22
PLANCHE II. Altération des cellules épithéliales des tubes contournés . . 28
PLANCHE III. Altération des cellules épithéliales des tubes contournés . . 32
PLANCHE IV. Hypertrophie des cellules des tubes contournés. — Désintégration partielle 36
PLANCHE V. Hypertrophie des cellules des tubes contournés. — Désintégration cellulaire totale 40
PLANCHE VI. Cylindres 60
PLANCHE VII. Lésions des glomérules, glomérulite aiguë et subaiguë . . 84
PLANCHE VIII. Glomérulite subaiguë. — Inflammation des cellules du revêtement externe des anses 92
PLANCHE IX. Altérations des tubes dans les cirrhoses rénales 102
PLANCHE X. Altérations du tissu conjonctif et de la paroi hyaline des tubes 104
PLANCHE XI. Néphrite cantharidienne 152
PLANCHE XII. Néphrite cantharidienne 156
PLANCHE XIII. Lésions des tubes dans les cirrhoses rénales 194
PLANCHE XIV. Lésions des tubes dans les cirrhoses rénales 202
PLANCHE XV. Dégénérescence graisseuse du rein dans l'empoisonnement par le phosphore et l'arsenic 252
PLANCHE XVI. Lésions du foie et du rein dans la fièvre jaune. — Lésions du rein consécutives à une ostéomyélite 294

FIN DES TABLES

Sceaux. — Imp. Charaire et fils.

LIBRAIRIE FÉLIX ALCAN

108, BOULEVARD SAINT-GERMAIN, 108

PARIS

VIENNENT DE PARAITRE :

TRAITÉ D'HYGIÈNE

PUBLIQUE ET PRIVÉE

BASÉE SUR L'ÉTIOLOGIE

PAR

A. BOUCHARDAT

Professeur d'hygiène à la Faculté de médecine de Paris
Membre de l'Académie de médecine.
Président d'honneur de la Société de médecine publique et d'hygiène professionnelle.

DEUXIÈME ÉDITION, REVUE, CORRIGÉE ET AUGMENTÉE DE NOTES SUR LES MALADIES CONTAGIEUSES ET SUR LES DIVERS MODES DE PRÉSERVATION

1 fort volume grand in-8° compacte de 1300 pages. . . 18 fr.

La première édition de cet ouvrage, parue au mois de juillet 1881, a été épuisée en quelques mois; ce succès est justifié par l'autorité reconnue du savant professeur, et le souvenir qu'il a laissé parmi les nombreuses générations d'élèves qui ont suivi ses leçons.

Ce **Traité** est, en effet, le résumé de tous ses travaux antérieurs; c'est le fruit de trente années de préparation de son cours à la Faculté de médecine de Paris.

Une idée dominante règne dans tout l'ouvrage, la recherche des causes des maladies qui, lorsqu'elles sont connues, conduisent à une prophylaxie positive. Suivant l'auteur, *l'étude des causes doit être le fondement de l'hygiène*, et l'on trouve l'application de cette formule dans tout l'ouvrage.

Voici les principaux points développés par l'auteur dans ce véritable compendium d'hygiène :

Pour l'ALIMENTATION, il décrit d'abord les *matériaux alimentaires simples* (sucre, corps gras, fibrine, etc.) et examine les conditions d'association par lesquelles ils constituent un aliment complet; cette étude forme la base de toutes les notions sur le régime. Il étudie ensuite les *aliments complexes* (pain, viande, fruits, herbes). Dans un même groupe ont été réunis les modificateurs du système nerveux dont l'hygiéniste doit s'occuper (alcooliques, café, tabac, etc.); enfin un chapitre est consacré à l'*hygiène thérapeutique* et indique le régime qui convient dans les différents états morbides (dyspepsie, glycosurie, goutte, gravelle, calculs biliaires, etc.).

L'étude des *excrétions*, de la *balnéation froide*, de l'*exercice*, est traitée avec de grands développements. On y trouve de précieuses indications pour prévenir plusieurs maladies redoutables (goutte, calculs) et pour éloigner le terme de la vieillesse.

Le *calorique* et le *froid* constituent une des parties les plus neuves et les plus originales du livre. C'est en traitant de l'insuffisance de résistance au

---

Envoi franco contre un mandat sur la poste.

froid continu que l'auteur est entré dans une voie nouvelle. Il a rattaché à ce sujet la grande question de LA MISÈRE, une des plus importantes de l'hygiène; il en expose les causes, les effets et les remèdes. Il donne les exemples les plus nets des conditions autres que la misère du pauvre agissant dans le même sens qu'elle : c'est ce qu'il appelle la *misère du riche;* les causes étant les mêmes, savoir insuffisance et irrégularité des dépenses eu égard aux besoins de l'organisation, le résultat final, la *misère physiologique*, est aussi le même.

La *géologie hygiénique*, l'étude des *fermentations putrides* (immondices, égouts, latrines, voiries, fabriques d'engrais, cimetières, etc.), les *maladies contagieuses* et l'*hygiène morale* occupent une place très étendue dans ce traité. Il y est démontré que la *continuité* de la misère physiologique est la cause dominante des scrofules et de la phthisie.

L'*hygiène générale* est divisée en deux sections : 1° individuelle, 2° publique et sociale. La première comprend les règles d'hygiène se rapportant aux âges, aux sexes, aux professions, etc. La deuxième embrasse les questions qui ont trait aux villes, écoles, hôpitaux, prisons, aux épidémies, à l'hygiène internationale.

L'ouvrage se termine par une étude sur le mouvement de la population en France, et enfin, dans un appendice comprenant plus de 150 pages de petit texte, sont réunis un grand nombre de notes et documents utiles, règlements sanitaires et hygiéniques, des plus intéressants à consulter.

AUTRE OUVRAGES DU MÊME AUTEUR

Nouveau Formulaire magistral, précédé d'une Notice sur les hôpitaux de Paris, de généralités sur l'art de formuler, suivi d'un Précis sur les eaux minérales naturelles et artificielles, d'un Mémorial thérapeutique, de notions sur l'emploi des contrepoisons, et sur les secours à donner aux empoisonnés et aux asphyxiés. 1883, 24e édition, revue, corrigée. 1 vol. in-18. 3 fr. 50
Cartonné à l'anglaise, 4 fr. — Relié, 4 fr. 50

De la glycosurie ou diabète sucré; son traitement hygiénique, suivi de notes et documents sur la nature et le traitement de la goutte, la gravelle urique, sur l'oligurie, le diabète insipide avec excès d'urée, l'hippurie, le pimélorrhée, etc. 2e édition, augmentée d'une partie nouvelle sur la glycopolyurique qui conduit à plusieurs redoutables complications 1 vol. in-8° 15 fr.

TRAITÉ
DE
MÉDECINE LÉGALE

Par A. S. TAYLOR

Professeur de médecine légale et de chimie à Guy's Hospital

TRADUIT SUR LA DEUXIÈME ÉDITION ANGLAISE AVEC L'AUTORISATION DE L'AUTEUR

AVEC NOTES ET PRÉFACE

Par le Dr J.-P. HENRY COUTAGNE

Médecin expert près les tribunaux de Lyon
Chef du laboratoire de médecine légale à la Faculté de médecine.

1 fort volume grand in-8° de 950 pages . . . . 15 fr.

Le **Traité de médecine légale** de Taylor, paru pour la première fois en 1844, a atteint en 1879 sa dixième édition, périodiquement transformé entre ces deux dates et tenu par l'auteur au courant des progrès de la science.

Envoi franco contre un mandat sur la poste.

Les jurisconsultes d'outre-Manche l'ont adopté comme *traité classique*. Il a trouvé le même accueil chez nous, grâce aux faits judiciaires nombreux et peu connus qu'il résume, aux préceptes pratiques si utiles qui en sont déduits, et à la forme didactique de l'œuvre.

Le rôle de la médecine légale est important; la variété des connaissances qu'elle exige du praticien et l'instantanéité avec laquelle celui-ci doit parfois les utiliser, sous peine de vicier une expertise et de trahir la confiance que la justice a mise en lui, constituent des difficultés toutes spéciales dans l'exercice de cette branche de l'art médical, aussi le médecin légiste est-il tenu de puiser incessamment dans les publications médicales nouvelles de la France et de l'étranger des documents dont il aura quelquefois à reconnaître l'utilité de la manière la plus imprévue. A ce titre encore le traité de Taylor sera pour lui une source précieuse de renseignements; il aura de plus un mérite particulier, en ce qu'il fournit aux magistrats et aux hommes de loi, aussi bien qu'au médecin, un exposé clair et méthodique des dernières découvertes de la science en matière de médecine légale.

TRAITÉ DES NÉVROSES

Par A. AXENFELD

Professeur à la Faculté de médecine de Paris.

DEUXIÈME ÉDITION AUGMENTÉE DE 700 PAGES

Par HENRI HUCHARD

Médecin des hôpitaux

1 fort volume grand in-8°.................... 20 fr.

Le traité des névroses du professeur Axenfeld, paru en 1863, fut rapidement épuisé, et le succès de cet ouvrage avait pris les proportions d'un événement scientifique. L'auteur préparait cette seconde édition avec le concours de son élève M. le Dr Huchard, quand la maladie implacable, à laquelle il a succombé, interrompit ses travaux (1876). M. le Dr Huchard, en terminant seul cette œuvre, a eu soin de conserver intactes les pages écrites par le savant professeur. Les additions considérables qu'il a dû faire, imposées par les progrès de la science, sont indiquées par un signe spécial.

M. Huchard a conservé la division des névroses en trois grandes classes : NÉVROSES DE LA SENSIBILITÉ, NÉVROSES DE LA MOTILITÉ et NÉVROSES COMPLEXES. Parmi les additions les plus importantes faites à cette édition, nous citerons : l'étude des *troubles vaso-moteurs*, pouvant survenir dans chaque espèces de névroses, et des chapitres inédits sur la *névralgie diaphragmatique*, *les tremblements*, *la maladie de Parkinson*, *les névralgies d'origine viscérale et périphérique*, *le nervosisme chronique*, etc. D'autres sujets ont reçu également des développements considérables, et parmi eux : *les névralgies en général et en particulier*, *la migraine*, *l'angine de poitrine*, *le vertige*, *les spasmes fonctionnels*, *la chorée* et *l'hystérie*.

Envoi franco contre un mandat sur la poste.

www.ingramcontent.com/pod-product-compliance
Ingram Content Group UK Ltd.
Pitfield, Milton Keynes, MK11 3LW, UK
UKHW012153240726
13966UKWH00002B/310

9 782012 984349